DAS CORE PROGRAMM

MARK VERSTEGEN PETE WILLIAMS

DAS CORE PROGRAMM

Der revolutionäre Trainings- und Ernährungsplan

südwest

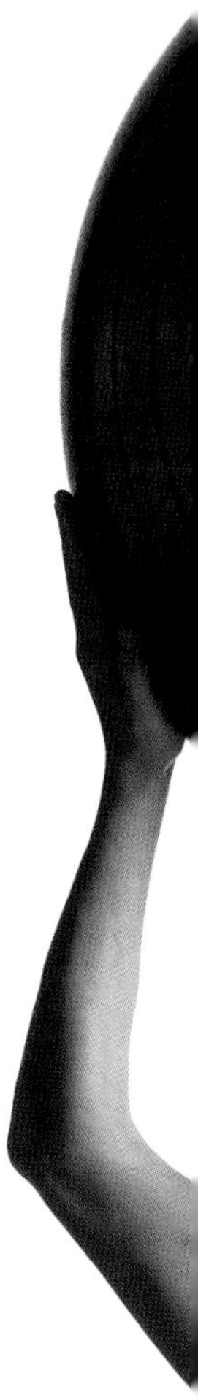

ISBN-10: 3-517-08236-8

ISBN-13: 978-3-517-08236-3

© der deutschen Erstausgabe 2006 by Südwest Verlag, einem Unternehmen der Verlagsgruppe Random House GmbH, 81673 München
© der englischen Originalausgabe:
Copyright © 2005 JOXXY LLC
Originaltitel: Core Performance Essentials

Die Verwertung der Texte und Bilder, auch auszugsweise, ist ohne Zustimmung des Verlags urheberrechtswidrig und strafbar. Dies gilt auch für Vervielfältigungen, Übersetzungen, Mikroverfilmung und für die Verarbeitung mit elektronischen Systemen.

Umschlaggestaltung: R.M.E. Eschlbeck / Kreuzer / Botzenhardt
Übersetzung: Berliner Buchwerkstatt, Martin Rometsch
Redaktion: Berliner Buchwerkstatt, Markus Neumann
Gestaltung und Satz: Berliner Buchwerkstatt, Ulrike Sindlinger
Druck: Artes Gráficas Toledo, S.A.U.

Die Ratschläge in diesem Buch sind von Autoren und Verlag sorgfältig erwogen und geprüft, dennoch kann eine Garantie nicht übernommen werden. Eine Haftung der Autoren, des Verlags bzw. seiner Beauftragten für Personen-, Sach- und Vermögensschäden ist ausgeschlossen.

Printed and bound in Spain

817 2635 4453 6271

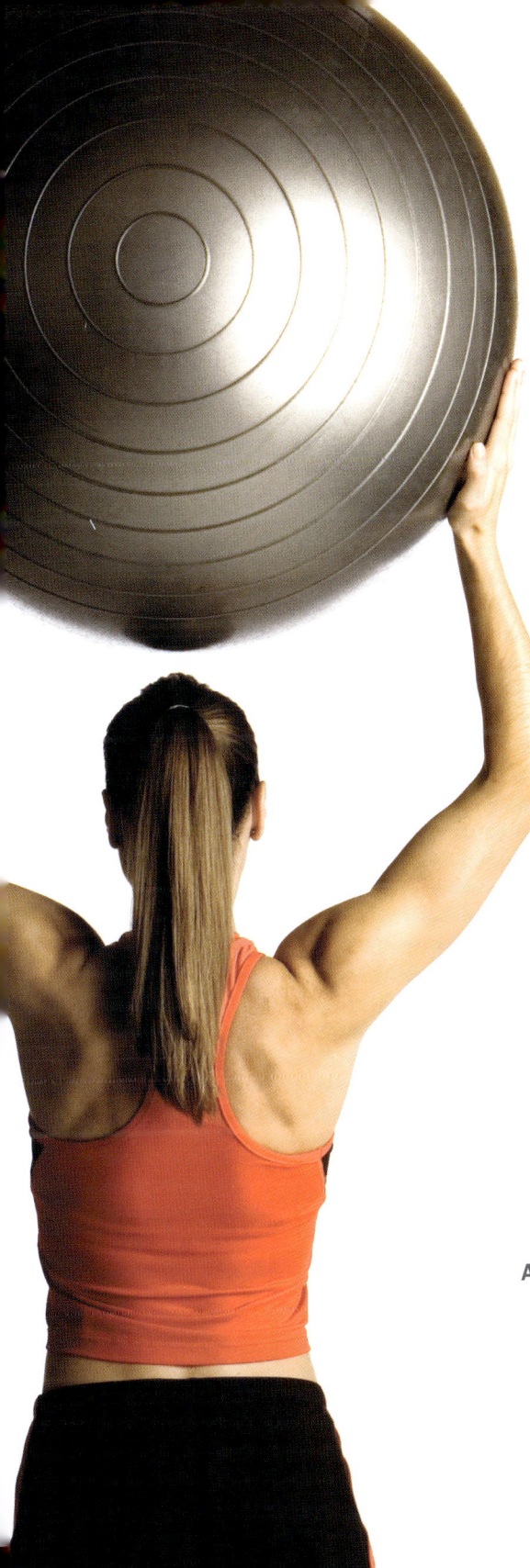

INHALT

Einführung: Das Spiel des Lebens VII

TEIL 1
DIE EINSTELLUNG

1 **Was ist Ihr Kern?** 3
2 **Das innere Selbst** 9

TEIL 2
CORE-ERNÄHRUNG

3 **Letzte Warnung** 23
4 **Neue Regeln** 31
5 **Der Spielplan** 47
6 **Zu Hause siegen** 59
7 **Auswärtsspiele** 73

TEIL 3
CORE-BEWEGUNG

8 **Den inneren Kern trainieren** 83
9 **Das Core-Training – eine Einführung** 95
10 **Core-Bewegungen** 109

TEIL 4
CORE-ERHOLUNG

11 **Regeneration** 183
12 **Die Qualität der Zeit** 193
13 **Ziehen Sie Bilanz** 201

Anhang: Das Core-Training auf einen Blick 207
Danksagungen 231
Register 233
Über die Autoren 241

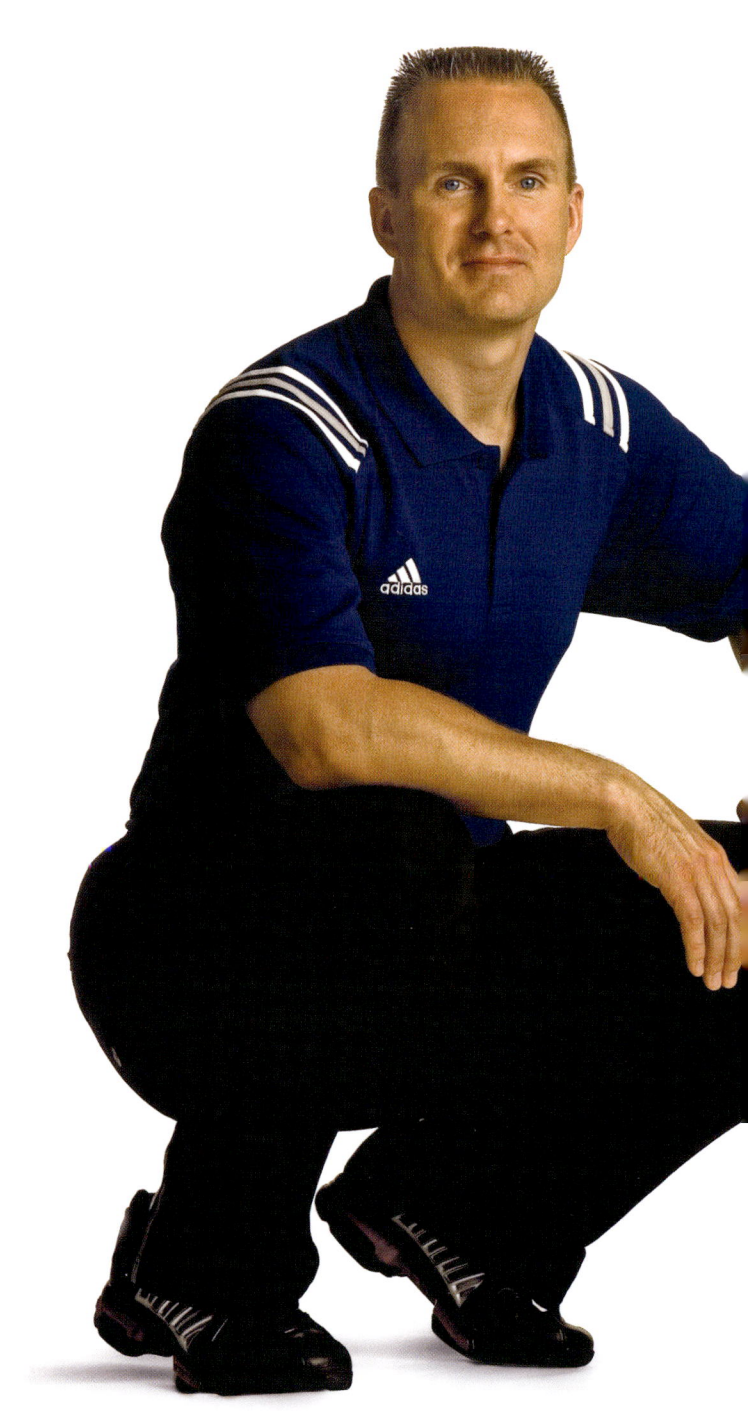

EINFÜHRUNG

DAS SPIEL DES LEBENS

Athlet: Eine Person mit den natürlichen oder erworbenen Fähigkeiten – zum Beispiel Kraft, Flexibilität und Ausdauer –, die für körperliche Übungen oder Sport notwendig sind, vor allem im Wettkampf.

Jeder Mensch ist ein Athlet. Selbst wenn Sie keinen Sport treiben, nehmen Sie jeden Tag am Spiel des Lebens teil. Um Ihre Ziele zu erreichen, müssen Sie wissen, wie Sie die dafür notwendige Kraft und Energie aufbauen und bewahren. Der Alltag von Arbeitern, Schülern und Hausfrauen ist körperlich und seelisch ebenso zermürbend wie der eines Athleten. Ich arbeite mit Profisportlern, die zu erstaunlichen Leistungen fähig sind; doch die Herausforderungen, vor denen sie stehen, verblassen bisweilen im Vergleich mit jenen, die wir alle fast täglich bewältigen müssen.

Denn Sportler verbringen die meiste Zeit damit, sich auf kurze Wettkämpfe vorzubereiten, und außerdem ist die Wettkampfsaison begrenzt. Die meisten von uns haben keine Zeit zum Üben – das Spiel des Lebens ist nie zu Ende. Wir befinden uns nie außerhalb der Saison, abgesehen vom gelegentlichen Urlaub.

Zudem riskieren wir viel mehr als Niederlagen in der Qualifikation oder den Verlust eines Titels. Unsere Leistungen beeinflussen die Lebensqualität und das Schicksal der Menschen, die uns am meisten bedeuten. Höhere Anforderungen gibt es nicht.

Lesen Sie die Definition des Begriffs »Athlet« noch einmal.

Selbst wenn Sie nie einen Ball in die Hand genommen haben und es auch nicht beabsichtigen, brauchen Sie Kraft, Ausdauer und Beweglichkeit, um den Alltag zu überstehen, um gegen Müdigkeit, Enttäuschungen und Ablenkungen anzukämpfen und um dem Leben gewachsen zu sein.

Es wird so viel über Waschbrettbäuche, den glykämischen Index und Gewichtsabnahme geschrieben, dass wir vergessen haben, worauf es wirklich ankommt: Wir müssen unser körperliches und seelisches Wohlbefinden steigern, damit wir gesund, lange und produktiv leben.

Verstehen Sie mich nicht falsch. Gutes Aussehen ist wichtig. Aber wir sollten die Zeit und Mühe, die wir dafür opfern, besser in ein Programm investieren, das nicht nur kosmetische Änderungen bewirkt, sondern auch die Energie steigert, den Verstand schärft und Schmerzen im Rücken, in den Knien und in den Hüften verhindert!

Hört sich das zu gut an? Es kommt noch besser: Sie brauchen nicht Stunden im Fitnesscenter zu verbringen, auf schmackhaftes Essen zu verzichten oder Sportwissenschaft zu studieren, um dieses Programm zu verstehen.

Das Core-Programm, das sich um das Training Ihres Kerns dreht, enthält alles, was Sie brauchen, und nichts, was Sie nicht brauchen.

Sie können das ganze Programm entweder im Fitnessstudio oder zu Hause absolvieren und brauchen sehr wenig Ausrüstung dafür – es gibt sogar Übungsvarianten, bei denen keinerlei Ausrüstung erforderlich ist.

Sie brauchen keine Diät zu befolgen, die nervtötend kompliziert, unmöglich durchzuhalten oder unwirksam ist. Stattdessen lernen Sie einfache Grundsätze und Rezepte, die Ihre Taille und ihre Lebensmittelrechnung schrumpfen lassen und Sie zugleich leistungsfähiger machen.

Zuerst müssen Sie verstehen, dass dies eine langfristige Strategie ist. Wie Sie sehen, verspricht der Untertitel dieses Buches keinen »straffen Bauch in sechs Wochen«. Das Programm ist kein Schnellverfahren, kein guter Vorsatz zum neuen Jahr und keine Generalüberholung. Ich möchte nicht, dass mein Buch das letzte in einer Reihe von Büchern ist, die Sie ausprobieren und nach ein paar Wochen weglegen, weil Sie gelangweilt, zu beschäftigt oder enttäuscht sind.

Auch die erfolgreichsten Sportler oder Geschäftsleute hören nach einer einzigen guten oder schlechten Saison nicht auf. Ich hatte das Glück, einigen der weltbesten Athleten zum Erfolg zu verhelfen, und ich möchte auch Ihnen zeigen, wie Sie dauerhaft leistungsfähig und gesund bleiben können.

Ob Sie sich anstrengen müssen? Selbstverständlich. Sie müssen den Sportler wecken, der in Ihnen schlummert. Doch bevor Sie sich davon abschrecken lassen, sollten Sie an die wichtigste Investmentregel denken: *Die bisherige Entwicklung sagt nichts über die künftige.* Wenn Sie jetzt handeln, sind Sie nicht zu Krankheiten und frühem Tod verdammt, egal, wie schlecht Sie heute in Form sind. Aber wenn Sie nicht handeln, führen Ihre bisherigen Fehler wahrscheinlich in eine unerfreuliche Zukunft.

Leider ist es ein Kampf gegen den Strom. Viele gehen in unserer hektischen Gesellschaft unter; viele glauben, sie dürften essen, was sie wollen und wann immer sie wollen; und viele hören auf, sich regelmäßig zu bewegen, und halten sich dennoch für sportlich. Manche arbeiten immer härter und glauben fest daran, dass sie andere durch bloße Willenskraft übertrumpfen können.

Früher oder später bricht der Körper zusammen. Es ist eine heimtückische Abwärtsspirale – je härter Sie arbeiten, desto weniger Energie haben Sie. Niemand kann ein hohes Tempo auf Dauer durchhalten, es sei denn, er hat wie die besten Athleten einen Plan, der ihm hilft, den hohen Energiepegel ein Leben lang zu bewahren.

Angenommen, Sie sind ein erfolgreicher Manager. Sie wachen morgens nach einem kurzen, unruhigen Schlaf auf, rennen aus dem Haus und kaufen auf dem Weg zur Arbeit ein süßes Brötchen und einen teuren, mit Kalorien überladenen Becher Kaffee. Während Sie E-Mails beantworten und ein paar Buschfeuer im Büro löschen, trinken Sie Cola und noch mehr Kaffee. Gegen Mittag sind Sie hungrig und gehen in eine Imbissstube oder in ein Restaurant, um eine Mahlzeit mit wenig Nährwert zu verschlingen. Am Nachmittag schlaffen Sie ab; also tanken Sie wieder Koffein und besorgen sich etwas Süßes aus dem Automaten. Dennoch haben Sie Mühe, Ihr Pensum zu bewältigen; darum machen Sie Überstunden oder nehmen Arbeit mit nach Hause. Dort essen Sie, was Sie im Kühlschrank finden, vielleicht Pizza oder Nudeln. Der Tag ist vorbei, und wie gewöhnlich bringt Ihr Rücken Sie fast um. Sie hatten keine Zeit für Sport. Anstatt Endorphine zu produzieren und Ihre Energie durch Bewegung aufzuladen, entspannen Sie sich bei einigen Gläsern Bier oder Wein. Sie sind zu erschöpft, um sich Ihrem Partner und Ihren Kindern zu widmen. Also sinken Sie vor dem Fernseher in sich zusammen und knabbern Chips. Schließlich fallen Sie ins Bett und sinken erneut in einen kurzen, unruhigen Schlaf. Am nächsten Tag wiederholt sich alles.

Kommt Ihnen das bekannt vor?

Wenn nicht, sind Sie vielleicht Hausfrau oder Hausmann. Ein schreiendes Baby weckt Sie aus einem kurzem Schlummer. Sie taumeln eine Stunde herum, versorgen den Säugling und schicken ein älteres Kind oder zwei in die Schule. Das Kleine beansprucht Ihre Aufmerksamkeit den ganzen Tag. Sie wechseln

Windeln, geben dem Baby die Brust oder das Fläschchen und müssen die größeren Kinder am Nachmittag zum Sport oder zum Musikunterricht chauffieren. Und zwischendurch will die Hausarbeit erledigt werden.

Ach ja – auch Sie sollten etwas essen. Es wird langsam Zeit für Ihr Abendessen, und bisher haben Sie nur Kaffee und Fastfood zu sich genommen, auf dem Rückweg vom Supermarkt. Sie würden Ihre überflüssigen Pfunde gerne wegtrainieren – aber wer hat dafür schon Zeit?

Vielleicht sind Sie ja auch Schüler oder Student. Sie stehen zu spät auf, um ordentlich zu frühstücken, und weil Sie beim Unterricht nicht essen dürfen, bleiben Sie den ganzen Vormittag hungrig. Da Schüler wenig Geld haben, bietet die Cafeteria nur verfeinerte, stärkehaltige Kost sowie Limonaden und Süßigkeiten an. Der Zuckerschwall trägt Sie durch einen Teil des Nachmittags; doch bald kämpfen Sie beim Unterricht gegen den Schlaf und werden erneut hungrig.

Sie sind zwar müde, aber auch unruhig; am liebsten würden Sie herumrennen. Leider haben Sie zwischen den Unterrichtsstunden keine Zeit. Endlich kommen Sie nach Hause, und weil der Hunger Sie plagt, greifen Sie nach allem, was essbar ist. Das ist meist Fastfood. Hausaufgaben, Telefonieren, Freunde und E-Mails füllen den Nachmittag und den größten Teil des Abends. Dann essen Sie Pizza oder ein Fertiggericht, das Ihre Eltern oder Mitbewohner gekauft haben.

Es ist erstaunlich, dass die meisten Menschen diese Plackerei ziemlich lange durchhalten. Allerdings schöpfen sie ihr Potenzial nie aus, sondern gleichen eher Torhütern, welche die harten Bälle des Lebens abwehren.

Die Folgen dieser Lebensweise sind verheerend. Wenn Sie sich falsch ernähren und nicht bewegen, leisten und erreichen Sie weniger. Sie nutzen Ihre Zeit am Arbeitsplatz oder in der Schule schlecht, und deshalb haben Sie auch wenig Zeit für andere und schmälern Ihr Einkommen. Und selbst wenn Sie einmal Zeit haben, sind Sie zu müde und gestresst, um den Menschen, die Ihnen am wichtigsten sind, Liebe und Unterstützung anzubieten.

Trotzdem verbuchen Sie im Büro oder in der Schule gewisse Erfolge und verbringen sogar etwas Zeit mit anderen. Aber Sie fühlen sich wie Sisyphus im griechischen Mythos, der ewig einen Felsbrocken bergauf schieben muss, den Gipfel jedoch nie erreicht. Eine leise Stimme in Ihrem Kopf (oder eine laute in Form eines Arztes oder Angehörigen) ermahnt Sie, mehr auf Ihre Gesundheit zu achten und Ihr Leben zu ändern. Doch Sie glauben, Sie haben keine Zeit.

Sie dürfen nicht länger den Torhüter spielen. Selbst die besten Torhüter können nicht jeden Schuss abwehren. Und das Leben ist kein Spiel. Sobald Ihre Gesundheit angeschlagen ist, geht es abwärts. Und dann kommt der Abpfiff.

Klar, Sie sind nicht allein. Die Weltgesundheitsorganisation berichtet, dass jährlich 36 Millionen Menschen an falscher Ernährung, Bewegungsmangel und Tabak sterben. Allein das Rauchen tötet im Jahr rund 5 Millionen Erwachsene. Das bedeutet, dass die übrigen Todesfälle auf Ernährungsfehler und Bewegungsmangel zurückzuführen sind.

Und es wird immer schlimmer. In den Vereinigten Staaten starben zwischen 1990 und 2000 zwar weniger Menschen an vermeidbaren Krankheiten, aber die Zahl der Todesfälle wegen Übergewicht und Inaktivität stieg um Schwindel erregende 33 Prozent. In den meisten europäischen Ländern nahm die Zahl der Übergewichtigen in den letzten zehn Jahren um 10 bis 40 Prozent zu, in Australien hat sie sich in den vergangenen zwanzig Jahren verdoppelt. Ähnlich sieht es in den Entwicklungsländern aus. In vielen Staaten wird das Gesundheitssystem mit den Folgen dieses Problems kaum noch fertig.

Und was geschieht, wenn sich nichts ändert? Übergewichtige kosten die britische Wirtschaft bereits zwei Milliarden Pfund im Jahr. Manche Versicherungen erwägen, ihre Leistungen einzuschränken. Übergewicht gilt immer häufiger als Gesundheitsrisiko, und bald könnten die Prämien der Lebensversicherer das widerspiegeln. Einige Gesellschaften berücksichtigen bereits das Gewicht derjenigen, die eine Kranken- oder Lebensversicherung beantragen.

Aber die Gefahr eines frühen Todes hält manche Menschen nicht von einer ungesunden Lebensweise ab. Überlegen wir also, was sonst noch droht: Inaktive Menschen leiden viel häufiger an Depressionen und starken Rückenbeschwerden. Zudem versteifen ihre Gelenke früher. Die Folgen: Sie können nicht mehr Sport treiben, Kinder tragen oder auch nur gehen; und sie erkranken öfter an Diabetes, die zu Blindheit, Nierenversagen und Verlust von Gliedmaßen führen kann. Am schlimmsten ist, dass diese Krankheiten heute früher auftreten als bei der Generation unserer Eltern.

Unsere Gesundheitssysteme basieren darauf, die Folgen der Inaktivität und der falschen Ernährung zu behandeln, anstatt die Ursachen zu beseitigen. Wir geben Geld aus, um zu testen, zu diagnostizieren, Symptome zu lindern und Heilmittel für akute Beschwerden zu suchen. Für die Vorbeugung ist viel weniger Geld vorhanden.

Möglicherweise wird die Lebenserwartung bald *sinken*, obwohl die Medizintechnik weitere Fortschritte macht und wir heute mehr denn je über die Folgen der Fehlernährung und des Bewegungsmangels wissen. Wenn sich nichts ändert, werden die Gesundheitssysteme zusammenbrechen und Millionen Menschen zu früh sterben. Wir alle werden die Folgen spüren.

Es steht viel auf dem Spiel, und die Mannschaften sind nicht gleichwertig. Auf der einen Seite spielen übergewichtige, überarbeitete, gestresste Menschen, die Mühe haben, den Anforderungen des Berufs und der Familie gerecht zu werden. Es fällt ihnen schwer, Sport zu treiben, gesunde Mahlzeiten zu bereiten und vernünftig zu leben.

Auf der anderen Seite steht ein mächtiger Gegner: die westliche Konsumgesellschaft mit ihren großen Fastfood-Herstellern, die ungesunde, aber verführerisch bequeme Speisen in Hülle und Fülle anbieten. Viele Produkte enthalten unnatürliche Chemikalien und zu viel Fett.

Unterstützt wird der Gegner von riesigen Fernsehimperien, vom Internet und von Videospielen, die alle um unsere Aufmerksamkeit buhlen. Verarmte Schulen sind mittlerweile gezwungen, mit der Industrie zu kooperieren. In manchen Ländern müssen Schulen beispielsweise Geld verdienen, in dem sie Fastfood-Firmen erlauben, Automaten aufzustellen oder die Schüler zu verköstigen. So gewöhnen die Konzerne junge, leicht zu beeinflussende Menschen an ungesunde Produkte.

Es ist Zeit, das Spielfeld einzuebnen, und ich möchte dabei helfen. In den letzten fünfzehn Jahren hatte ich große Erfolge mit Sportlern aller Leistungsstufen, darunter Landes- und Weltmeister, sowie mit Tausenden von Menschen, die mein erstes Buch, *Core Performance*, gelesen haben. *Das Core-Programm* ist sowohl ein Vorläufer als auch eine Fortsetzung von *Core Performance*.

Wenn Sie eines der genannten Probleme haben, ist dieses Buch der beste Start für Sie. Es wurde für Erwachsene geschrieben, die wenig Zeit haben, aber auch für Teenager, die nicht mehr auf dem Sofa liegen, sondern sich stattdessen in jungen Jahren einige gute Gewohnheiten zulegen wollen. Es ist ein Buch für alle, die nie sehr aktiv waren und nach einem wirksamen, leicht verständlichen Leitfaden suchen. Es eignet sich sogar für jene, die ihr Training verbessern oder interessanter gestalten wollen.

Dieses Buch ist auch dann hilfreich, wenn Sie aus irgendwelchen Gründen nicht mehr genügend Zeit für ein umfangreiches Training haben; denn es bietet Ihnen ein gestrafftes Programm an, das in kürzester Zeit eine optimale Wirkung verspricht.

Aber dieses Buch ist viel mehr als ein Ernährungsprogramm. Zu viele Bücher stellen eine Diät vor und unterstellen, dass Sie das Beste daraus machen. Wir werden gemeinsam eine neue Lebensweise entwerfen, die Rücksicht auf Ihre Pflichten nimmt und Ihnen die Motivation und die Werkzeuge zur Verfügung stellt, die Sie brauchen, um Ihren neuen Gewohnheiten Dauer zu verleihen.

Schließlich haben Sie zu Hause und am Arbeitsplatz bereits Pflichten zu erfüllen. Darum müssen Sie sportlich denken und bereit sein zu handeln; denn hier geht es nicht nur um ein Tennisspiel oder um eine Runde Golf. Die Folgen einer Niederlage sind im Leben viel größer als im Sport.

Kurz gesagt: Dies ist ein Buch für Sie, den Athleten im Spiel des Lebens. Hier finden Sie alles, was Sie für eine Lebensweise brauchen, die sich auf Kernwerte, Bewegung und gesunde Ernährung stützt und Sie in allen Bereichen Ihres Lebens erfolgreich macht. Ihr Ziel ist *ein längeres und besseres Leben*. Integrieren Sie dieses Programm in einen gesunden Lebensstil, der bei allem, was Sie tun, das Herzstück ist.

Betrachten Sie *Das Core-Programm* als Ihren neuen Spielplan. Es ist Ihr Leben – sind Sie bereit, mit dem Spiel zu beginnen?

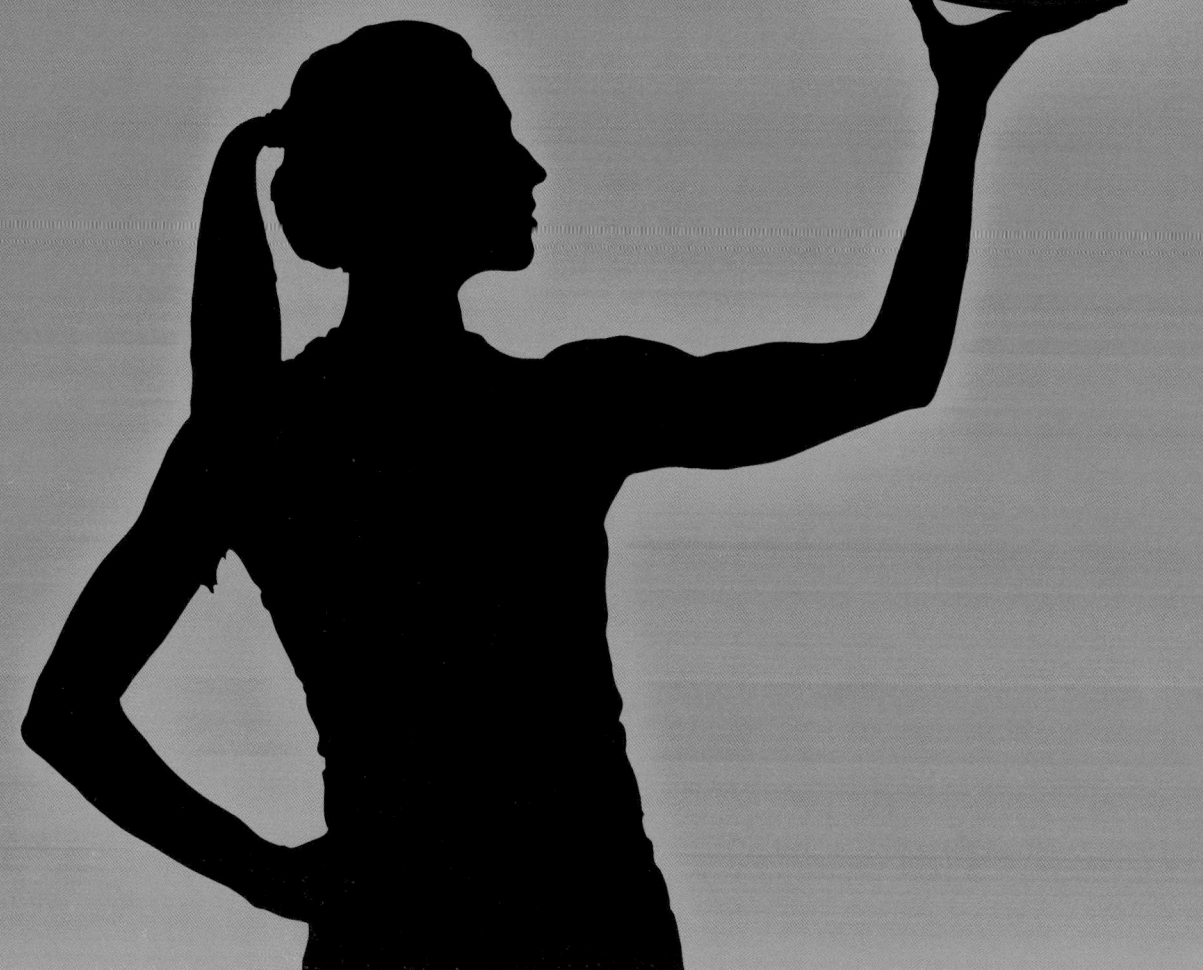

Teil
1

DIE
EINSTELLUNG

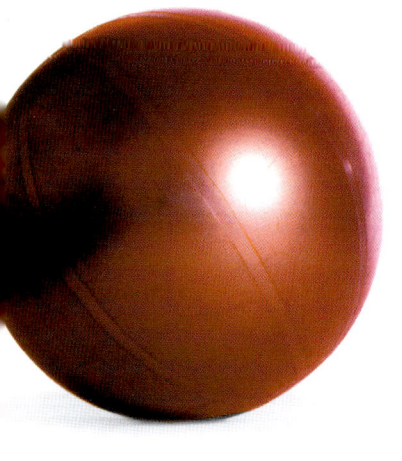
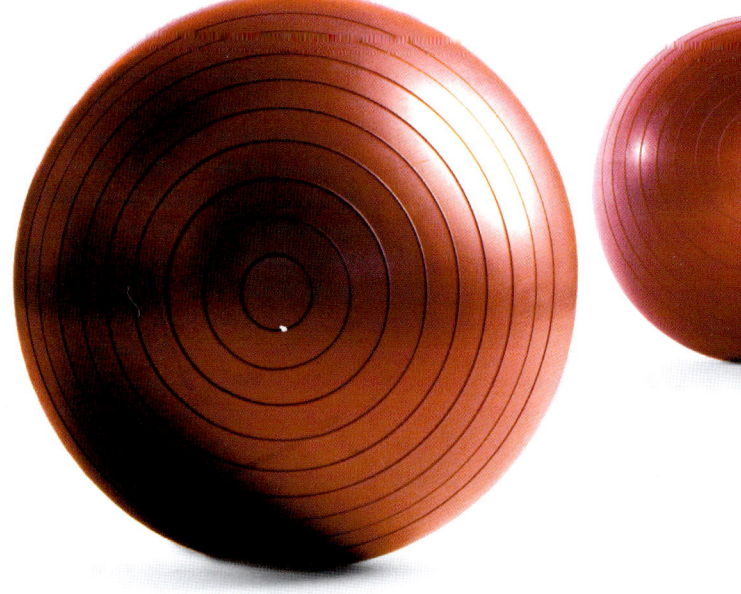

KAPITEL 1

WAS IST IHR KERN?

Jetzt glauben Sie bestimmt, dass wir sofort mit Ernährung und Training loslegen. Nicht so schnell! Vorher müssen wir an Ihrer Lebens- und Denkweise arbeiten. Ein Ernährungs- und Trainingsprogramm ohne Gesamtkonzept ist zum Scheitern verurteilt.

Der Grundgedanke dieses Programms lautet: Alles beginnt im Kern. Wir wollen unser Leben von innen nach außen aufbauen, nicht nur auf der oberflächlichen Ebene der körperlichen Erscheinung wie viele andere Programme. Die meisten Leute beobachten vor allem ihren Bauchumfang, und darum erklären zahllose Bücher und Artikel, wie man einen Waschbrettbauch bekommt. Aber rein körperlich betrachtet, ist Ihr Kern mehr als der Bauch. Wir verstehen darunter die Körpermitte von den Hüften bis zur Schulter, denn von ihr gehen alle Bewegungen aus.

Wenn dieses Buch für Sie nur eines von vielen Diät- und Übungsprogrammen ist, dürfte es Ihnen schwer fallen, sich dauerhaft zu ändern. Darum möchte ich, dass Sie umfassender denken, nicht nur an Ernährung und Fitness. Stellen Sie sich dieses Programm als ganzheitliche Lebensweise mit vier Elementen vor: Einstellung, Ernährung, Bewegung und Erholung. Ich nenne sie Kernelemente.

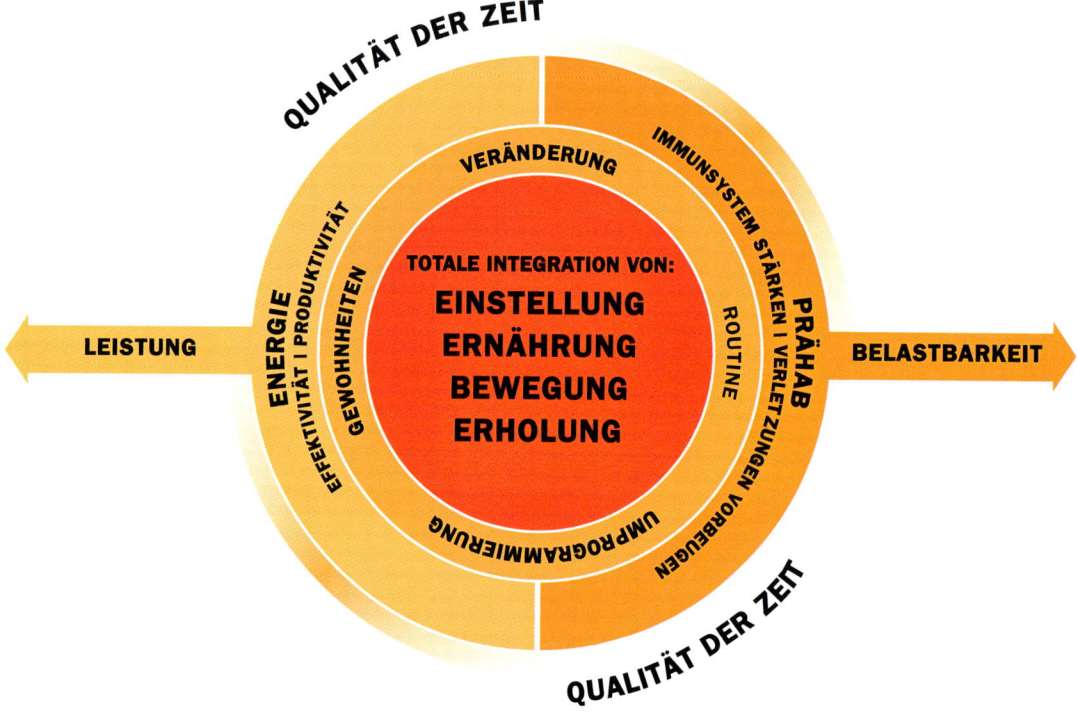

Dieses Schaubild wurde in Zusammenarbeit mit unseren Partnern bei Tignum entwickelt, dem führenden Institut für Management-Training.

Bevor Sie mit einem neuen Ernährungs- und Trainingsprogramm beginnen, sollten Sie kurz innehalten und überlegen, was Sie dazu veranlasst. Das kommt Ihrer Motivation sehr zugute. Betrachten Sie also die oben abgebildete Kugel der Kernelemente nicht als abstrakte Idee, sondern als Superball. Als ich klein war, warf ich diesen kleinen, extrem elastischen roten Ball gerne mit aller Kraft auf den Boden. Er schien fünfzehn Meter in die Luft zu springen, wieder aufzuprallen und erneut sechs Meter hoch zu steigen. Ich staunte über dieses schlichte Ding, das kleiner als ein Golfball war. Übrigens: Ein Golfball fliegt so weit, weil sich in seinem Inneren ein Superball befindet.

Wir wollen auch in Ihrem Kern einen Superball wachsen lassen, nicht nur durch Ernährung und Training, sondern auch durch eine neue Denkweise und durch Erholung. Sehen wir uns diese vier Komponenten einmal näher an.

DIE EINSTELLUNG

Die bloße Tatsache, dass Sie dieses Buch lesen, zeigt, dass Sie in gewissem Umfang die richtige Einstellung haben und die notwendigen Änderungen in Ihrem Leben vornehmen können.

Einmal hatte ich Gelegenheit, mit John Wooden zu plaudern, dem wohl besten College-Basketballtrainer aller Zeiten. Er erzählte mir, er halte immer nach Spielern Ausschau, die nicht nur bereit, sondern *begierig* seien, das Richtige zu tun. Wer nicht begierig sei, das Beste aus sich zu machen, brauche gar nicht erst beim Training zu erscheinen.

Auf den ersten Blick ist der Unterschied gering. Aber denken Sie einmal an die Einstellung der meisten Menschen zu ihrem Job. Sie sind bereit, den Arbeitsplatz aufzusuchen – denn sie brauchen ja Geld –, aber sie sind nicht begierig darauf, und deshalb leisten sie nichts Besonderes, sondern gerade so viel, dass sie ihren Job behalten. (Selbstverständlich gibt es auch Menschen, die unproduktiv sind, weil sie an Depressionen, Angst, Arthritis, Diabetes, Bluthochdruck oder anderen Problemen leiden.)

Diese Einstellung breitet sich rasch aus, und zwar nicht nur bei Arbeitnehmern. Die Leute sind zwar anwesend – im Büro, in der Familie oder bei Aktivitäten, die ihnen einst Spaß machten –, aber sie sind nicht begeistert, sie bemühen sich nicht und haben wenig Erfolg. Sie empfinden das Leben als Last, klagen über Beschwerden, schlafwandeln am hellichten Tag und sehen kein Licht am Ende des Tunnels. Der Gedanke, in den nächsten 15 oder 20 Jahren immer das Gleiche zu tun, ohne dass die Lebensqualität sich bessert, kann uns lähmen. Kein Wunder, dass so viele Menschen depressiv sind. Wenn Sie keinen Spielplan haben, um den Anforderungen des Lebens gerecht zu werden und Energie zu erzeugen, werden Sie nie das Leben führen, das Sie sich wünschen.

Das folgende Kapitel hilft Ihnen, Ihre Einstellung so umzuprogrammieren, dass Sie Ihre Gewohnheiten, Ihre Verhaltensweisen und Ihr ganzes Leben positiv und dauerhaft ändern können. Die meisten Diät- und Trainingsprogramme gehen davon aus, dass sich alles von selbst regelt, wenn Sie nur besser essen und fit werden. Das klappt nur bei einigen wenigen Leuten (die Glück haben und sehr engagiert

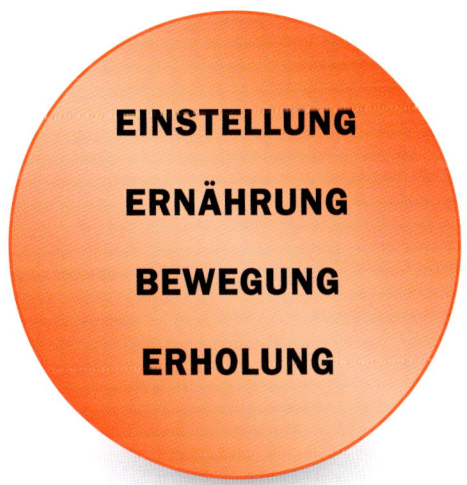

EINSTELLUNG

ERNÄHRUNG

BEWEGUNG

ERHOLUNG

sind); die meisten anderen haben damit nur vorübergehend Erfolg, weil sie einen Spielplan brauchen, um am Ball zu bleiben. Selbst die talentiertesten Sportler müssen sich mental auf den Wettkampf vorbereiten. Genau das bewirkt die richtige Einstellung.

DIE ERNÄHRUNG

Um den Superball in Ihrem Kern aufzubauen, braucht der Körper den richtigen Brennstoff. Selbst wenn Sie keinen Sport treiben, kann gute Ernährung viel für Ihre Gesundheit tun.

Ich habe nie verstanden, warum es viel mehr Diätbücher als Fitnessbücher gibt. Offenbar kasteien sich Menschen lieber beim Essen, als ihre Gesundheit durch richtige Ernährung *und* Bewegung zu verbessern.

Dieses Buch ist anders. Es wird Ihre Einstellung zum Essen ändern, sodass Sie nicht mehr leben, um zu essen, sondern essen, um zu leben. So einfach ist das. Anstatt durch eine Diät auf die Psyche einzuwirken oder Stress zu lindern, werden Sie künftig Lebensmittel nutzen, um Ihren Körper in Bestform zu bringen. Es geht nicht nur darum, abzunehmen und in Badekleidung gut auszusehen – aber nebenbei werden Sie auch das erreichen.

Sie werden essen, um erfolgreich zu sein und immer genug Energie zu haben. Außerdem sparen Sie Zeit und Geld, wenn Sie Ihre Ernährung richtig planen.

DIE BEWEGUNG

Ich zögere, den Begriff *Training* zu verwenden, weil er sich auf einen Zeitabschnitt mit einem Anfang und einem Ende bezieht: *Ich gehe ins Fitnessstudio – es ist Zeit für mein Training.*

Das Wort *Bewegung* gefällt mir besser, weil es eher auf eine aktive Lebensweise schließen lässt, auch außerhalb des Fitnesscenters. Ich werde Ihnen zeigen, wie Sie Ihren Körper in jeder Situation trainieren, egal, ob Sie am Schreibtisch oder im Flugzeug sitzen. Wenn Sie statt des Aufzugs die Treppe benutzen, ist schon viel gewonnen. Nutzen Sie jede Gelegenheit, sich zu bewegen, nicht nur beim formalen Training. Oder stellen Sie sich Ihr ganzes Leben als Training vor.

Die richtige Bewegung gibt Ihrem Superball Kraft – andernfalls gleichen Sie eher einem Softball. Irgendwo mag zwar ein fester Kern sein, aber er ist in eine so dicke weiche Schicht eingehüllt, dass er kaum noch federt. Mit dem richtigen Bewegungsprogramm werden Sie wieder elastisch.

DIE ERHOLUNG

»Ich gebe jeden Tag 110 Prozent.«

Wer das behauptet, lügt. Niemand kann jeden Tag 110 Prozent geben, nicht einmal 100 Prozent. Körper, Seele und Geist lassen das nicht zu. Manche Leute arbeiten täglich 18 Stunden, und das an sechs Wochentagen

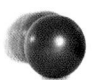

und ohne Urlaub. Gewiss, es gibt Menschen, die ihre Arbeit lieben, und zum Glück gehöre ich dazu. Aber wenn ich keine Zeit hätte, die Früchte meiner Arbeit zu genießen, wäre mein Leben vergeudet.

Außerdem bricht der Körper zusammen, wenn Sie derart arbeitswütig sind. Dieses Programm zeigt Ihnen, wie wichtig Erholung ist. Ich spreche gerne von *Regeneration*.

Ein Diskuswerfer kann nicht den ganzen Tag werfen. Er braucht Pausen, ohne die er Verletzungen riskiert. Regeneration ist notwendig. Das gilt für alles: für die Bewegung, das Essen und die Einstellung. Sie können nicht sechs Tage in der Woche hart arbeiten, denn dann bricht Ihr Körper zusammen. Darum hat unser Programm harte Tage, aber auch regenerative Tage, damit Sie sich erholen können.

Dasselbe gilt für die Ernährung. Wenn ich Ihnen raten würde, nur noch gesunde Kost zu essen, und zwar sieben Tage in der Woche, würden Sie das Programm nicht befolgen. Darum dürfen Sie an einem Wochentag essen, was Ihnen gefällt. Sie machen also eine mentale Pause und belohnen sich selbst. (Übrigens gibt es auch eine dreiwöchige Einführungsphase, die Ihnen hilft, sich an gesundes Essen an sechs Wochentagen zu gewöhnen.)

Auch die Einstellung braucht eine Regeneration. Urlaub hat vor allem den Zweck, den anstrengenden Alltag hinter sich zu lassen. Wir brauchen solche Pausen, um noch stärker nach Hause zurückzukehren.

Denken Sie an den Superball, der sechs oder sieben Mal hoch in die Luft springt. Wir wollen von den Anforderungen und Fallstricken des Lebens abprallen und dabei jedes Mal stärker werden. Erholung ist die Fähigkeit, diese Ebene so schnell wie möglich wieder zu erreichen. Sie erlaubt uns, dynamisch zu bleiben.

Diese vier Komponenten – Einstellung, Ernährung, Bewegung und Erholung – gehören zusammen. Sie bilden ein ganzheitliches Programm, das jeden Aspekt Ihres Lebens durchdringt. Lassen Sie uns mit der richtigen Einstellung beginnen.

Zusammenfassung von Kapitel 1: *Das Core-Programm* ist nicht nur ein Diät- und Trainingsprogramm, sondern eine ganzheitliche Lebensweise, die vier wichtige Komponenten einschließt: Einstellung, Ernährung, Bewegung und Erholung. Wenn Sie an allen vier Elementen arbeiten, erlangen Sie die Energie und die Struktur, die Sie brauchen, um im Spiel des Lebens zu bestehen.

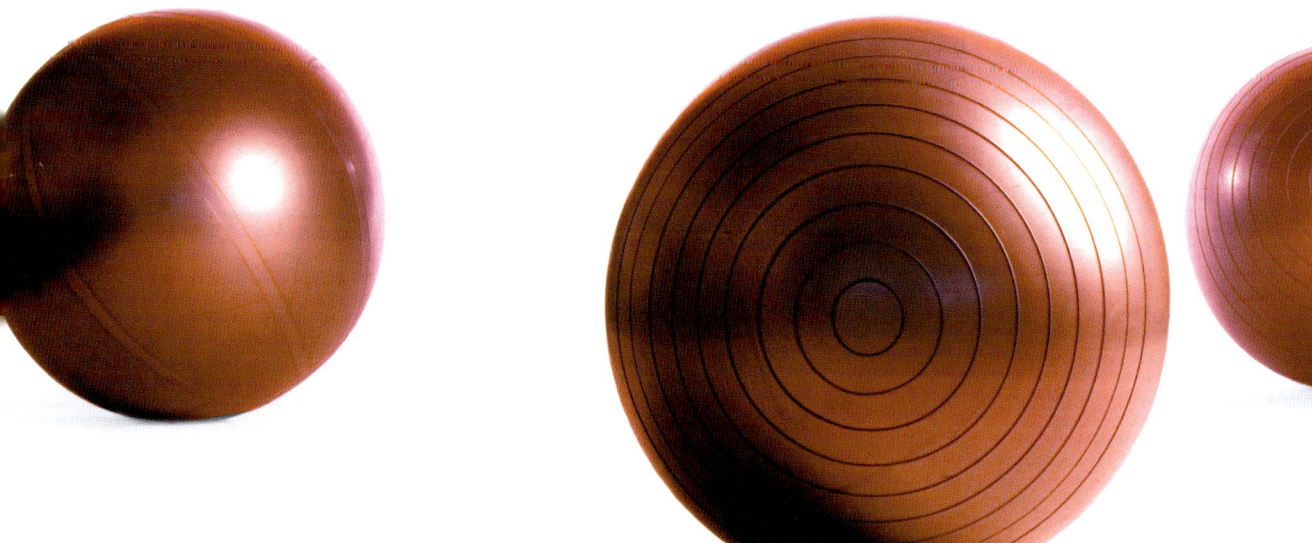

KAPITEL 2

DAS INNERE SELBST

Die meisten Menschen beenden ihren Arbeitstag mit dem falschen Gefühl, viel erreicht zu haben. Sie sind vorzügliche Torhüter, sie lösen Aufgaben und erfüllen Pflichten in atemberaubendem Tempo. Aber geht es ihnen am Ende des Tages wirklich besser? Haben sie durch Bewegung und gute Ernährung in die langfristige Gesundheit ihres Körpers investiert? Haben sie auf Ziele hingearbeitet, die dauerhafte Veränderungen bewirken? Oder haben sie nur einen weiteren Tag lang ihren Lebensunterhalt verdient?

Auch Sie sind eine enorme Kraft, die das Leben von Angehörigen und Freunden verändern kann. Was haben Sie jeden Tag getan, um Ihre Kräfte aufzubauen – nicht nur im Beruf? Haben Sie sich bemüht, der Mensch zu werden, der Sie sein wollen? Welche Kernwerte und Ziele treiben Sie an? Anders als im Sport ist der Unterschied zwischen Sieg und Niederlage in diesem Spiel nicht immer klar.

Erst recht nicht, wenn wir die Spielregeln nicht festlegen? Wissen wir dann, was uns »erfolgreich« macht, oder lassen wir es uns von

WAS BEDEUTET ERFOLG?

Wie definieren Sie Erfolg?
Welche Rollen spielen Sie am Arbeitsplatz und zu Hause?
Was motiviert Sie?
Was würden die Menschen, mit denen Sie dank Ihrer Rollen Kontakt haben, über Sie sagen?
Und was würden Sie gerne von ihnen hören?
Was müssen Sie tun, um sich so zu ändern, dass andere von Ihnen sagen, was Sie hören wollen?

der Gesellschaft vorschreiben? Wollen wir reich werden, wie ein Model aussehen oder mehr Freunde als andere haben?

Wollen wir nur die nächste Beförderung erreichen, die Kinder rechtzeitig zu ihrer nächsten Verabredung bringen oder die fünf Kilo verlieren, die wir uns vorgenommen haben? Was wird uns noch wichtig sein, wenn wir einst auf unser Leben zurückblicken?

Wir müssen tiefer dringen. Ihre Rollen im Leben sind einzigartig, und ich bin sicher, dass alle Menschen mehrere Rollen spielen. Wenn mich ein Athlet aufsucht, muss ich wissen, welchen Sport er treibt, ehe wir daran denken können, seine Ziele festzulegen. Wir erreichen gar nichts, wenn wir nicht wissen, welche Rolle er in seinem Team spielt. Auch Sie können auf vielen Positionen spielen. Die folgenden Übungen helfen Ihnen, Ihre Positionen und Ihre Verantwortung im Spiel zu überdenken und festzulegen.

Anschließend gehen wir so vor, wie ich im Umgang mit Sportstars verfahre: Wir beurteilen Sie auf der Grundlage dessen, was Sie sind und was Sie verbessern müssen, um Ihre Rolle gut zu spielen. Dann sorgen wir gemeinsam für dauerhafte Veränderungen, damit Sie in allen Ihren Positionen besser werden und Ihr Team unterstützen können.

Dieser Prozess sollte auch Ihre Einstellung verändern und Ihnen greifbare Ziele aufzeigen. Entscheidend ist, wer Sie sind und wen Sie unterstützen, nicht, wie viel Sie verdienen oder wie Sie aussehen. Sie bekommen den Spielplan, der Ihnen hilft, die hohen Ziele zu erreichen, die Sie sich selbst stecken sollen und werden. Besser können Sie Ihre Zeit wirklich nicht investieren!

Machen Sie jetzt die oben beschriebene Übung, um herauszufinden, was Erfolg für Sie bedeutet. Schreiben Sie Ihre Antworten ins Buch oder besser auf ein Blatt Papier.

Auch Sie sind eine enorme Kraft, die das Leben von Angehörigen und Freunden verändern kann. Was haben Sie jeden Tag getan, um Ihre Kräfte aufzubauen – nicht nur im Beruf? Haben Sie sich bemüht, der Mensch zu werden, der Sie sein wollen? Welche Kernwerte und Ziele treiben Sie an?

Anders als im Sport ist der Unterschied zwischen Sieg und Niederlage in diesem Spiel nicht immer klar.

Das ist eine sehr persönliche Übung, aber mein Rat ist immer der gleiche: Träumen Sie groß. Ich messe meinen Erfolg daran, wie innig meine Beziehungen zu den Menschen sind, die mir am meisten bedeuten. Ich bin erfolgreich, wenn ich ihnen geholfen habe, ihre Lebensqualität zu verbessern. Dann hat mein Leben einen Sinn, und ich lebe in diesen Menschen weiter, selbst wenn ich längst nicht mehr da bin.

Ich möchte alles, was Gott und meine Eltern mir gegeben haben, nach besten Kräften voll nutzen und die Familienwerte weitergeben, die sie mir beigebracht haben. Das Wichtigste, was ich als Kind lernte, war vielleicht der Wert des Dienens. Ich möchte anderen in allen Lebensbereichen ein Beispiel geben und ihnen helfen, das Gleiche zu tun. Durch harte Arbeit, Leidenschaft, Ehrlichkeit und den Mut, das Leben zu führen, von dem ich immer geträumt habe, kann ich erfolgreich werden. Ich bin nicht bereit, meine Ansprüche an mich selbst zurückzuschrauben.

Vielleicht haben Sie nie darüber nachgedacht, was Sie unter Erfolg verstehen. Dennoch

WELCHE ROLLEN SPIELEN SIE IM SPIEL DES LEBENS?

Welche Rollen spielen Sie? Was müssen Sie dafür tun? Wie sollten Sie »Erfolg« definieren, um alle diese Rollen besser zu spielen? Fragen Sie sich:

Was bedeutet für mich Erfolg in körperlicher, seelischer und geistiger Hinsicht?
Was bedeutet für mich Erfolg in meiner wichtigen Rolle als Partner?
Was muss ich tun, um meine Rolle innerhalb der Familie erfolgreich zu spielen?
Welche Rolle spiele ich im Umgang mit Freunden? Wie kann ich dabei erfolgreicher werden?
Welche Rolle spiele ich am Arbeitsplatz, in der Schule, in den Organisationen, denen ich angehöre?

wissen Sie es. Wir alle haben Kernwerte, von denen wir nicht abrücken wollen. Wir müssen jeden Tag die richtigen Entscheidungen treffen, und wir müssen auf unserem Weg zu einem besseren Selbst stark und mutig sein.

Aber Sie brauchen eine Richtung. Wie Sie Erfolg definieren, spielt hier keine Rolle. Wichtig ist, dass Sie den Weg zur Erfüllung kennen. Das inspiriert Sie, am Spiel teilzunehmen.

Überlegen Sie nun, wie Sie alle Ihre Rollen im Leben ausfüllen können.

Welche Rolle spielen Sie für Ihren Partner oder Ihre Partnerin? Welche Rollen spielen Sie, um aus dieser Beziehung etwas Besonderes zu machen? Was verlangt Ihre Position? Sportler brauchen Schnelligkeit, Kraft und Wendigkeit. Partner müssen zuhören können und verständnisvoll sein, damit die Zeit, die sie gemeinsam verbringen, ein Gewinn für sie ist.

Sobald Sie Ihre Rollen kennen, sollten Sie darüber nachdenken, wie andere Menschen Sie in diesen Rollen beurteilen. Würde Ihre Frau sagen, dass Sie zu wenig Zeit für sie haben oder dass Sie unzugänglich sind? Was würden Sie von Ihrem Partner gerne über sich hören?

Und was würde Ihre Familie über Sie sagen? Würden Ihre Eltern oder Geschwister sagen, dass Sie nicht einmal Zeit haben, eine Gutenachtgeschichte vorzulesen? Oder würden sie bestätigen, dass Sie nicht nur an Geburtstagen vorbeikommen, sondern auch zwischendurch an kleine Aufmerksamkeiten denken? Bieten Sie jederzeit Rat, Hilfe und Unterstützung an?

Was würden Ihre Freunde über Sie sagen? Sind Sie da, wenn andere Sie brauchen? Oder klagen Sie ständig über Ihre Probleme und das ungerechte Leben? Gelten Sie als guter Arbeitskollege, der viel leistet, oder eher als Belastung für das ganze Büro?

Würden Kollegen oder Mitschüler sagen, dass Sie nicht ernsthaft genug sind? Oder haben Sie den goldenen Mittelweg gefunden und arbeiten hart, wenn es notwendig ist, ohne sich selbst zu ernst zu nehmen? Gelten Sie als humorvoll oder als gestresst und verspannt?

Was sollen andere von Ihnen denken oder sagen? Gehen Sie alle Ihre Rollen durch. Sind Sie ein Vorbild? Gefällt Ihnen das Bild, das andere von Ihnen haben?

Was hat das mit Ernährung und Bewegung zu tun? Mit einem Wort: alles.

Sie müssen diese zentralen Werte kennen, bevor Sie mit dem Core-Programm beginnen. Das motiviert Sie noch mehr, auf Ihre langfristigen Ziele hinzuarbeiten. Und was noch viel wichtiger ist: Sie begreifen, dass es nicht nur um Sie geht – Sie unterziehen sich dieser Transformation, um die Menschen, die Ihnen am wichtigsten sind, besser unterstützen zu können.

Ihre **Kernwerte führen Sie also durch ein Programm,** das Energieproduktion, Bewegung und richtige Ernährung umfasst, und dadurch erringen Sie langfristige Erfolge und bereichern das Leben anderer. Deshalb spreche ich vom **inneren Selbst** oder Kernselbst. Denken Sie aber daran, dass Ihr Kern zwar das Zentrum Ihrer Welt ist, dass die große Welt sich jedoch nicht um Sie dreht.

Das hört sich einfach an. Leider leben wir in einer derart egoistischen Gesellschaft, dass wir nicht mehr nach innen – in den Kern – schauen, um nach Sinn und Führung zu suchen. Nach dem 11. September 2001 hatten wir uns fest vorgenommen, nicht mehr oberflächlich zu sein, sondern uns auf das Wesentliche zu konzentrieren. Aber was ist daraus geworden?

Die guten Vorsätze waren bald vergessen. Heute haben wir »Reality-TV« und Extremshows, die Sofortlösungen für alle Probleme versprechen, vom Gesicht bis zur Wohnung. Wir pressen ständig ein Mobiltelefon ans Ohr und vergessen dabei unsere Umgebung. Wir möchten einen Waschbrettbauch und über Nacht zum Star werden. Zeitschriften wollen unsere Kleidung, unser Auto und unser Heim aufpolieren. Die Superstars, die wir anhimmeln, sind meist reich und egoistisch.

Dies ist keine Abschweifung, sondern es trifft den Kern dessen, was wir erreichen wollen. Wenn Ernährung und Bewegung für Sie nur schnelle Patentlösungen, modische Accessoires oder Luxus sind, werden Sie keinen Erfolg haben.

Die meisten Diäten und Trainingsprogramme scheitern, weil die Menschen damit nur ihre Gesundheit aufmöbeln wollen – mit einer »Kur«, die einen Anfang und ein Ende hat. Sie verlangen die schnellste, einfachste Lösung, und wenn sie versagen, bleibt immer noch die plastische Chirurgie.

Wir neigen dazu, uns von außen nach innen zu ändern. Doch ohne grundlegende Änderungen und eine neue Einstellung bleibt der Erfolg kurzfristig. Eines Tages wachen wir auf und wissen nicht mehr, wer wir sind, wo wir sind und welches Ziel wir haben.

Es geht im Leben nicht darum, sich selbst zu finden, sondern darum, sich selbst zu *erschaffen*. Wer wollen Sie sein? Wenn Kinder spielen, schlüpfen sie oft in andere Rollen und erwerben dadurch im Laufe der Zeit die Eigenschaften und Fähigkeiten, die ihnen gefallen. Sie beeinflussen ihre Entwicklung, indem sie Vorbilder imitieren.

Wir alle müssen an uns arbeiten, und dieser Prozess darf nie aufhören. Die wichtigste Frage lautet: *Wer wollen Sie sein – und warum?* Was ist Ihnen wichtig – die Familie, Freunde, Beziehungen? Oder wollen Sie sportlich und aktiv bleiben? Was würden Sie tun, wenn Sie genug Geld auf dem Konto hätten? Was bedeutet für Sie Erfüllung?

Wenn Sie wissen, was Erfolg ist und welche Rollen Sie spielen, können Sie sich von Ihrem **inneren Selbst aus betrachten, ohne selbstsüchtig zu sein**.

Dadurch können Sie auch Ihre Angehörigen und Freunde beflügeln; aber alles fängt mit Ihnen an.

Sie müssen sich von innen nach außen verändern, körperlich und seelisch. Wenn Sie daran denken und durch gute Ernährung und Bewegung die Qualität Ihres Lebens verbessern, sind Sie auf dem Weg zur wahren Erfüllung – und nur auf diese Weise können Sie sich dauerhaft verändern.

Vielleicht haben Sie schon einmal einen Rennwagen auf einer Messe oder im Schaufenster gesehen. Er sah wie ein echter Rennwagen aus, aber unter der Motorhaube war nichts. Die echten Boliden mit der modernsten Technik befinden sich woanders.

Es ist nicht erstrebenswert, innerlich leer zu sein wie ein Rennwagen im Schaufenster. Wir wollen unseren Motor tunen, unseren Kern aufbauen, um mehr Energie zu haben und uns wohler zu fühlen.

Der Egoist denkt: »Ich möchte nur besser aussehen.« Er sollte sich liften lassen, anstatt zu trainieren. Dadurch spart er viel Zeit.

Aber gutes Aussehen allein ist kein ausreichender Grund, sich auf ein langfristiges Programm einzulassen, das unser Leben verändert. Sie werden abnehmen und besser aussehen; aber wenn Sie das erreicht haben, wird es schwieriger, am Ball zu bleiben. Nur wenn Sie ein höheres Ziel haben, sind Sie ständig motiviert.

Sie brauchen eine tiefere, emotionale Verbindung mit Ihrer Gesundheit. Andernfalls arbeiten Sie nur an einem Projekt von vielen und haken es eines Tages ab. Um weiterzumachen, müssen Sie die Veränderungen spüren, die eine bessere Gesundheit bewirkt: den Endorphinrausch nach dem Training, die zusätzliche Energie, die gesundes Essen Ihnen bringt, oder die finanzielle Sicherheit, die Sie für sich und Ihre Familie erreichen.

Natürlich genügt es nicht zu sagen: »Von heute an werde ich weniger egoistisch sein, mich auf meine zentralen Werte konzentrieren und anderen helfen.«

Das ist kein schlechter Vorsatz, aber Sie benötigen dafür eine Strategie – darum haben Sie die Übungen auf Seite 10 und 11 gemacht. Ohne Strategie bleiben Sie in der täglichen Routine stecken und spielen wieder den Torhüter.

Entweder produzieren Sie Energie, oder Sie vergeuden sie. Im letzteren Fall gehören Sie vielleicht bald zu den 36 Millionen Menschen, die jedes Jahr sterben, weil sie übergewichtig und inaktiv waren.

Denken Sie an den gestressten Manager, die hektische Hausfrau oder den erschöpften Schüler. Oder betrachten Sie sich im Spiegel.

EINE ERFOLGSGESCHICHTE
»Gesundheit ist ein Geschenk«

NAME: MIKE DIXEY
ALTER: 36
BERUF: PHYSIOTHERAPEUT

Mike hatte sein Leben nicht mehr im Griff. Nach seiner Geburtstagsfeier im Jahr 1999 stand er morgens auf und fiel um. Das Zimmer schien sich zu drehen. »Das wäre kein Anlass zur Sorge gewesen, wenn ich getrunken hätte. Aber ich bin kein Trinker.«

In den folgenden fünf Monaten ließ Mike sich gründlich untersuchen und konsultierte Neurologen. Die Diagnose lautete »Gleichgewichtsstörungen«, aber die Ärzte fanden die Ursache nicht. »Sie wussten nur, dass meine Augen nicht sahen, was mein Gehirn wahrnahm. Wenn ich mich plötzlich bewegte und wenn ich morgens aufwachte, drehte sich das Zimmer.«

Bald wälzte sich Mike schlaflos im Bett herum. Flugreisen waren ein Problem. Er nahm seine Medikamente streng nach Vorschrift. Die Ärzte rieten ihm, sich mit seinem Zustand abzufinden.

Da er zudem Vater geworden war, musste er nachts immer wieder aufstehen, um bei der Versorgung des Babys zu helfen. Er aß, was gerade da war, und legte 14 Kilo zu. Abends um halb elf (oder später) aß er oft Pizza oder chinesische Fertiggerichte.

Mike wusste, dass ihm ein Herzinfarkt drohte. Sein Vater hatte einen Herzanfall überlebt, seine Mutter eine Bypassoperation. Drei Tanten hatten je vier Bypässe bekommen, und ein Großvater war an einem Herzinfarkt gestorben.

Als Twen hatte er Bodybuilding gemacht, aber das trug wenig zu seiner Fitness bei. Er ließ sich am Knie operieren und litt an Rücken- und Schulterschmerzen. »Ich merkte nicht, dass ich schon lange an meine Grenze gestoßen war. Ich stellte keine Fortschritte mehr fest.«

Mike war durchaus einsichtig. Als Physiotherapeut besitzt er viele Bücher über Fitness. Im Jahr 2004 begann er mit dem Core-Programm, ernährte sich gesund und machte Bewegungsübungen.

»Ich kenne kein anderes Programm, das Flexibilität, Kraft und Bewegungen des Schultergürtels kombiniert. Es schien mir sinnvoller als alles andere.«

Mike verlor in den ersten zwölf Wochen 9,5 Kilo; insgesamt nahm er 14,5 Kilo ab. Rücken, Schultern und Knie waren bald beschwerdefrei. Zum ersten Mal seit seiner Kindheit konnte er mit durchgedrückten Knien seine Zehen berühren, und er beschloss, sich einem Cricket-Team anzuschließen. Vor allem aber verschwanden die Schwindelanfälle fast vollständig. Ab und zu treten noch leichte Symptome auf, wenn er im Verkehrsstau steckt und die Autos auf der anderen Seite vorbeihuschen. Aber er braucht keine Medikamente mehr und schläft gut – zumindest so gut, wie es einem Vater mit zwei Kindern unter sechs Jahren möglich ist.

»Ich sehe großartig aus, und ich fühle mich auch so. Ich freue mich auf die Cricket-Spiele und habe mein Leben wieder im Griff. Dieses Programm hat mir das größte aller Geschenke gemacht: Gesundheit.«

Sehen Sie Anzeichen für eine vorzeitige Alterung? Vielleicht haben Sie ein paar Pfunde zu viel und sind ausgetrocknet, so dass die Haut schlaff aussieht.

Wenn Sie viel sitzen und sich zu wenig bewegen, haben Sie eine schlechte Haltung und sehen gebeugt, alt und unsicher aus. Falls Sie zu wenig schlafen, haben Sie Tränensäcke; Sie werden häufiger krank, haben weniger Energie und sehen ständig müde aus. Es fällt Ihnen immer schwerer, sich bei der Arbeit zu konzentrieren und produktiv zu sein. Vielleicht nehmen Sie Medikamente, oder Sie »behandeln« sich mit Alkohol und Drogen, wodurch Ihre Probleme noch schlimmer werden. Und der Sex ist auch nicht mehr, was er einmal war.

Ich weiß, Sie meinen es gut. Trotz aller Schwierigkeiten sind Sie im Beruf und zu Hause mehr oder weniger erfolgreich. Sie haben Ihren Körper für Ihre Familie geopfert, und Sie tun alles, um Ihre Wertvorstellungen zu verwirklichen. Aber wenn Sie Ihr Leben nicht sofort ändern, werden Ihre Lieben bald einen großen Verlust erleiden.

Sicherlich kennen Sie Menschen, die in jungen Jahren an einem Herzinfarkt oder an einer Krankheit gestorben sind, deren Ursache eine ungesunde Lebensweise war. Vielleicht hatten diese Menschen alles: Wohlstand, Familie und einen beneidenswerten Beruf. Aber das alles wurde bedeutungslos, weil sie nichts mehr für andere tun konnten.

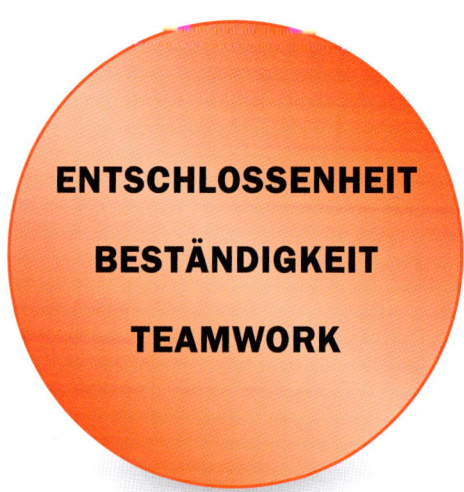

ENTSCHLOSSENHEIT

BESTÄNDIGKEIT

TEAMWORK

Sie können Gesundheit nicht kaufen, aber nur wer gesund ist, kann in sich selbst ruhen. Wenn Beziehungen, zentrale Werte und langfristige Ziele Ihnen wichtig sind, wissen Sie, dass Gesundheit die Triebfeder für alles ist. Ohne Gesundheit erreichen Sie nichts. Was können Sie für andere tun, wenn Sie ständig müde und ausgelaugt sind und nicht einmal für sich selbst sorgen können? Vielleicht denken Sie sogar voller Groll: »Ich arbeite mich zu Tode, und keiner bedankt sich dafür!«

Wir müssen lernen, bessere Mannschaftsmitglieder zu sein. Sportler können uns mit ihrer Hingabe für das Team und oft für ein viel höheres Ziel inspirieren. Überlegen wir einmal, was wir von Athleten lernen können.

Beim Sport geht es letztlich darum, Hindernisse zu überwinden. Sportler sind **entschlossen,** mit unerschütterlichem Selbstvertrauen um den Sieg zu kämpfen. Das gilt für den Tennisspieler, der zwei Sätze verloren hat und dennoch gewinnt, ebenso wie für eine Fußballmannschaft, die zur Halbzeit 2:0 zurückliegt und das Spiel noch umdreht.

Der Lohn eines Sportlers sind Ruhm und Reichtum. Auch Sie rackern sich ab und versuchen jeden Tag, Ihre persönlichen Ziele zu erreichen und Ihre Träume zu erfüllen. Fragen Sie sich am Ende eines jeden Tages, ob Sie Ihren Zielen nähergekommen sind, und sei es nur um wenige Zentimeter. Der Schlüssel zum Erfolg ist **Beständigkeit.** Das klingt nach Langeweile und zermürbenden Wiederholungen. Doch Beharrlichkeit ist auf dem Weg zu neuer Stärke unerlässlich.

Es gibt viele Freizeitgolfer, die gelegentlich auf Profi-Niveau spielen und eine 68 in einer Runde erzielen. Aber wie oft gelingt es ihnen? Das ist der Unterschied zwischen einer in vielen Jahren hart erarbeiteten Höchstleistung und einem Glückstag.

Großartige Golfspieler sind so beständig, dass sie selbst an einem schlechten Tag noch gut sind. Wenn Sie dieses hohe Niveau erreicht haben und Ihre Karriere darauf aufbauen, erreichen Sie wahre Größe.

Mit der gleichen Einstellung sollten Sie an Ihrer Gesundheit arbeiten. Wir streben aber nicht nach beständigem Mittelmaß – oder wollen Sie immer die gleichen Übungen machen, nie besser werden und sich langweilen? Nein, wir streben nach beständiger Größe und nach stetigem Fortschritt.

Teamwork ist wohl der wichtigste Faktor, wenn Sie beständig werden wollen. Selbst in Einzelsportarten wie Tennis und Golf brauchen Spitzenathleten eine kleine Armee von Helfern. – Trainer, Assistenten, Angehörige, Freunde und so weiter.

Wer einer Mannschaft angehört, trägt eine enorme Verantwortung. Sie wollen bestimmt nicht das schwächste Glied sein oder Ihre Kameraden enttäuschen, sondern Sie wollen erreichen, dass Ihr Team immer besser spielt und erfolgreicher wird, unabhängig von Ihrer Position.

Selbst wenn Sie keinen Sport treiben, gehören auch Sie mindestens einem Team an: Ihrer Familie. Und vielleicht haben Sie darüber hinaus ein neues Team gegründet: Ihre eigene Familie.

Das sind wichtige Teams, und Sie müssen Ihre Rolle sehr gut spielen, um Ihre Mitmenschen zu unterstützen und das Beste aus dem Spiel des Lebens zu machen. Das bedeutet, dass Sie auch an Ihre Gesundheit denken müssen. Hier begehen viele Menschen einen Fehler. Sie ernähren sich schlecht, machen Überstunden, bewegen sich zu wenig und glauben, das alles für ihre Familie zu tun. »Ich habe keine Zeit für Sport und gesundes Essen. Ich muss härter arbeiten und vorwärtskommen. Meine Familie verlässt sich auf mich!«

Das hört sich heldenhaft an. Doch obwohl Sie es gut meinen, lassen Sie Ihr Team im Stich. Sie gleichen einem Fußballer, der trotz einer Knöchelverletzung weiterspielt, obwohl er nur noch die halbe Leistung bringt. Das macht Eindruck und mag bisweilen notwendig sein; aber früher oder später bricht er zusammen und schadet dadurch der ganzen Mannschaft.

Im Leben ist es genauso. Wenn Sie bisher Schwierigkeiten mit der Ernährung und der Bewegung hatten, ist es Zeit, an die Folgen für Ihr wichtigstes Team zu denken. Berufssportler werden ständig ersetzt. Es gibt immer einen jüngeren, schnelleren, billigeren Spieler, und darum werden Sportler entlassen oder »verkauft«, bis sie ihre Schuhe an den Nagel hängen. Aber Sie sind für Ihr Team unersetzbar.

Darum müssen Sie Ihrem Körper – dem Vehikel des Erfolges – den richtigen Brennstoff geben, der ihn zu Höchstleistungen befähigt. Im nächsten Abschnitt beginnen wir mit dem Core-Ernährungsprogramm, aber das heißt nicht, dass die Bewegung weniger wichtig ist. Ich kann verstehen, dass manche Menschen lieber ihre Ernährung umstellen, als zu trainieren. Schließlich müssen wir alle essen, um zu überleben – liegt es da nicht nahe, einfach eine Diät zu befolgen, anstatt Zeit und Mühe für ein Training zu opfern? Diese Leute glauben, sie bräuchten nicht zu trainieren, um abzunehmen. Aber es ist ziemlich schwierig, nur dank guter Ernährung gesund zu bleiben. Sie haben viel mehr vom Ernährungsprogramm, wenn Sie obendrein trainieren – und umgekehrt. Denken Sie daran, dass Ihre Ernährung nur ein *Teil* des Programms ist.

Ich habe das Trainingsprogramm in diesem Buch so einfach und zeitsparend wie möglich gestaltet. Wenn Sie es bisweilen dennoch nicht befolgen können – etwa weil Sie zu beschäftigt sind oder sich nicht wohlfühlen –, halten Sie sich einfach an die Ernährungsrichtlinien. Allein dadurch wird sich Ihre Gesundheit erheblich bessern. Aber der beste Weg sieht so aus: Sie haben in diesem Abschnitt Ihre

Kernwerte bestimmt, ändern nun Ihre Essgewohnheiten und stellen dann ein Trainingsprogramm zusammen, das Ihren künftigen Erfolg optimiert. In diesem Buch werden Sie immer wieder von Menschen lesen, denen genau das gelungen ist.

Zusammenfassung von Kapitel 2: Erfolgreiche Menschen werden von Kernwerten motiviert, die jede Faser Ihres Wesens durchdringen. Dank dieser Werte wissen sie, was Erfolg für sie bedeutet. Wenden Sie Ihre Werte auf alle Ihre Rollen im Leben an, dann können Sie fast alles erreichen. Im Gegensatz zu den vielen Egoisten in unserer Gesellschaft wollen wir unsere Werte als Energiequelle für den Alltag und unsere langfristigen Ziele nutzen.

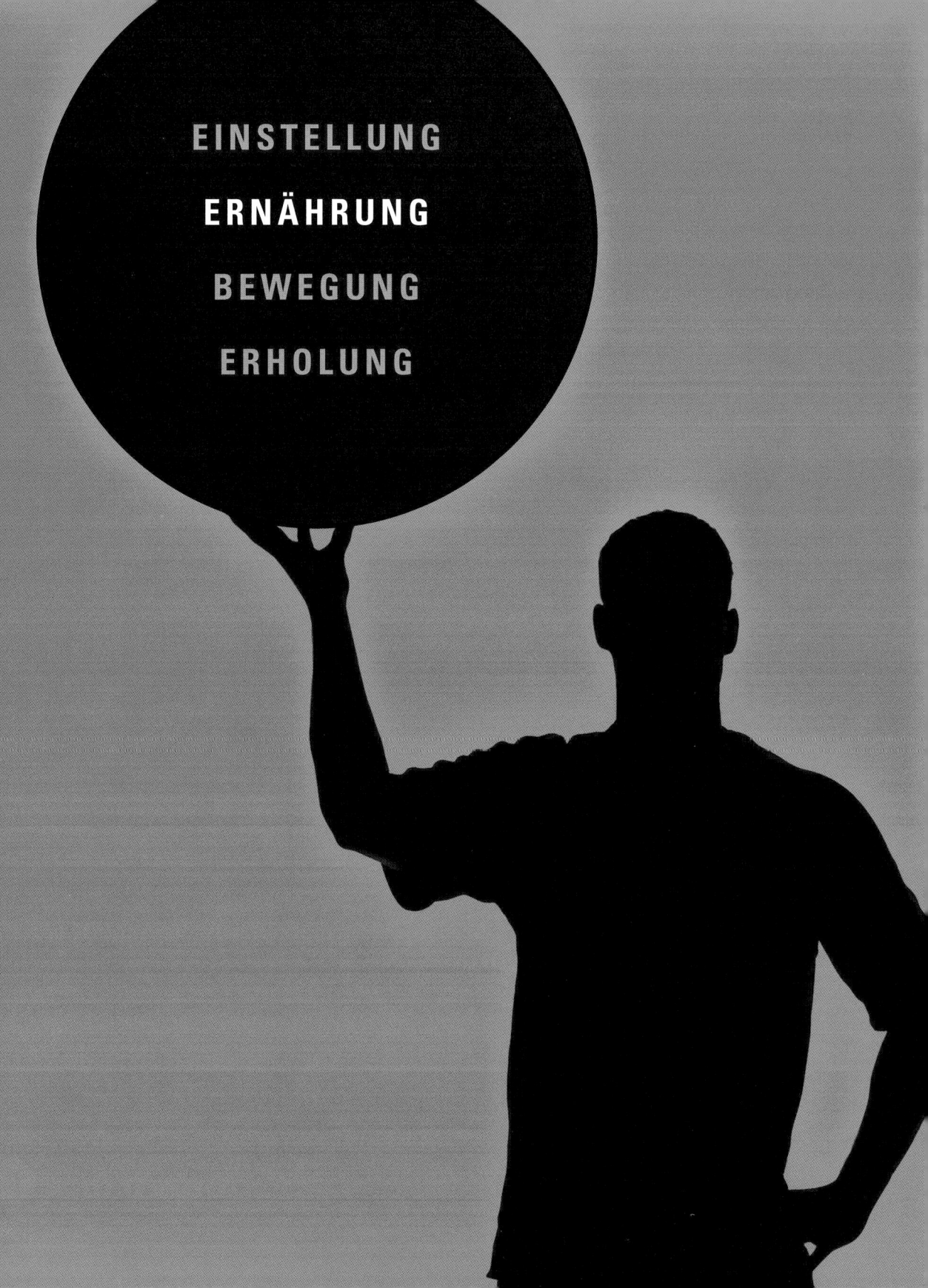

Teil
2

CORE-
ERNÄHRUNG

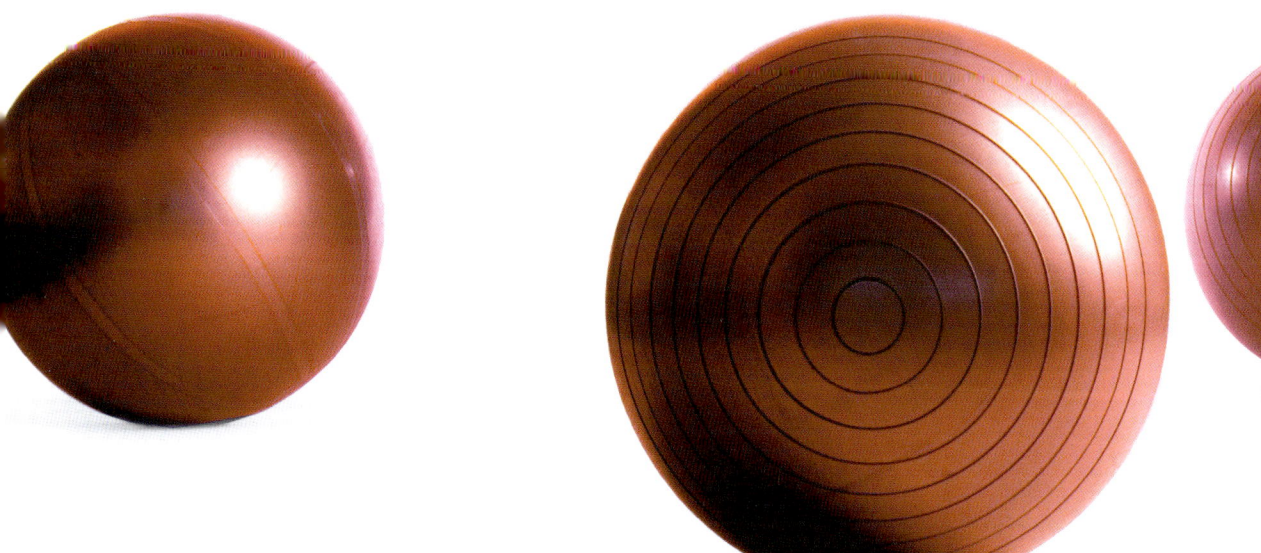

KAPITEL 3

LETZTE WARNUNG

Vielleicht halten Sie Ernährung für unwichtig, weil es Ihnen trotz leichten Übergewichts gut geht. Doch je älter Sie werden, desto größer ist der Tribut, den diese Pfunde fordern. Sie werden anfälliger für Herzkrankheiten und Diabetes, Sie haben weniger Energie und leisten nicht mehr so viel wie früher. Egal, wie erfolgreich Sie sind, Sie könnten sicherlich mehr erreichen, wenn Sie besser in Form wären.

Kurz gesagt: Wenn Sie sich nicht um Ihren Körper kümmern, ist eine Krise über kurz oder lang unvermeidlich. Betrachten Sie dies als letzte Warnung. Zum Glück haben Sie noch Zeit. So wie manche Sportler es schaffen, nach einem Comeback in letzter Minute neue Gipfel zu erreichen, können Sie Ihren Ernährungsplan rasch umstellen.

Vielleicht haben Sie bereits einen guten Plan. Einen Spielplan für Ihr neues Selbst besitzen Sie schon: Sie haben sich die Einstellung eines Sportlers zugelegt und wissen inzwischen, dass Sie sich vom Kern her ändern müssen. Stellen Sie sich nun vor, Sie seien der Chef einer Handelskette mit viel größeren Ressourcen.

BEWERTEN SIE IHR ESSVERHALTEN

Haben Sie im Schrank, im Kühlschrank und in der Gefriertruhe genügend Vorräte, aus denen Sie an jedem Abend der Woche rasch eine gesunde Mahlzeit oder Zwischenmahlzeit zusammenstellen können?

Haben Sie im Büro und im Auto ähnliche Vorräte angelegt?

Trinken Sie oft Kaffee, oder essen Sie häufig Fastfood, um »über die Runden zu kommen«? (Haben Sie je daran gedacht, stattdessen im Büro herumzugehen oder Liegestütze zu machen?)

Wenn Sie hungrig sind und nach etwas Essbarem suchen, greifen Sie dann oft nach Fastfood, weil die Zeit knapp ist?

Sie werden Ihren Körper durch Ernährung buchstäblich transformieren. Sie werden lernen, so zu essen und zu trinken, dass Ihr Körper stark und leistungsfähig wird. Dieses Ernährungsprogramm ist ein großartiges Mittel, um Energie zu tanken, Fett abzubauen, die Muskeln zu kräftigen und viel Zeit und Geld zu sparen.

Doch bevor Sie anfangen, sollten Sie Ihr Essverhalten überprüfen (siehe oben). Die Fragen wollen Ihnen zeigen, dass *Umwelt* und *Planung* der Kern einer gesunden Ernährung sind und dass Schränke, Kühlschränke, Gefriertruhen und Vorräte im Schreibtisch Macht haben. Wenn Sie eine der ersten beiden Fragen mit »nein« und eine der letzten beiden mit »ja« beantwortet haben, müssen Sie mit anhaltenden Gesundheitsproblemen rechnen.

Ich möchte, dass Sie wie ein Sportler über Ernährung denken. Immerhin nehmen Sie an einem äußerst wichtigen Spiel teil, und darum brauchen Sie einen starken, dynamischen Körper, der Brennstoffe effektiv verarbeitet und ständig die Energie erzeugt, die Sie brauchen, um Ihr Potenzial voll auszuschöpfen.

Wenn Sie regelmäßig Limonade, Hamburger und Fastfood zu sich nehmen, werden Sie übergewichtig und sind bei allem, was Sie tun, extrem benachteiligt.

Sie glauben das nicht? Nun, im Jahr 2003 versuchte der Filmemacher Morgan Spurlock, einen Monat lang nur bei McDonald's zu essen. Als er anfing, war der junge Mann gesund und fit. Doch innerhalb weniger Wochen nahm er über neun Kilo zu.

Bald fühlte er sich wie benebelt; er hatte seine Antriebskräfte verloren und war süchtig nach dem Essen. Seine Ärzte und Ernährungsberater warnten ihn: Wenn er mit seiner McDonald's-Diät nicht aufhöre, drohe ihm Organversagen und eine dauerhafte Schädigung seiner Gesundheit.

Spurlocks Film *Super Size Me* veranlasste McDonald's, seine größten Portionen vom Menü zu streichen. Wir müssen ihm dafür danken, dass er die Menschen über die Gefahren der Imbisskost und die schamlosen Vermarktungsmethoden aufgeklärt hat.

Wir stehen mit dem Rücken zur Wand, wenn wir gesund essen wollen. Wohin wir uns auch wenden, überall will uns jemand billiges Fastfood verkaufen.

Die Produzenten schrecken vor nichts zurück. Sie schreiben »fettarm« und »kohlehydratarm« aufs Etikett, obwohl ihre Produkte mit Maissirup und Transfetten überladen sind (diese beiden dick machenden Substanzen besprechen wir später).

Seien Sie von nun an ein aufgeklärter Konsument, ein gewiefter Spieler auf dem Feld der Ernährung.

Nehmen Sie sich im Restaurant Zeit, über gesündere Alternativen nachzudenken, und lesen Sie im Supermarkt die Etiketten. Um gesund zu bleiben, müssen Sie optimale Entscheidungen treffen. Wie das geht, lernen Sie in den folgenden Kapiteln.

Vor allem müssen Sie planen und vorbereiten. Andernfalls sind Sie auf das angewiesen, was Sie bekommen, und das ist meist nichts Gutes. Es ist leicht, eine ungesunde Mahlzeit zu rechtfertigen – schließlich haben Sie Hunger und brauchen etwas zu essen. Und *so* dick sind Sie ja schließlich nicht. Oder Sie wollen, wenn Sie bei Freunden eingeladen sind, das fette Gericht, das Ihre Gastgeber Ihnen vorsetzen, aus Höflichkeit nicht ablehnen. Außerdem schmeckt es ja so gut!

Halten Sie jedes Mal inne, wenn Sie in diesem Dilemma stecken, und fragen Sie sich, warum Sie gerade dabei sind, ungesund zu essen. Lassen Sie sich von Gefühlen leiten? Wie können Sie bessere Entscheidungen treffen? Selbst in einem Fastfood-Restaurant können Sie das Beste auf der Speisekarte wählen.

Fastfood mag ein Wohlgefühl und einen Energieschub auslösen, aber beide enden schnell, und Sie werden schon bald wieder hungrig. Außerdem hat das ungesunde Essen negative langfristige Auswirkungen auf Ihren Körper.

Jedes Mal, wenn Sie etwas Gesundes essen, tanken Sie nicht nur die Energie, die Sie für optimale Leistungen brauchen, sondern investieren zugleich langfristig in Ihre Gesundheit, ganz zu schweigen davon, dass Sie besser aussehen und sich besser fühlen als je zuvor.

Ich weiß, dass manche Menschen Angst vor einer Ernährungsumstellung haben. Vielleicht haben Sie schon einige Diäten ausprobiert, Kalorien oder Kohlenhydrate gezählt, die Zonen- oder die Atkins-Diät befolgt – schließlich gibt es jede Woche etwas Neues. Oder Sie haben Wundermittel geschluckt, die angeblich Pfunde purzeln lassen oder die Energiespeicher auffüllen. Aber eine vollständige, dauerhafte Lösung haben Sie nicht gefunden.

Die meisten dieser Methoden behandeln lediglich Symptome – Übergewicht und Energiemangel –, anstatt das Hauptproblem anzupacken: falsche Ernährung.

Wenn Sie dieses Programm befolgen, nehmen Sie täglich fünf oder sechs kleine Mahlzeiten oder Imbisse zu sich. Das heißt, Sie essen alle 2,5 bis 3 Stunden. Dadurch wird Ihr Körper zu einem leistungsfähigeren Energieproduzenten, und Sie essen nicht mehr, als Sie brauchen.

Wenn Sie wissen, dass Sie in ein paar Stunden wieder essen dürfen, ist die Gefahr deutlich herabgesetzt, dass Sie zu viel essen – oder dass Sie extrem hungrig werden.

Die meisten Menschen ernähren sich falsch, weil sie nicht vorausplanen. Denken Sie an die Einstellung eines Athleten. Wenn er sich nicht auf den Wettkampf vorbereitet, ist er zum Scheitern verurteilt.

Das Gleiche gilt für das Essen. Wenn Sie nicht vorausplanen und keine nahrhaften Lebensmittel vorrätig haben, verschlingen Sie alles, was greifbar ist – und das ist meist Fastfood. Wachsende Fettpolster und Muskelabbau sind die Folge. Das sind schlechte Voraussetzungen für ein Bewegungsprogramm! Hinzu kommt, dass diese Ernährungsweise teurer ist, sowohl für Ihre Geldbörse als auch für Ihre Gesundheit.

Wenn wir einen Spielplan ausarbeiten, sollten wir auch einen Blick auf die weit verbreiteten Irrtümer hinsichtlich der Ernährung werfen:

Gute Ernährung kostet viel Zeit: Im Gegenteil, sie spart Zeit. Wenn Sie einen Plan für den ganzen Tag oder sogar für die ganze Woche haben, sparen Sie jede Woche Stunden beim Einkaufen und Zubereiten.

Vergleichen Sie einen Kollegen, der sein Essen mitbringt, mit einem anderen, der eilig ein Restaurant oder eine Imbissbude aufsucht. Der eine spart mindestens 15 bis 30 Minuten und isst sehr wahrscheinlich gesünder.

Ich empfehle Ihnen nicht, am Schreibtisch zu essen, was ja in vielen hektischen Büros üblich ist. Wer das tut und nichts von zu Hause mitbringt, muss Zeit fürs Einkaufen opfern. Wenn Sie Essen mit zur Arbeit nehmen, geraten Sie nicht in Versuchung, »irgendetwas Essbares« zu vertilgen.

Am besten planen Sie Ihre Mahlzeiten eine Woche voraus und erledigen alle Einkäufe am Freitag oder Samstag. Das hilft Ihnen sehr, die richtige Auswahl zu treffen.

Gute Ernährung ist teuer: In Wirklichkeit sparen Sie dabei eine Menge Geld, denn wenn Sie einen Tages- und Wochenplan haben,

EINE ERFOLGSGESCHICHTE
»Ich habe den Pharmavertreter eines Besseren belehrt«

NAME: PAT BINKLEY
ALTER: 36
BERUF: LEITENDER ANGESTELLTER IN EINER SOFTWARE-FIRMA

Wie viele junge Eltern hatte auch Pat wenig Zeit für den Sport. Als Manager war sein Terminplan immer voll, und er musste sich um drei Kinder unter sechs Jahren kümmern.

Dass es so nicht weiterging, war ihm klar. Sein Cholesterinspiegel war zu hoch, und bei einer Größe von 1,75 Metern wog er 77 Kilo. Er war zwar nicht fett, aber übergewichtig. »Ich hatte ein Doppelkinn und einen recht üppigen Bauch, ja sogar einen Busen!«

Pat beschloss, morgens um halb sechs ins Fitnessstudio zu gehen. Dort befolgte er das Core-Programm peinlich genau, dann fuhr er heim, duschte und frühstückte, ehe die Kinder aufstanden. »Ich hatte wirklich nur am frühen Morgen Zeit, und ich bin ohnehin ein Morgentyp. Jetzt ist das meine geheime Zeit!«

Er stellte ebenfalls seine Ernährung um. Im Supermarkt beschränkte er sich auf die äußeren Regale, wo Obst, Gemüse, Fleisch und gesunde Produkte angeboten wurden, und er studierte die Etiketten genau. Vor allem achtete er auf gesunde Zwischenmahlzeiten.

»Mir ist jetzt klar, dass ich nicht hungrig werden darf. Ich versuche, während der langen Zwischenphasen etwas zu essen. Dadurch habe ich den ganzen Tag Energie und nehme während der drei Hauptmahlzeiten weniger zu mir. Ohne diese Snacks würde ich Süßigkeiten kaufen und zu viel essen.«

Heute, nach einem Jahr, fühlt Pat sich deutlich besser. Sein Bauch beginnt sich zu straffen – auch seine Frau hat es bemerkt. »Aber am meisten freut es mich, dass ich mehr Energie für die Kinder übrig habe. Ich kann zwei oder drei von ihnen gleichzeitig tragen. Früher hätte mein Rücken protestiert. Jetzt nehme ich das schwerste Kind auf die Schulter. Wir machen Ringkämpfe, fahren Rad, spielen Fangen. Früher hat mir das alles nicht wirklich Spaß gemacht.«

Pat wiegt heute nur noch 71 Kilo, sein Cholesterinspiegel ist um 35 Prozent gesunken. Vor kurzem traf er einen Pharmavertreter, der behauptete, es sei unmöglich, den Cholesterinspiegel durch Ernährung und Bewegung um mehr als 10 Prozent zu senken.

»Früher dachte ich, dass ich Medikamente brauche. Und ich frage mich immer noch, ob ich dieses Programm ein Leben lang durchhalte. Ich bin ja erst Mitte dreißig. Aber wenn man sich gut fühlt und für seine Kinder da sein kann, ist das Motivation genug.«

essen Sie seltener im Restaurant. Der oben erwähnte Kollege, der kein Essen mitbringt, kauft sich »irgendwas«, sobald er hungrig wird und achtet dabei nicht auf die Kosten.

Noch größer sind die Kosten für Ihre Gesundheit. Wissenschaftler der Massachusetts University in den USA stellten fest, dass das Risiko, übergewichtig zu werden, bei Menschen, die mehr als ein Drittel ihrer Mahlzeiten im Restaurant essen, um 69 Prozent erhöht ist.

Gesundes Essen ist fade: Das ist ein großes Missverständnis. Es ist einfach, Mahlzeiten zuzubereiten, die gesund *und* schmackhaft sind. Viele köstlichen Zutaten und Gewürze helfen Ihnen dabei. Fastfood-Restaurants freuen sich natürlich über solche Märchen, denn sie verkaufen ja wohlschmeckende, billige Schnellgerichte.

Doch selbst diese Billigprodukte sind teurer als eine gut geplante Mahlzeit zu Hause. Außerdem lösen nährstoffarme, zuckerreiche, fettige Gerichte Müdigkeit und Stimmungsschwankungen aus – dass heißt, sie belasten unsere Beziehungen, schwächen das Denkvermögen und fördern die Gewichtszunahme. Mit der Zeit leiden darunter auch die Lebensqualität und das allgemeine Wohlbefinden, während die Lebenserwartung sinkt.

Viele Leute arbeiten zwar hart, glauben aber, sie hätten ihr Leben nicht im Griff und könnten ihr Potenzial nicht voll ausschöpfen. Das ist eine brutale Abwärtsspirale. Sie führt dazu, dass diese Menschen ständig nach Ausreden suchen, um sich vor dem Training zu drücken und nicht gesund essen zu müssen: »Ich habe keine Zeit«, »Es tut weh« oder »Die Familie ist wichtiger«.

Mit dem Essen fängt alles an. Egal, wie eifrig Sie trainieren, es nützt nicht viel, wenn Sie Ihrem Körper nicht die richtigen Nährstoffe geben.

Wussten Sie, dass bei den meisten Menschen 80 Prozent aller Mahlzeiten ungesund sind? Sie essen kalorienreiche Speisen, die wenig Nähr- und Ballaststoffe enthalten.

Wir wollen dieses Verhältnis umkehren und uns zu mindestens 80 Prozent gesund ernähren. Vollkommen werden wir trotz aller Planung nie sein – und an unserem »freien Tag« dürfen wir innerhalb vernünftiger Grenzen sogar essen, was wir wollen. Das ist immerhin ein Siebtel der Woche.

Nehmen Sie also diese letzte Warnung ernst. Hören Sie auf, alles in den Mund zu stecken, was essbar ist, ohne an die Folgen für Gesundheit und Wohlbefinden zu denken. Essen Sie nur noch Lebensmittel, die Energie liefern und für dauerhafte Gesundheit sorgen.

Zusammenfassung von Kapitel 3: Planung ist der Schlüssel zur gesunden Ernährung. Wenn Sie den Küchenschrank, den Kühlschrank und die Gefriertruhe mit gesunden Lebensmitteln füllen, vermeiden Sie zu Hause Ernährungsfehler. Auch im Büro sollten Sie gesundes Essen vorrätig haben, damit Sie nicht Cola und Süßigkeiten aus dem Automaten holen. Mit gesunden Mahlzeiten und Zwischenmahlzeiten sparen Sie Zeit und Geld, und Ihre Gesundheit profitiert dauerhaft davon.

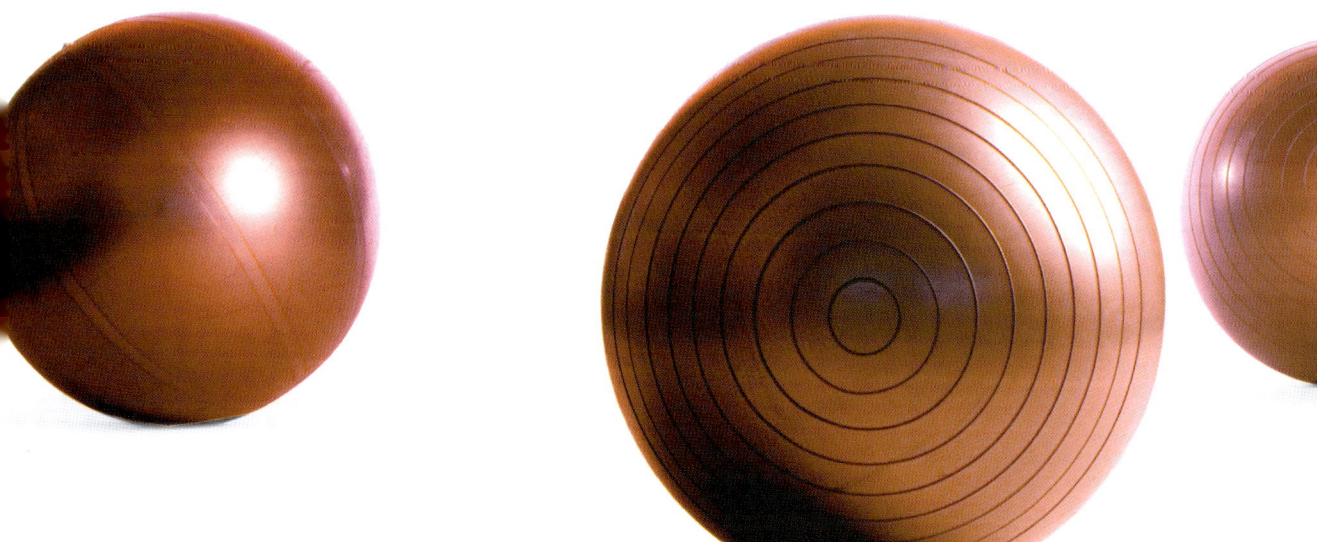

KAPITEL 4

NEUE REGELN

Wir sind an eine bestimmte Ernährungsweise gewöhnt. Warum? Nun, weil es immer so war. Wir akzeptieren viele Regeln, die auf Irrtümern beruhen. In diesem Kapitel wollen wir das Regelwerk begutachten und umschreiben. Neue Strategien werden uns die Energie liefern, die wir brauchen, um wirklich zu leben.

CORE-ERNÄHRUNG, STRATEGIE 1:
ESSEN SIE ÖFTER

Man hat uns beigebracht, drei Hauptmahlzeiten am Tag zu essen, Zwischenmahlzeiten zu vermeiden und nach dem Abendessen zu fasten. Kein Wunder, dass wir uns nach üppigen Mahlzeiten aufgedunsen fühlen, zwischen den Mahlzeiten hungrig und lethargisch werden und vor dem Zubettgehen halb verhungert sind.

Um den Appetit in den Griff zu bekommen, den Blutzucker zu regulieren (was die Konzentration steigert und den Appetit zügelt) und Muskeln aufzubauen, brauchen Sie fünf oder sechs kleine bis mittelgroße Mahlzeiten am Tag. Sie müssen also etwa alle drei Stunden essen, anstatt wie bisher drei große Mahlzeiten zu konsumieren. Auf diese Weise werfen Sie ständig Holz ins Feuer. Die Verdauungsarbeit kurbelt den Stoffwechsel an und verbrennt Kalorien.

Wenn Sie nur gelegentlich essen, geht das Feuer aus. Ein heißes Feuer brennt dagegen ständig.

Sie können unabhängig von Ihrem Beruf und Ihrer Lebensweise sechsmal täglich essen. Die sechs »Mahlzeiten« sind keine langen Sitzungen. Drei von ihnen können aus einem Stück Obst und einer Hand voll Nüsse bestehen. Oder zweigen Sie etwas vom Mittagessen ab und reservieren Sie es für Ihre Mahlzeit am Nachmittag.

Wenn Sie im Außendienst arbeiten – vielleicht jeden Tag –, nehmen Sie beispielsweise einen Milchshake mit Mineralstoffen zu sich. Und da Sie häufiger essen, fallen Frühstück, Mittagessen und Abendessen leichter aus.

Wenn Sie selten essen, verbraucht Ihr Körper Muskelmasse, denn das ist die einfachste Lösung. Viele Leute glauben, der Körper verbrenne zuerst Fett; doch das ist ein Irrtum. In Wahrheit hält der Körper hartnäckig an seinem Fett fest und verwertet stattdessen sein mageres Muskelgewebe. Die Fettpolster hebt er als Reserve auf, solange es notwendig ist.

Viele Leute versuchen, durch Fasten abzunehmen. Dadurch enthalten sie dem Körper Nährstoffe vor, und obwohl sie vielleicht gesund aussehen, können sie ein gefährliches Blutbild und relativ viel Fett haben. Sie machen zwar einen dünnen Eindruck, aber der Anteil des Körperfetts am Gewicht ist hoch.

Aber Muskelabbau ist das Letzte, was wir wollen. Wir arbeiten ja hart, um Muskelmasse aufzubauen, denn sie gibt uns Kraft, stützt die Gelenke, macht uns beweglicher und ist Voraussetzung für optimale Leistungen. Vom 25. Lebensjahr an verlieren wir jährlich ein halbes Kilo mageres Gewebe. Darum müssen wir handeln, damit wir unsere Muskeln behalten. Um das zu erreichen, müssen wir häufig essen. Das ist die Überleitung zu unserer nächsten Strategie.

CORE-ERNÄHRUNG, STRATEGIE 2: SCHAUEN SIE AUF DIE UHR

Jeder hat einen anderen Terminkalender. Aber wir können die Uhr wie eine gute Fußballmannschaft zu unserem Vorteil nutzen.

Hier sind drei Möglichkeiten, Ihre sechs Mahlzeiten zu planen, je nachdem, ob Sie morgens, mittags oder abends trainieren. Einige Menüvorschläge und ein Plan für Leute, die gerne am frühen Abend trainieren, sind dabei.

Option A: Wenn Sie vor der Arbeit oder Schule trainieren

6.15 Uhr
Energiedrink vor dem Training (siehe »Die Ernährung vor und nach dem Training« auf Seite 36–37).

6.30–7.30 Uhr
Training

32 ERNÄHRUNG

7.30 Uhr
1. Mahlzeit (**Frühstück:** Eiweißomelette mit Gemüse)

10.30 Uhr
2. Mahlzeit (Shake oder Imbiss)

13.30 Uhr
3. Mahlzeit (**Mittagessen:** Thunfisch mit fettarmer Mayonnaise und/oder Sellerie, Kopfsalat und Tomaten auf Vollkornbrot oder als Salat)

16–16.30 Uhr
4. Mahlzeit (Shake oder Imbiss)

19–19.30 Uhr
5. Mahlzeit (**Abendessen:** gegrillter Lachs mit Gemüse und Kuskus)

22–22.30 Uhr
6. Mahlzeit (Shake oder Imbiss)

Option B: Wenn Sie in der Mittagspause trainieren

7 Uhr
1. Mahlzeit (**Frühstück:** Haferbrei und ein kleines Stück kaltes Fleisch)

10 Uhr
2. Mahlzeit (Shake oder Imbiss)

11 Uhr
Energiedrink vor dem Training

12–13 Uhr
Training

13 Uhr
3. Mahlzeit (**Mittagessen:** Hühnerbrust auf Vollkornbrot mit Gemüse)

16 Uhr
4. Mahlzeit (Shake oder Imbiss)

19 Uhr
5. Mahlzeit (**Abendessen:** ein gegrilltes Stück mageres Fleisch mit braunem oder wildem Reis und Gemüse)

22 Uhr
6. Mahlzeit (Shake oder Imbiss)

Option C: Wenn Sie nach der Arbeit trainieren

7.00 Uhr
1. Mahlzeit (**Frühstück:** eine Schale Vollkornflocken oder Heidelbeeren)

10 Uhr
2. Mahlzeit (Shake oder Imbiss)

13 Uhr
3. Mahlzeit (**Mittagessen:** Hühnerbrust auf Spinat oder Kopfsalat mit Tomatenscheiben, ein paar Nüssen und Olivenöl)

16 Uhr
4. Mahlzeit (Shake oder Imbiss)

17.30–18.30
Training

18.30 Uhr
5. Mahlzeit (**Abendessen:** mageres Schweinefleisch in einer Kruste aus Vollkornbrotkrumen mit Knoblauch, Salz, Pfeffer und Senfpulver und etwas Öl mit Gemüse)

21.30 Uhr
6. Mahlzeit (Shake oder Imbiss)

Option D: Wenn Sie am frühen Abend trainieren

7 Uhr

1. Mahlzeit (**Frühstück:** zucker- und fettarmer Joghurt mit Leinsamenöl und/oder Haferbrei)

10 Uhr

2. Mahlzeit (Shake oder Imbiss)

13 Uhr

3. Mahlzeit (**Mittagessen:** magerer Truthahn auf Roggenbrot, Pumpernickel oder Sauerteigbrot; dazu Gemüse oder Salat)

16 Uhr

4. Mahlzeit (Shake oder Imbiss)

18 Uhr

5. Mahlzeit (**leichtes Abendessen:** gewürztes und gegrilltes Fischfilet mit Gemüse)

19 Uhr
Training/Spiel/Wettkampf

21-21.30 Uhr

6. Mahlzeit (Shake oder Imbiss nach dem Training)

Sie finden, das sei eine Menge? Nicht, wenn Sie kleinere Portionen zu sich nehmen. Wir sind an große Portionen gewöhnt, und Fastfood-Restaurants bieten sie an, damit wir das Gefühl haben, etwas für unser Geld zu bekommen.

Um nicht zu viel zu essen und den Stoffwechsel gesund zu erhalten, müssen Sie auf die Portionsgrößen achten. Wenn Sie öfter kleinere Mengen essen, kann der Körper sie leichter verdauen, die Nährstoffe besser verwerten. Ein Stück Fleisch oder Fisch sollte etwa die Größe eines Kartenpäckchens haben, eine Portion Stärke (z. B. Reis oder Nudeln) das Volumen einer Faust. Anders verhält es sich mit Gemüse: Es ist kaum möglich, zu viel davon zu essen.

Es gibt eine einfache Methode, korrekt zu portionieren: Verwenden Sie kleinere Teller. Wer sagt, dass Sie einen Riesenteller brauchen, als stünden Sie vor einem Büffet, das beliebige Portionen erlaubt? Viele Leute glauben fälschlicherweise, eine richtige Mahlzeit müsse einen großen Teller füllen.

Die meisten Menschen nehmen gegen 19 Uhr ihr Abendessen ein und essen dann bis zum Frühstück nichts mehr. Sie sind also zwölf Stunden ohne Nahrung, und deshalb baut ihr Körper Muskelmasse ab. Wenn Sie um 22 Uhr zum letzten Mal essen und um sechs Uhr frühstücken, fasten Sie deutlich weniger und schlafen dennoch gut.

Der Imbiss oder der Shake um 22 Uhr sollte eiweißreich sein, denn das fördert den Muskelaufbau. Außerdem brauchen Sie Ballaststoffe und essenzielle Fettsäuren (z. B. in Fisch oder Leinöl). Sie können beispielsweise fertige proteinhaltige Getränke oder Riegel (ohne Zucker) kaufen. Aber auch Obst, kombiniert mit Eiweiß und gesundem Fett, ist eine gute Wahl, denn Früchte enthalten reichlich Antioxidantien (siehe Ernährungsreport Kohlenhydrate) und helfen dem Körper, sich zu regenerieren. Ein idealer

Imbiss vor dem Schlafengehen wäre etwa ein Eiweiß-Shake mit einem Teelöffel Leinöl und einer Handvoll Heidelbeeren. Oder probieren Sie ein Glas entrahmte Milch mit einer Handvoll Mandeln.

Entscheidend ist, dass Sie alle 2,5 Stunden essen, damit Ihr Energiepegel hoch bleibt und Ihr Körper wirksam Fett verbrennt.

CORE-ERNÄHRUNG, STRATEGIE 3: »RICHTIGE« MAHLZEITEN

Bei der Menüplanung ist es wichtig, Kohlenhydrate, Eiweiß (Protein), Fett und Ballaststoffe zu berücksichtigen. Sie alle sind wichtige Bestandteile einer Mahlzeit.

Kohlenhydrate sind unser Brennstoff. Wie viele wir benötigen, hängt von unserer Aktivität ab. Wenn ich den Benzintank meines Autos fülle, acht Kilometer fahre und dann wieder tanke, fließt das Benzin über. Leider merken wir es nicht immer, wenn unser »Tank« zu voll ist und der Inhalt sich als Fett ansetzt.

Je aktiver Sie sind, desto mehr Kohlenhydrate brauchen Sie. Da die meisten Menschen sich morgens und nachmittags am meisten bewegen, ist es sinnvoll, während dieser Zeit den größten Teil der Kohlenhydrate aufzunehmen. Jede Mahlzeit sollte Obst und Gemüse enthalten, denn beide sind ballaststoff- und nährstoffreich. Ich empfehle ein »Regenbogenmenü«, nicht nur wegen der kräftigen Farben von Früchten und Gemüse, sondern auch, weil Sie täglich sechs kleine Mahlzeiten essen sollen. In der Regel füllt buntes, ballaststoffreiches Gemüse den größten Teil des Tellers. Dazu passen ein Stück Fleisch oder Fisch (oder ein Sojagericht, falls Sie Vegetarier sind) in der Größe eines Kartenspiels, und, wenn Sie wollen, eine faustgroße Portion brauner Reis oder Vollkornnudeln. Wichtig ist auch gesundes Fett, zum Beispiel in Form von Lachs- oder Olivenöl (weiter unten gehe ich genauer auf Fette ein).

Beherzigen Sie die Devise »Zurück zur Erde«, und bevorzugen Sie Bioprodukte, wann immer es möglich ist.

Ernährungsreport: Kohlenhydrate

Stärken: Sie liefern Energie für die Muskeln und das Gehirn. Einige, zum Beispiel die in Vollkornprodukten, Obst und Gemüse, sind reich an Ballaststoffen, dämpfen den Appetit, verlangsamen die Verdauung und stärken das Herz. Obst und Gemüse enthalten zudem starke Antioxidantien, die den Körper vor zellschädigenden freien Radikalen schützen.

Schwächen: Verfeinerte (raffinierte) Kohlenhydrate (zum Beispiel in Weißbrot, Nudeln und Backwaren) haben wenig Nährwert. Sie werden rasch in Zucker umgewandelt und dann als Fett gespeichert.

Beste Spieler:
- Obst und Gemüse: Ananas, Äpfel, Auberginen, Avocados, Brokkoli, Brombeeren,

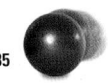

DIE ERNÄHRUNG VOR UND NACH DEM TRAINING

Ihrem Körper sollten niemals wichtige Nährstoffe fehlen, schon gar nicht beim Training. Trotzdem trainieren viele Leute morgens mit leerem Magen. Es ist schön, den Tag mit Sport zu beginnen – aber essen Sie vorher etwas, und wenn es nur ein halber Apfel oder ein Energiedrink ist, zum Beispiel Wasser oder verdünnter Orangensaft mit einem Löffel Molkepulver.

Molke wird schnell resorbiert, was vor oder nach dem Training besonders wichtig ist. Nach dem Training empfehle ich ebenfalls einen Energiedrink. Die meisten Fertig-Shakes enthalten genügend Eiweiß, Kohlenhydrate und Fett sowie Ballaststoffe, Vitamine und Mineralien. Da Sie einen Shake zubereiten können, indem Sie Wasser in einem verschlossenen Behälter mit Pulver mischen, ist es ein schneller, einfacher, handlicher Imbiss, der nicht verdirbt. Am besten trinken Sie den Shake gleich nach dem Training. Dann lechzen die Zellen nach Nährstoffen, und der Shake fördert die Erholung und den Muskelaufbau.

Neuere Studien belegen, dass ein Energiedrink vor dem Training die gleiche Wirkung hat wie der traditionelle Shake, den man hinterher trinkt, weil die Nährstoffe ins Blut gelangen und den Muskeln rechtzeitig genau das geben, was sie brauchen.

Jeder Mensch ist anders. Darum gibt es keine allgemeingültigen Regeln. Aber wenn Sie häufig essen – auch vor und/oder nach dem Training , sollten Sie Ihren Tag entsprechend planen. (Auf unserer Website finden Sie maßgeschneiderte Pläne in englischer Sprache. www.coreperformance.com)

ERNÄHRUNGSREPORT: (MOLKE-) EIWEISS-SHAKES

Stärken: Als Nebenprodukt der Käseherstellung enthält Molke viele essenzielle Aminosäuren, die das Immunsystem ankurbeln und die Gesundheit fördern.

Schwächen: keine

Beste Spieler: Molkeeiweiß ist in den Energiedrinks enthalten. Zudem können Sie ihren Mahlzeiten eine zusätzliche Portion beimischen. Das aromatisierte Pulver schmeckt großartig auf Haferbrei und in Milch, Wasser oder Saft.

Zusammenfassung: Molke hat viele gesundheitliche Vorteile. Sie

---

Cantaloupe-Melonen, Erdbeeren, Granatäpfel, Grüngemüse, grüne Äpfel, grüne Bohnen, grüne Erbsen, Gurken, Heidelbeeren, Himbeeren, Honigmelonen, Jamswurzeln, Kirschen, Kiwis, Römer-Salat, Mangos, Möhren, Orangen, Papayas, Paprikaschoten, Pfirsiche, Pflaumen, Pilze, Rosenkohl, rote Weintrauben, schwarze Bohnen, Sellerie, Sojabohnen, Spargel, Speiserüben, Spinat, Süßkartoffeln, Tomaten, Wassermelonen.

- *Getreideprodukte:* brauner Reis, Hafer, Kuskus, Quinoa, Sauerteigbrot, Vollkornbrot

Zusammenfassung: Kohlenhydrate sind Ihr Brennstoff. Naturbelassene, ballaststoffreiche,

ist leicht verdaulich und eignet sich sehr gut für Energiedrinks. Viele Eiweiß-Shakes verbinden Molke mit Kasein, einem anderen, schwerer verdaulichen Eiweiß. Diese Mischung schließt das ganze zweieinhalb- bis dreistündige »Fenster« zwischen den Mahlzeiten.

Eiweiß-Shakes beschleunigen die Erholung nach dem Training. Sie können fertige Shakes kaufen oder selbst herstellen, indem Sie einen Löffel Pulver mit Wasser mischen. Diese einfache Zwischenmahlzeit ist reich an magerem Eiweiß und frei von schlechtem Fett.

Ich empfehle Myoplex, ein Molke-Shake von EAS, das im Internet und in Fitnessstudios erhältlich ist. EAS ist ein Partner meines Unternehmens. Sind die Produkte anderer Hersteller ähnlich wirksam? Vielleicht.

Aber ich bin seit über 15 Jahren im Geschäft und habe noch nichts Besseres gefunden. Außerdem war EAS die erste Firma, die die strengen Anforderungen der NSF (der US-Hygienebehörde) erfüllte und von der National Football League und deren Spielervereinigung das Zertifikat »frei von verbotenen Substanzen« erhielt. Aber ich bin auch ein großer Fan von »Amino-Vital«-Produkten (ebenfalls online erhältlich). Ja, ich arbeite auch mit Amino Vital zusammen, aber ich bin davon überzeugt, dass kein anderer Sportdrink den Körper so wirksam mit den Aminosäuren versorgt, die der Körper für höhere Leistungen braucht.

ENERGIEDRINKS VOR DEM TRAINING

Beide Rezepte bringen Sie vor einem Workout in Form.
- 120 ml Orangensaft + 240 ml Wasser + 1 Esslöffel Molkepulver
- 1 Esslöffel EAS Endurathon + 180–350 ml Wasser

Zusammenfassung: Unterstützen Sie die Erholung nach dem Training immer mit einem kohlenhydrat- und eiweißhaltigen Energiedrink oder Imbiss. Wenn Sie auch vor dem Workout einen Energiedrink zu sich nehmen, erholen Sie sich noch schneller.

bunt gemischte Kohlenhydrate sind in der gesunden Ernährung unerlässlich. Verzichten Sie auf Weißmehl und Fabrikzucker, die schlaff machen und der Gesundheit schaden. Wie viele Kohlenhydrate Sie zu sich nehmen, hängt davon ab, wie aktiv Sie sind. Eine Portion ist etwa so groß wie eine Faust.

Kohlenhydratarme Diäten

Wenn Sie eine Modediät ohne Kohlenhydrate machen, verlieren Sie zwar Wasser, aber sobald Sie wieder Kohlenhydrate essen – das ist unvermeidlich, weil Sie Energie brauchen –, füllen sich die Wasserspeicher wieder auf. Studien belegen, dass Sie nach einer solchen

Diät bald wieder so viel wiegen wie zuvor – oder noch mehr. Außerdem büßen Sie dabei wahrscheinlich Muskelmasse ein.

Kohlenhydrate sind ein wichtiger Bestandteil Ihrer Ernährung. Ihr Bedarf hängt davon ab, wie aktiv Sie sind. Achten Sie auch auf den glykämischen Index und die glykämische Last (siehe unten).

MESSEN SIE DAS »TEMPO« VON KOHLENHYDRATEN MIT DER GLYKÄMISCHEN STOPPUHR

Bekannte Diätapostel haben Millionen Menschen eingeimpft, Kohlenhydrate seien ungesund: Wenn ein Produkt viele enthält – Finger weg!

In Wahrheit sind Kohlenhydrate für eine gesunde Lebensweise unentbehrlich. Gute Kohlenhydrate liefern Energie und enthalten Ballaststoffe sowie starke Antioxidantien. Aber wie unterscheiden sich gute von schlechten Kohlenhydraten? Beginnen wir mit dem *glykämischen Index (GI)*, der misst, wie stark ein einzelnes Nahrungsmittel den Blutzuckerspiegel erhöht. Wenn Sie beispielsweise 100 leere Kalorien Zuckerwatte verspeisen, werden sie im Mund schnell resorbiert und jagen den Blutzucker steil in die Höhe. Wenn Sie Kindern Naschwerk mit hohem GI geben, sind sie nicht mehr zu bändigen. Aber auch Erwachsene spüren den Zuckerrausch. Leider kommt der Kater bald, und schon lechzt der Körper nach mehr Zucker. Zuckerwatte hat einen sehr hohen GI.

Wenn Sie dagegen 100 Kalorien nährstoffreichen Brokkoli essen, muss sich der Körper mehr anstrengen, um sie zu zerlegen. Außerdem müssen Sie rohen oder gedünsteten (noch knackigen) Brokkoli gut kauen, und dabei sondert der Mund starke Enzyme ab, die die Verdauung in Gang setzen, noch ehe der Brokkoli den Magen erreicht. Der Verdauungsprozess dauert länger, und deshalb gelangen die Kohlenhydrate langsamer ins Blut und liefern Ihnen länger Energie. Zudem stillt der ballaststoffreiche Brokkoli den Hunger und fördert die Peristaltik des Darmes. Brokkoli hat einen niedrigen GI.

Sie sollten also Lebensmittel mit niedrigem oder moderatem GI essen. Da wir aber selten ein einzelnes Lebensmittel zu uns nehmen, müssen wir auch die glykämische Reaktion der ganzen Mahlzeit berücksichtigen. Wenn Sie zwei Lebensmittel essen, von denen das eine einen hohen, das andere einen niedrigen GI hat, ist die *glykämische Gesamtreaktion* moderat, und das ist in Ordnung.

Der Fachausdruck dafür ist *glykämische Last* (GL). Sie berücksichtigt sowohl die Nahrungsmenge als auch den GI. Entscheidend dabei ist, wie viele Kohlenhydrate eine durchschnittliche Portion eines Nahrungsmittels enthält und wie sie den Blutzuckerspiegel beeinflusst. Das ist ein brauchbares Messinstrument.

Im Allgemeinen gilt: Je niedriger der GI, desto natürlicher das

Ernährungsreport: Maissirup

Stärken: Keine. Er schmeckt zwar gut, nützt aber nur den Herstellern. Als in den achtziger Jahren fettarme und fettfreie Diäten immer beliebter wurden, entzogen die Nahrungsmittelkonzerne ihren Produkten das Fett. Als Ersatz fügten viele Maissirup hinzu, der viel Glukose enthält und den Geschmack verbessert wie vorher das Fett. In den USA war das die übliche Praxis.

Lebensmittel. Der Körper muss arbeiten, um ihm die Nährstoffe zu entnehmen, und das ist positiv, weil die allmähliche Resorption den Blutzucker stabilisiert. Kaufen Sie eine bunte Mischung ballaststoffreicher, natürlicher Produkte, die den Appetit zügeln, reich an Nährstoffen sind und das Herz-Kreislauf-System stärken.

Ein stabiler Blutzuckerspiegel sorgt für eine gleichmäßige Insulinsekretion. Wenn Sie Produkte mit hohem GI essen, die den Blutzucker immer wieder in die Höhe treiben und dann abstürzen lassen, setzen Sie einen heimtückischen Kreislauf in Gang, mit der Folge, dass Sie zu viele Kalorien konsumieren und übergewichtig oder gar zuckerkrank werden.

Warum sehen wir heute so viele übergewichtige Kinder? Der Grund ist neben dem Bewegungsmangel auch der Verzehr zuckerreicher Nahrungsmittel mit hohem GI und niedrigem Nährstoffgehalt, die den Blutzuckerspiegel aus dem Gleichgewicht bringen. Sie sind eine ernste Bedrohung der Gesundheit und können auch ein Aufmerksamkeitsdefizit und heftige Stimmungsschwankungen verursachen. Das alles stört die Entwicklung und das Leistungsvermögen der Kinder.

GLYKÄMISCHER INDEX BELIEBTER NAHRUNGSMITTEL

NIEDRIG	MODERAT	HOCH
Äpfel	Bananen	Hefekringel
schwarze Bohnen	Käsepizza	gebackene Kartoffeln
Grapefruit	Muffins	Donuts
grüne Erbsen	Haferkekse	Hamburger
Hummus	Ananas	Rosinen
Orangen	Haferbrei (kein Fertigprodukt)	Reiskekse
Pfirsiche	Süßmais	Tortilla-Chips

Schwächen: Produkte, die Maissirup enthalten, sind arm an Fett, aber reich an Zucker. Deshalb erhöhen sie den Blutzuckerspiegel schnell und stark. Dadurch werden wir hungrig und überschreiten wahrscheinlich unseren Gesamtkalorienbedarf.

Infolgedessen setzt Maissirup einen heimtückischen Kreislauf in Gang und zwingt den Konsumenten, mehr hochglykämische Produkte zu essen, um den »Kater« zu überwinden. Deshalb ist man mit Lebensmitteln, die den Appetit hemmen und den Blutzuckerspiegel stabilisieren, besser bedient.

Nach einer Studie, die im *American Journal for Clinical Nutrition* veröffentlicht wurde, aßen die Amerikaner 1970 durchschnittlich 230 Gramm Maissirup. In den folgenden Jahrzehnten kletterte die Menge in Schwindel erregende Höhen: 28,5 Kilo pro Kopf und Jahr waren es 1997! Und die anderen westlichen Länder holen rasch auf.

Beste Spieler: Keine. Leider ist dieser Süßstoff in vielen Produkten enthalten, von Limonaden bis zu Ketchup und Dosensuppen. Man mischt ihn auch in Säfte, Brot und verfeinerte Nahrungsmittel. Kein Wunder, dass die Zahl der Übergewichtigen in den letzten drei Jahrzehnten stark zugenommen hat!

Zusammenfassung: Ein bisschen Maissirup schadet nicht. Aber wenn ein Produkt mehr als acht Gramm pro Portion enthält, sollten Sie ein anderes kaufen. Noch besser wäre es, Produkte mit Maissirup zu meiden.

Ernährungsreport: Ballaststoffe (unlösliche Kohlenhydrate)

Stärken: Sie unterstützen die Arbeit der Verdauungsorgane, tragen dazu bei, Darmkrebs vorzubeugen, regulieren den Blutzucker und stärken Herz und Kreislauf, weil sie den Cholesterinspiegel senken.

Schwächen: Keine

Beste Spieler: Bananen, viele Obstsorten, grünes Blattgemüse, Vollkornprodukte, Weizenkleie. Streuen Sie Kleie auf Ihr Essen oder in Shakes, um den Nährwert zu verbessern.

Zusammenfassung: Ballaststoffe sind für die Gesundheit unentbehrlich. Wer eine kohlenhydratarme Diät befolgt, beraubt sich dieser wertvollen Nährstoffe.

Ernährungsreport: Eiweiß (Protein)

Stärken: Wichtig für den Aufbau, die Erhaltung und Regeneration der Muskeln sowie für gesunde Blutkörperchen, Enzyme und das Immunsystem.

Schwächen: Um Muskeln aufzubauen, müssen Sie neben dem Eiweiß auch genügend Kohlenhydrate essen, um den Körper mit Energie zu versorgen. Andernfalls baut er Muskeln ab. Manche Fleischsorten, zum Beispiel stark marmoriertes Rindfleisch, enthalten zu viel gesättigte Fettsäuren.

Beste Spieler:
- Fisch: Anchovis, Engelhai, Flunder, Heilbutt, Kabeljau, Lachs, Makrele, Sardellen,

Sardine, Schwertfisch, Thunfisch (in Wasser eingedost), Thunfischsteak, Sushi
- Meeresfrüchte: Austern, Garnelen, Hummer, Krabben, Miesmuscheln, Tintenfisch, Venusmuscheln
- Hühnerbrust (ohne Haut), gehacktes mageres Truthahnfleisch, Truthahnbrust
- Fleisch: Filet mignon, mageres Hammelfleisch, mageres Lammsteak, extra mageres gehacktes Rindfleisch, magere Schweinslende, Steak (Flanke), mageres Steak
- Hülsenfrüchte: gebackene Bohnen (ohne Fett), gefleckte Feldbohnen, Kichererbsen, Kidneybohnen, Linsen, schwarze Bohnen
- Milchprodukte: Eiweiß, Eiweißpulver und anderer Ei-Ersatz, fettarmer Hüttenkäse, entrahmte Milch, zucker- und fettarmer Joghurt

Zusammenfassung: Eine ausreichende Eiweißzufuhr, über den Tag verteilt, ist unerlässlich für die Gesundheit.

Ich rate Ihnen, täglich 1,3 bis 1,75 Gramm Eiweiß je Kilogramm Körpergewicht zu essen. Wenn Sie 82 Kilo wiegen, brauchen Sie also zwischen 107 und 144 Gramm Eiweiß am Tag. Je magerer und aktiver Sie sind, desto mehr Eiweiß sollten Sie zu sich nehmen.

Gewiss, das sind erhebliche Mengen; aber bedenken Sie, dass viele Nahrungsmittel reich an Eiweiß sind:
- Huhn (115 g, ohne Haut, Kartenspielgröße): 35 g
- Thunfisch (170 g, in Wasser eingedost): 40 g
- Fisch (170 g Kabeljau oder Lachs): 40 g
- mageres Fleisch (115 g): 35 g
- mageres Schweinefleisch (115 g): 35 g
- fettarmer Tofu (170 g): 30 g
- Hüttenkäse (145 g): 28 g
- entrahmte Milch (240 ml): 8 g

Ihr Energiedrink vor oder nach dem Training enthält 20 bis 45 Gramm Eiweiß je Portion (siehe Seite 36–37). Wenn Sie täglich ein oder zwei Shakes trinken und mittags und abends Fisch oder Geflügel essen und Ihr Frühstück Joghurt oder Ei-Eiweiß enthält, können Sie Ihren Bedarf mühelos decken.

Fügen wir unserem »Regenbogenmenü« eine weitere Regel hinzu, die das Eiweiß betrifft: Je weniger Beine die Eiweißquelle hat (oder hatte), desto besser ist das Verhältnis zwischen Eiweiß und gesundem Fett.

Fisch hat beispielsweise keine Beine und ist eine sehr gesunde Proteinquelle, die zudem Omega-3- und Omega-6-Fettsäuren enthält und daher Herz und Gefäße stärkt.

Meeresfrüchte wie Krabben, Hummer und Garnelen sind eine Ausnahme – sie haben zwar viele Beine, sind aber viel gesünder als Fleisch.

Hühner haben zwei Beine und sind ebenfalls sehr gute Eiweißlieferanten, vorausgesetzt, die Haut wurde entfernt und das Fleisch nicht gebraten, sondern gekocht.

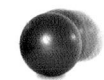

Auch das Fleisch von Vierbeinern kann gut sein, sofern es mager ist. Es hat allerdings mittlerweile einen zum Teil nicht unverdienten schlechten Ruf, weil stark marmoriertes Fleisch zarter und oft schmackhafter ist.

Doch mageres Fleisch enthält auch wichtige Nährstoffe wie Eisen und Phosphor. Schweinefleisch hat den schlechtesten Ruf. Es ist meist fett. Wenn Sie aber ein mageres Stück verlangen, haben Sie eine schmackhafte und nahrhafte Proteinquelle.

Ernährungsreport: Fett

Stärken: Fett ist wichtig für die Gesundheit und die Zellmembranen. Es setzt seine Energie langsam frei, sättigt lange, stabilisiert den Blutzucker und dämpft daher die glykämische Reaktion auf andere Nahrungsmittel. Gutes Fett enthält hochwirksame Nährstoffe und Antioxidantien, die Gelenke, Organe, Haut und Haar schützen.

Vor allem das Fett im Fisch und im Leinöl fördert das Denkvermögen, die geistige Klarheit und das Gedächtnis; außerdem wirkt es stark entzündungshemmend.

Schwächen: Nicht jedes Fett ist gesund, gesättigte Fettsäuren sind sogar ungesund. Sie sind vor allem in Fleisch und Milchprodukten enthalten, haben eine andere chemische Struktur als die ungesättigten und sind bei Zimmertemperatur fest. Da sie den Cholesterinspiegel erhöhen und die Arterien verstopfen, sind sie gefährlich für das Herz.

Andererseits sind nicht alle ungesättigten Fettsäuren gesund. Pflanzliches Backfett ist ungesättigt, aber ungesund, weil es Transfettsäuren enthält, die das schlechte Cholesterin (LDL), nicht aber das gute (HDL) erhöhen. Sie entdecken Transfettsäuren, wenn Sie nach den Worten »teilweise gehärtet« auf dem Etikett suchen. Es verstopft die Arterien und ist in verfeinerten Nahrungsmitteln enthalten, zum Beispiel in Keksen, Kräckern, Obstkuchen, Gebäck, Margarine, Gebratenem und, in kleineren Mengen, in Fleisch und Milchprodukten. Seit dem 1. Januar 2006 muss in den USA der Transfettgehalt auf dem Etikett angegeben werden. In vielen anderen Ländern, wie etwa in Deutschland, spielt das Thema dagegen bisher keine Rolle. Halten Sie Ausschau nach gehärtetem Pflanzenfett – es kann Transfettsäuren enthalten.

Beste Spieler:
- Öl: Fischöl, Leinöl, Olivenöl (»extra vergine«), Rapsöl, Sojaöl
- Gemüse: Avocados
- Samenkerne: Kürbiskerne, Leinsamen, Sonnenblumenkerne
- Nüsse: Cashews, Macadamianüsse, Mandeln, Pecanüsse, Walnüsse (Mandeln sind nach einer kürzlich in *Men's Health* veröffentlichten Studie am nährstoffreichsten, gefolgt von Cashews, Pecanüssen und Macadamianüssen.

Zusammenfassung: Gutes Fett in moderater Menge ist lebenswichtig.

Die Anti-Fett-Bewegung war einer der stärksten Gesundheitstrends der letzten 20 Jahre. Alles musste fettarm sein, am besten sogar fettfrei. »Du bist, was du isst« ist ein bekanntes Sprichwort: Wer Fett isst, sieht angeblich bald wie das Michelin-Männchen aus.

Das beste Fett ist in Nüssen, Fischöl und Samenkernen enthalten. Umso unverdienter ist der schlechte Ruf, den Nüsse haben. Man meidet sie, weil sie viel Fett enthalten. Aber Nüsse und Samenkerne sind eine gute Quelle für Eiweiß und Ballaststoffe, und weil sie besser sättigen als viele Imbisse, stabilisieren sie den Blutzucker und dämpfen den Appetit.

Eine Handvoll Nüsse am Tag senkt möglicherweise das Risiko für Herzschäden und Alzheimer. Ungesättigte Fettsäuren erhöhen den Cholesterinspiegel nicht. Studien deuten darauf hin, dass es ihn sogar senkt, wenn ungesättigte Fettsäuren gesättigte ersetzen. Die besten ungesättigten Fettsäuren (sie sind bei Zimmertemperatur flüssig) finden Sie in Olivenöl, Rapsöl, Leinöl und Fischöl.

Fischöl liefert Omega-3- und Omega-6-Fettsäuren, die eine antioxidative Wirkung haben und daher wichtig für das Herz und die geistige Klarheit sind. Enthalten sind sie in Lachs, Makrelen, Seeforellen, Hering, Sardinen und einigen Weißfischarten. Schwertfisch und Thunfisch enthalten weniger Fettsäuren als Lachs. Fisch ist eine vorzügliche Eiweißquelle und im Gegensatz zu fettem Fleisch frei von ungesunden gesättigten Fettsäuren.

Jeder sollte eine Flasche lignanreiches Leinsamenöl und/oder Fischöl im Kühlschrank haben. Der Körper kann diese Öle in Omega-3- und Omega-6-Fettsäuren spalten. Ein bis zwei Teelöffel am Tag – einer morgens und einer abends – genügen. Gießen Sie das Öl in einen Shake oder auf den Haferbrei.

Olivenöl ist ebenfalls eine ausgezeichnete Wahl. Es enthält starke Antioxidantien, eignet sich gut zum Kochen und passt gut zu Salaten.

Ernährungsreport: Transfett

Stärken: Keine, obwohl es die Produzenten freut, dass es billig und leicht herzustellen ist – man leitet einfach Wasserstoff in Pflanzenöl. Dadurch wird das Öl gehärtet, also fest, und lässt sich länger lagern. Es verbessert den Geschmack von Produkten, denen man es beifügt.

Schwächen: Transfett erhöht den LDL-Spiegel und damit das Risiko für Herzkrankheiten. Eine neunjährige Studie mit 16 500 Männern, veröffentlicht im *American Journal of Clinical Nutrition*, zeigt, dass die Taille eines Mannes im Jahr um 0,8 cm wächst, wenn er zwei Prozent mehr Transfett zu sich nimmt.

Beste Spieler: Keine. Transfett befindet sich in pflanzlichem Backfett, Margarine, Keksen, Kräckern und anderen Nahrungsmitteln, die teilweise gehärtetes Öl enthalten oder darin gebraten wurden.

Zusammenfassung: Meiden Sie alle Produkte, die Transfett enthalten.

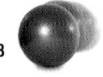

CORE-ERNÄHRUNG, STRATEGIE 4:
TROCKNEN SIE NICHT AUS

Wir nehmen Wasser als selbstverständlich hin, weil es leicht verfügbar ist. Dennoch bevorzugen wir minderwertige Getränke wie Limonade, Kaffee und Alkohol. Trotz aller technischen Fortschritte haben wir noch nichts Besseres als Wasser entdeckt. Es ist das vollkommene Getränk.

Wenn ich Ihnen versprechen würde, dass Sie bis zu 25 Prozent mehr leisten können, wären Sie gewiss begeistert. Nun, das ist einfach. Trinken Sie vor, während und nach dem Training genug Wasser. Trinken Sie täglich 4,5 Liter, davon 480 ml morgens nach dem Aufstehen. Nehmen Sie eine 1,5-Liter-Flasche mit zur Arbeit, und trinken Sie den ganzen Tag, auch im Auto.

Wenn Sie schnell Kalorien reduzieren wollen, sollten Sie Limonade, Säfte, Sportdrinks und Bier durch Wasser ersetzen; dann entfallen die Zuckerkalorien, der Körper verbrennt Fett, und die ballaststoffreichen Lebensmittel, die wir empfehlen, liefern die Energie. Dadurch verlieren Sie Fettpolster und wahrscheinlich auch Gewicht. Am besten kaufen Sie einen Kasten Wasser und stellen einige Flaschen in den Kühlschrank. Dann ist die Gefahr geringer, dass Sie Wasser durch zuckerhaltige Getränke ersetzen.

Wasser beeinflusst auch die Alterung. Wassermangel, Bewegungsmangel und die Traumen des Alltags trocknen mit der Zeit das Bindegewebe aus, das die Muskeln und Gelenke einhüllt. Es ist ähnlich wie bei dem Hundespielzeug, das anfangs weich und formbar ist, durch ständiges Kauen aber steif und brüchig wird. Wenn Sie reichlich trinken, bremsen Sie diesen Prozess und verbessern das Muskelgewebe und die Flexibilität.

Neuere Studien lassen darauf schließen, dass künstliche Süßstoffe in Limonaden in *moderater* Menge gesünder sind als Maissirup und Zucker. Ich bin zwar kein Freund von Diätlimonaden – Wasser ist besser –, aber sie sind immerhin eine viel bessere Wahl als normale Softdrinks, die rund 150 Kalorien in Form von Zucker enthalten.

Verzichten Sie auf Kaffee, und bevorzugen Sie weißen Tee, Grüntee oder Schwarztee, die schützende Antioxidantien enthalten.

Wenn Sie ausreichend trinken, regulieren Sie Ihren Appetit. Wir glauben oft, wir seien hungrig, obwohl wir durstig sind. Wenn Sie abnehmen wollen, trinken Sie vor den Mahlzeiten ein Glas Wasser – dann essen Sie nicht zu viel.

Sie sollten »erst denken, dann trinken«. Trinken Sie, um nicht auszutrocknen oder wegen einer bestimmten Reaktion des Körpers? Wenn Sie Kaffee, Limonaden und Alkohol durch Wasser ersetzen, fällt es Ihnen nicht schwer, 4,5 Liter am Tag zu trinken. Trinken Sie zwei Gläser nach dem Aufwachen, zwei zu jeder Mahlzeit und reichlich Wasser vor, während und nach dem Training. Sie werden das Koffein nicht vermissen. Unser Programm hilft Ihnen, den Blutzucker und den Energiepegel zu stabilisieren, so dass Sie kein Verlangen nach Koffein als künstliche Energiequelle haben.

Sportdrinks sind kein guter Ersatz für Wasser, erst recht nicht im Alltag. Die meisten enthalten Kohlenhydrate mit hohem glykämischem Index, die den Blutzuckerspiegel erhöhen und letztlich dick machen. Für Ausdauersportler sind diese Getränke aber wichtig. Eines der interessantesten hat einer meiner Sponsoren, Amino Vital, auf den Markt gebracht. Es enthält kurzkettige Aminosäuren, Arginin und Glutamin, stärkt das Immunsystem und verbessert die Erholung der Muskeln und das Denkvermögen.

Ernährungsreport: Wein

Stärken: Studien belegen, dass moderater Rotweinkonsum das Risiko für Herz- und Gefäßkrankheiten senkt. Die Haut roter Weinbeeren enthält Resveratrol, ein Antioxidans. Manchen Menschen schmeckt das Essen, vor allem das Fleisch, besser, wenn sie Rotwein trinken.

Schwächen: Die meisten Gefahren des übertriebenen Alkoholkonsums sind bekannt. Aber Alkohol stört auch den tiefen REM-Schlaf (REM steht für *rapid eye movements*, »schnelle Augenbewegungen«), der die Freisetzung von Hormonen und die Regeneration fördert. Alkohol besteht aus leeren Kalorien und schwächt das Immunsystem. Er verringert die Leistung, verlangsamt den Erholungsprozess, führt zu Austrocknung und macht natürlich süchtig.

Beste Spieler: Pinot Noir, Beaujolais, Shiraz, Merlot, Cabernet Sauvignon. Wenn Sie keinen Alkohol trinken, sollten Sie Traubensaft trinken oder Kapseln mit Traubenkernextrakt einnehmen, um eine ähnliche antioxidative Wirkung wie mit Resveratrol zu erreichen.

Zusammenfassung: Trinken Sie Alkohol mit Maßen, denn er enthält sieben leere Kalorien pro Gramm. Ein Glas Rotwein, mehrere Male in der Woche, ist erlaubt. Um nicht auszutrocknen, müssen Sie für jedes alkoholische Getränk ein Glas Wasser trinken.

Zusammenfassung von Kapitel 4: Es ist einfach, die Gesundheit erheblich zu verbessern. Essen Sie kleinere Portionen, diese aber häufiger und über den Tag verteilt. Wichtig sind mageres Eiweiß, gesundes Fett und naturbelassene Kohlenhydrate. Die Kohlenhydratzufuhr sollte sich nach der Aktivität richten. Essen Sie eine bunte Mischung aus ballaststoffreichen Kohlenhydraten mit niedrigem glykämischem Index – je weniger verfeinert, desto besser. Trinken Sie reichlich Wasser und vor oder nach dem Training einen Energiedrink.

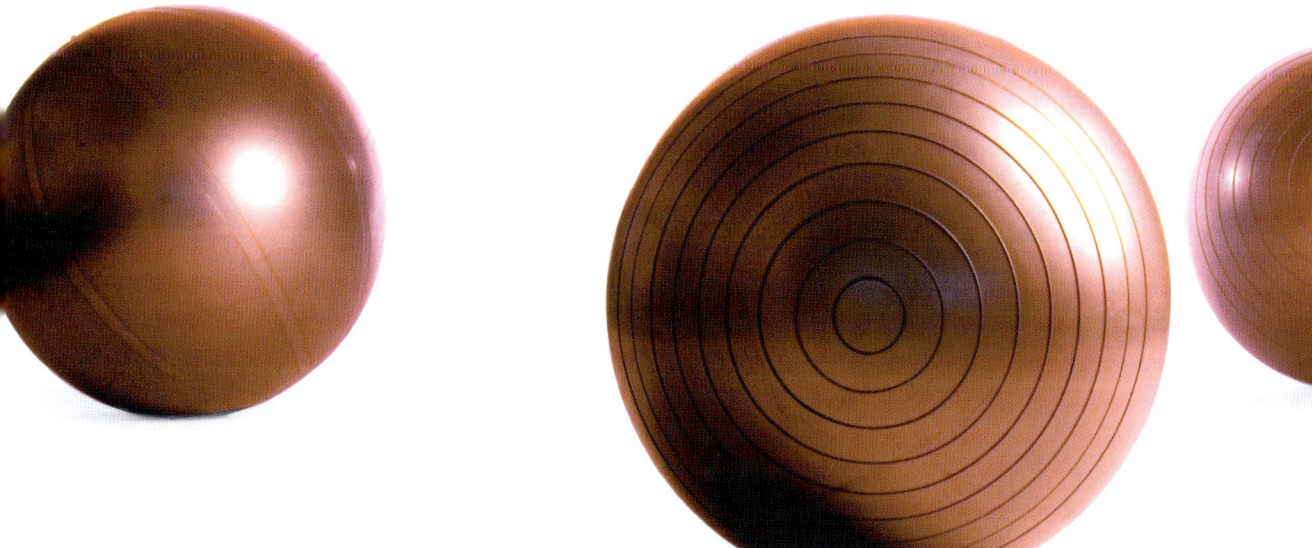

KAPITEL 5

DER SPIELPLAN

Wenn Sie sich gesund ernähren wollen, müssen Sie Diäten vergessen, denn sie gelten als vorübergehende Schnellverfahren. Stattdessen sollten Sie jedes Mal, wenn Sie etwas essen, eine bewusste Entscheidung treffen. Hören Sie auf, automatisch zu essen, und fragen Sie sich: »Hilft mir das, meine Ziele zu erreichen, oder untergräbt es sie?«

Betrachten Sie das Ernährungsprogramm als Spielplan für dauerhafte Gesundheit und Produktivität. Es ist eine Kernstrategie für den Rest Ihres Lebens. Andernfalls konsumieren Sie alles, was da ist, ohne zu überlegen, welche Wirkung es auf Ihre Energie und Ihre Gesundheit hat. Ich möchte, dass Sie bewusst handeln. Am besten nehmen Sie sich jeden Freitag oder Samstag 90 Minuten Zeit, um zu planen, einzukaufen und Menüs für die ganze Woche vorzubereiten. Das ist einfach und macht Spaß – und es spart Zeit und Geld.

Viele Diäten sind eine Radikalkur. Dieses Programm ist anders; es ist realistischer.

NUTZEN SIE IHREN HEIMVORTEIL

Beginnen wir in Ihrer Küche. Sie sind der Manager eines Fußballclubs mit einem be-

> **CORE-ERNÄHRUNG: EIN NEUES LEBEN IN 3 WOCHEN**
>
> *1. Woche: Trainingslager, vier an vier.* Füllen Sie Schränke, Kühlschrank und Gefriertruhe mit gesundem Essen, und essen Sie an vier Wochentagen vier Mal täglich. Und an den anderen drei Tagen? Das Gleiche – aber es ist nicht schlimm, wenn Sie es nicht ganz schaffen.
>
> *2. Woche: Vorsaison, fünf an fünf.* Jetzt essen Sie an fünf Wochentagen fünf Mal täglich. Die anderen zwei Tage sind kein Grund zur Sorge.
>
> *3. Woche: Saisonauftakt, sechs an sechs.* Von nun an essen Sie an 6 Wochentagen 6 Mahlzeiten täglich. An einem Tag dürfen Sie essen, was Sie wollen.

schränkten Budget. Vielleicht müssen Sie einige Sportler bezahlen, die langfristige Verträge haben, aber wegen Krankheit nicht mehr spielen können. Egal, wie viel Mühe Sie sich geben, Sie können diese Spieler nicht loswerden.

Viele Menschen behandeln ihre Küchen- und Kühlschränke ähnlich, obwohl sie nicht an Verträge gebunden sind. Sie bewahren eine Menge ungesunde Lebensmittel auf und schleppen Fettpolster mit sich herum. Man kann sie mit Managern vergleichen, die teure, aber schlechte Spieler verpflichten und ihre Mannschaft am Siegen hindern.

Wenn Sie in Ihren Schränken und im Kühlschrank Produkte mit geringem Nährwert finden, schauen Sie wohl nicht gerne in den Spiegel. Wie Sie aussehen, hängt nämlich davon ab, welchen Brennstoff Sie Ihrem Körper geben und wie aktiv Sie sind.

Sie können kein neues Ernährungsprogramm beginnen, wenn Ihre Küche voller Versuchungen ist. Um gesund zu essen, müssen Sie Ihre Umwelt im Griff haben. Man kann nicht oft genug darauf hinweisen, dass die Umwelt unsere Gewohnheiten formt, vor allem zu Hause. Auswärts ist gute Ernährung schwieriger, besonders auf Reisen. Nutzen Sie also Ihren Heimvorteil, und füllen Sie die Küche mit gesundem Essen. Wenn nichts Ungesundes im Haus ist, ernähren Sie sich wahrscheinlich richtig.

Stellen wir also ein Team aus gesunden Lebensmitteln zusammen. Zuerst schicken wir jedoch die schlechten Spieler vom Platz. Anders als der Manager müssen wir sie nicht mitschleppen. Gehen Sie mit einem Abfalleimer in die Küche, und werfen Sie alle verfeinerten Produkte weg, zum Beispiel Kekse, Kräcker, Chips, weiße Nudeln, weißen Reis, Backmischungen, Süßigkeiten, cremige Suppen, gezuckerte Getreideflocken und Limonaden. Öffnen Sie den Kühlschrank, und entfernen Sie Bier, Vollmilch, sahnige Beilagen und Aufläufe, Eiscreme, fettes Fleisch, Weißbrot und alles andere, was Höchstleistungen verhindert. Jetzt haben Sie eine Menge Platz!

Besorgen Sie sich im Supermarkt neue Spieler. Vielleicht finden Sie nicht gleich, was Sie suchen, obwohl Sie seit Jahren in diesem Geschäft einkaufen. Die meisten Menschen gehen die Regale entlang und greifen automatisch nach dem, was sie schon immer gekauft haben. Aber wenn Sie innehalten und über gesündere Alternativen nachdenken – von denen viele besser schmecken –, können Sie Ihr Leben ändern. Sie werden besser aussehen und sich besser fühlen, mehr Energie haben und länger leben.

Wenn Sie sich in Ihrer leeren Küche umschauen, fragen Sie sich vielleicht, was Sie überhaupt noch essen dürfen. Vieles! Auf Seite 50 finden Sie eine Liste von Lebensmitteln, die Sie kaufen sollten. Kopieren Sie die Liste, und bewahren Sie sie in der Einkaufstasche oder im Handschuhfach Ihres Autos auf.

GEHEN WIR EINKAUFEN!

Jetzt kennen Sie die Prinzipien der Core-Ernährung und können sich mit Ihrer Liste auf den Weg machen, gute Spieler zu verpflichten.

Vorher sollten Sie aber wissen, wie Sie sich im Supermarkt verhalten – und die neuen Regeln einhalten. Ich gebe Ihnen Tipps für jede Abteilung und zeige Ihnen die wichtigen Regale. Essen Sie, bevor Sie gehen, denn es ist nie gut, hungrig einzukaufen.

Fast alles, was Sie brauchen, befindet sich in den äußeren Regalen, zum Beispiel Obst, Gemüse, Fisch, Fleisch und Milchprodukte. Fahren Sie nicht jedes Regal ab, sondern achten Sie auf die Produktgruppen, damit Sie gesunde Sachen gleich finden: Thunfisch, Bohnen, tiefgefrorenes Obst, Gemüse, Eiweiß, Hafer und Olivenöl. Lassen Sie den Wagen an einem Ende stehen, und gehen Sie das Regal entlang. Dann können Backmischungen, Kekse, Chips und Limonaden Sie nicht in Versuchung führen, und Sie sparen Zeit.

Die meisten Menschen lassen sich von den Medien, vor allem von der Werbung, über Nahrungsmittel informieren. Schlechtere Quellen sind kaum denkbar. Vieles, was wir hören und lesen, ist falsch; und das Richtige ist bestenfalls unvollständig. Die Lücken müssen Sie selbst ausfüllen. Lesen Sie die Liste der Zutaten. Wie viel Eiweiß, Fett und Kohlenhydrate enthält das Produkt? Versuchen Sie, auch den prozentualen Anteil zu berechnen. Wie viel Zucker enthält es und welchen Zuckertyp? Dass Sie Maissirup meiden sollten, wissen Sie bereits. Dasselbe gilt für Transfett.

Das alles kann anfangs ein paar Minuten dauern, aber bald werden Sie wieder zügig durch die Regal-Schluchten fahren, vielleicht sogar schneller als zuvor.

Ich benutze zwar den Begriff *Supermarkt*, aber ich weiß, dass manche Leute bei Einzelhändlern oder großen Discountern einkaufen. Wenn Sie gesunde Lebensmittel in größeren

weiter auf Seite 52

LISTE DER CORE-LEBENSMITTEL
ALLGEMEINE EINKAUFSTIPPS:
● **Konzentrieren Sie sich** ● **Meiden Sie Produkte am Anfang der Regale** ● **Kaufen Sie nichts im Umfeld der Kasse!** ● **Probieren Sie bei jedem Einkauf ein neues gesundes Produkt.**

BACKWAREN
Brot aus 100 % Vollkornmehl
Vollkornbrot mit ganzen Kernen

GETREIDEPRODUKTE
Haferflocken
Reformkost Getreideflocken
Kleie

DOSENPRODUKTE
Feldbohnen
Gartenbohnen
Kichererbsen
Kidneybohnen
Obst ohne Zuckerzusatz
Schwarze Bohnen
Thunfisch in Wasser

FEINKOST
Tipp: Meiden Sie Frittiertes und Fertigsalate mit fettigen Soßen
Fleisch, mager und fettarm
Huhn (Haut entfernen und abtupfen)
Hummus

FLEISCH UND MEERES-FRÜCHTE
Fleisch und Schweinefleisch, mager
Hackfleisch vom Rind, extra mager
Huhn (ohne Haut, weißes Fleisch)
Lachs und andere Fischarten
Truthahn (weißes Fleisch)

MILCHPRODUKTE
Tipp: Meiden Sie Vollmilchprodukte
Hüttenkäse
Joghurt, fettarm, ohne Zucker
Käse, fettarm
Milch, entrahmt
Säfte (100 % Saft ohne Zucker)
Tofu

TIEFKÜHLKOST
Eiscreme, fettarm, zuckerarm
Gemüse
Obst
Sojajoghurt

BACKZUTATEN, IMBISSE, GEWÜRZE
Erdnussbutter, natürlich
Erdnüsse
Essig (Balsam oder Rotwein) für Salate
Leinöl
Mandeln
Olivenöl
Protein-Riegel
Rapsöl
Salatsoße, fettarm
Senf
Sojaöl
Sonnenblumenkerne

OBST UND GEMÜSE
Tipp: Vorräte anlegen! Zerteilen und später essen.
Äpfel, rot oder grün
Aprikosen
Bananen
Birnen
Blumenkohl
Brokkoli
Erdbeeren
Grapefruit
grüne Bohnen
Gurken
Heidelbeeren
Kiwis
Römer-Salat
Möhren
Orangen
Spinat
Süßkartoffeln
Tomaten
Weintrauben, rot

DROGERIEARTIKEL
Antioxidantien-Komplex
Fischöl/Omega-3-Kapseln
Kalzium (für Frauen)
Molkepulver
Multivitamine
Vitamin C (500 mg)
Vitamin E (400 I.E.)

GETRÄNKE
Kaffee, normal und entkoffeiniert
Kräutertee (z. B. Minze, Kamille)
Rotwein
Säfte (100 % Saft ohne Zucker)
Tee (grün, weiß, schwarz)
Wasser in Flaschen

PORTIONSGRÖSSEN
Gemüse: 185 g rohes Gemüse, 90 g gedünstetes Gemüse, 150 ml Gemüsesaft, 170 g gekochte getrocknete Bohnen

Obst: 1 mittelgroße Frucht (1 mittelgroßer Apfel oder 1 mittelgroße Birne), 150 g Obst (in Dosen oder kleingeschnitten) oder 150 ml Obstsaft

Getreideprodukte: 1 Scheibe Brot, 40 g Fertigflocken, 170 g gekochter Reis oder Nudeln

Eiweiß: 115 g Fleisch (die Größe eines Kartenspiels), eine Handvoll Nüsse, 2 EL Erdnussbutter

Fett: 1 EL Olivenöl, 1 EL Rapsöl, 1 EL Leinöl, 1 EL Fischöl

Milchprodukte: 240 ml Milch, 150 g Hüttenkäse, 30 g oder 1 Scheibe Käse

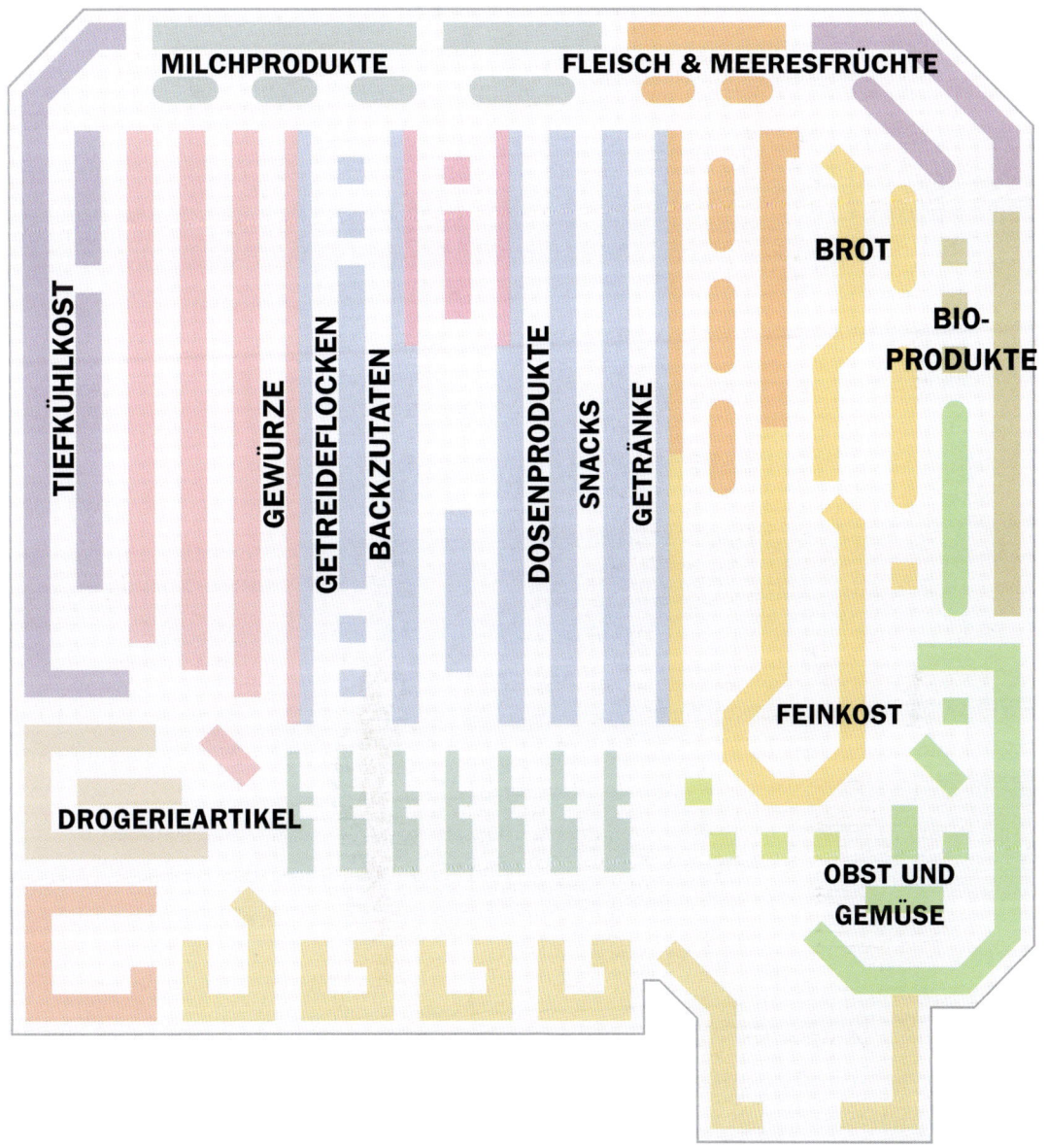

SUPERMARKT-DIAGRAMM

Bleiben Sie an den Rändern. Die mittleren Regale sollten Sie nur gelegentlich frequentieren, um dort etwas Gesundes zu holen.

Mengen kaufen, sparen Sie Geld und Zeit, weil Sie einfrieren können, was Sie nicht sofort verbrauchen.

Nun wollen wir die Regale entlang durch den Supermarkt gehen und Ihren Einkaufswagen mit hochwertigen Produkten füllen.

Ernährungsreport: Milchprodukte

Stärken: Milchprodukte sind gute Kalziumquellen und stärken die Knochen. Neue Studien lassen vermuten, dass Kalzium Körperfett abbauen hilft.

Schwächen: Milchprodukte können überflüssige Kalorien enthalten, denn sie sind oft fettreich.

Beste Spieler/unterschätzte Talente: entrahmte Milch, fettarmer Hüttenkäse und Sahnekäse, fettfreier oder fettarmer Natur-Joghurt

Angeber: fettarmer und fettfreier Fruchtjoghurt enthält oft leere Kalorien in Form von Zucker, die den Blutzuckerspiegel jäh ansteigen lassen.

Zusammenfassung: In Maßen genossen, sind Milchprodukte gute Kalziumquellen.

Ernährungsreport: Obst und Gemüse

Stärken: In dieser Abteilung können Sie kaum Fehler machen. Da Sie ein Regenbogenmenü zusammenstellen wollen, sollten Sie Ihren Wagen hier tüchtig füllen. Obst- und Gemüseteller sind auf Partys gesunde Alternativen zu Chips und Dips. In der Feinkostabteilung finden Sie oft bereits gewaschene und portionierte Salate. Gartensalate sind gut, wenn die Soße separat verpackt ist. Seien Sie sparsam mit Croutons. Wie immer gilt: Je bunter desto besser. Salate mit Blattspinat und Römer-Salat sind meist farbiger und nährstoffreicher als jene, die überwiegend Eisbergsalat enthalten.

Schwächen: Keine. Dies sind die gesündesten Produkte im Supermarkt.

Beste Spieler: Obst und Gemüse mit kräftigen Farben und vielen Antioxidantien, z. B. Tomaten, Heidelbeeren, Spinat, Spargel, Granatäpfel und Brokkoli. Salate mit viel Spinat und Tomaten sind ebenfalls vorzüglich.

Unterschätzte Talente: Fast jedes bunte, ballaststoffreiche Gemüse wird unterbewertet. Auch Sojabohnen sind wertvoll, denn sie sind reich an Nährstoffen und Eiweiß.

Angeber: Trockenfrüchte und Nussmischungen enthalten zu viel Zucker und zu viele Kalorien. Eisbergsalat hat wenig Nährstoffe.

Zusammenfassung: Frisches Obst und Gemüse ist am besten; tiefgefrorenes ist besser als Dosenware, weil beim Erhitzen Nährstoffe verloren gehen.

Ernährungsreport: Feinkost

Stärken: Mageres Fleisch ist eine gute und bequeme Eiweißquelle.

Schwächen: Käse ist oft verführerisch. Essen Sie ihn nur in geringen Mengen, am besten als Garnierung.

Beste Spieler: Fleischaufschnitt mit weniger als fünf Prozent Fett und fettarmer Käseaufschnitt (in Maßen). Weichkäse enthält weniger Fett, im Hartkäse sind meist mehr ungesunde gesättigte Fettsäuren enthalten.

Unterschätzte Talente: Vorgekochtes Huhn ist eines meiner Lieblingsgerichte. Es schmeckt gut, und ein Huhn liefert zu einem günstigen Preis mehrere Mahlzeiten. Lassen Sie das Fett ablaufen, entfernen Sie die fette Haut, und tupfen Sie das Huhn mit saugfähigem Papier ab.

Angeber: Nudelsalate, Kartoffelsalat und andere fettige Beilagen.

Zusammenfassung: Kaufen Sie immer die magersten Käse- und Fleischstücke. Truthahn, Hammelfleisch und Huhn sollten weniger als 5 Prozent Fett enthalten.

Ernährungsreport: Brot und Backwaren

Stärken: Hier finden Sie einige gute, ballaststoffreiche Produkte mit niedrigem glykämischem Index.

Schwächen: Meiden Sie Weißbrot und milchhaltiges Brot; es enthält zu viel Fabrikmehl. Achten Sie auf Maissirup – er wird sogar dem Brot beigemischt. Bagel sollten Sie nur morgens und mit gesundem Aufstrich essen (fettarmer Käse wie Philadelphia Light). Kaufen Sie nur Tortillas aus Vollkornweizen.

Beste Spieler: Gute Spieler sind hier selten. Wenn Sie Brot essen, sollte es »mit Stein gemahlen« sein. Vollkornbrot gibt es auch in dünnen Scheiben – eine weitere Möglichkeit, nicht zu viel zu essen.

Unterschätzte Talente: Grobes Vollkornbrot, zum Beispiel Roggenvollkornbrot und Pumpernickel, hat meist einen niedrigeren GI als Brot aus fein gemahlenem Vollkorn; es erhöht daher den Blutzuckerspiegel nicht so stark und sättigt länger. Brot aus Feinmehl kann aber durchaus mehr Ballaststoffe haben.

Angeber: Weißbrot, Backmischungen, Muffins und Schokoladenplätzchen – fast das ganze Backwarenregal.

Zusammenfassung: Kaufen Sie Vollkornbrot mit ganzen Körnern oder aus Feinmehl. Lassen Sie sich von der braunen Farbe nicht täuschen: Wenn das Brot nicht aus dem vollen Korn gebacken wurde, ist es nur gefärbtes Weißbrot, das gesund aussehen soll.

Ernährungsreport: Würzmittel und Konfitüren

Stärken: Würzmittel haben wenig Nährwert, aber in kleiner Menge machen sie Speisen schmackhaft und helfen Ihnen somit, dem Programm treu zu bleiben.

Schwächen: Die Angaben auf dem Etikett können täuschen, vor allem bei Salatsoßen. Was ein Hersteller »fettarm« nennt, kann bei einem anderen als Standard gelten. Seien Sie mit Salatsoßen sparsam. Lesen Sie auch bei Konfitüren die Etiketten genau. Je niedriger der Zuckergehalt ist, desto besser. Reine Fruchtkonfitüren sind am besten.

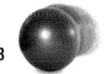

Beste Spieler: Hummus ist ein exotisches Gemisch aus Zitrone, Kichererbsen, Knoblauch, Sesampüree und Olivenöl. Es ist frei von gesättigtem Fett, Cholesterin und Zucker. Weitere Zutaten sind Eiweiß und Ballaststoffe. Gewürze wie Oregano und Petersilie sind vorzügliche Gewürze mit wenig Kalorien.

Ersetzen Sie Butter durch kalorienarme Produkte wie fettarmen Brotaufstrich (ohne Transfett!). Olivenöl ist ideal zum Kochen.

Unterschätzte Talente: Senf, Hummus, Salsa und Meerrettich sind besser als Mayonnaise. Nehmen Sie Olivenöl und Balsamessig statt Salatsoße. Natives Olivenöl ist am besten; es stammt aus der ersten Pressung und enthält weniger als ein Prozent Säure.

Erdnussbutter hat einen schlechten Ruf – zurecht! Naturbelassenes Erdnussmus ist viel besser als die verfeinerten, sahnigen Erdnussbutter-Sorten. Gießen Sie die Hälfte des Öls ab, das oben auf dem Mus schwimmt, und rühren Sie den Rest um. Seien Sie vorsichtig, wenn Sie fettarme normale Erdnussbutter kaufen – sie ist oft zuckerreich.

Ersetzen Sie Zucker durch den kalorienfreien Süßstoff Splenda, der laut Website des Herstellers mithilfe eines patentierten Verfahrens gewonnen wird, »das Zucker in einen kohlenhydrat- und kalorienfreien Süßstoff umwandelt«.

Angeber: Zucker, Butter, Mayonnaise und alles, was Maissirup enthält.

Zusammenfassung: Lesen Sie die Etiketten gut, egal, ob Sie Salatsoße, Barbecuesoße, Ketchup oder Mayonnaise kaufen. Wichtig ist der Zucker- und Fettgehalt in Gramm sowie der Kaloriengehalt je Portion.

Ernährungsreport: Getreideprodukte zum Frühstück

Stärken: Das Frühstück ist die wichtigste Mahlzeit des Tages. Die Produkte in dieser Abteilung lassen sich schnell und leicht zubereiten.

Schwächen: Viele Frühstücksflocken sind lächerlich teuer, haben wenig Nährwert und enthalten zu viel Zucker und Kalorien.

Beste Spieler: Der gute alte Haferbrei ist immer noch das beste Frühstücksgetreide. Die Eine-Minute-Version und die zuckerarmen Fertigprodukte sind stärker verfeinert, aber noch recht gut. Meiden Sie stark gezuckerte Marken. Auch mageres Frühstücksfleisch sowie zucker- und fettarmer Joghurt sind empfehlenswert.

Unterschätzte Talente: Ei-Eiweiß und ähnliche Ersatzprodukte sind besser als Eier. Wenn Sie Eier braten, sollten Sie statt der ganzen Eier nur das Eiweiß verwenden (das Eiweiß von zwei Eiern entspricht einem ganzen Ei). Kaufen Sie nur die beste Qualität, selbst wenn Sie Kuchen essen.

Angeber: Gezuckerte Frühstücksflocken, arme Ritter, Donuts, Gebäck, die meisten Waffeln sowie Pfann- bzw. Eierkuchen, gezuckerter Obstsaft.

Zusammenfassung: Ein guter Start in den Tag ist wichtig. Verzichten Sie auf ein üppiges

Frühstück. Pfannkuchen sind beispielsweise erlaubt, wenn Sie keine vollständige Mahlzeit daraus machen. Ein einziger Pfannkuchen mit einem Omelett aus Ei-Eiweiß etwa ist unbedenklich. Verwenden Sie fettarmen Aufstrich (ohne Transfett!) anstelle von Butter. Seien Sie sparsam mit Sirup, und kaufen Sie zuckerarme oder zuckerfreie Marken.

Ernährungsreport: Fisch und Fleisch

Stärken: Fisch und Fleisch sind vorzügliche Eiweißquellen für den Muskelaufbau.

Schwächen: Manche Fleischstücke sind stark marmoriert, enthalten also gefährliches tierisches Fett.

Beste Spieler: Lachs ist eines der besten Lebensmittel. Er enthält ein besseres Eiweiß als die meisten Fleischarten und zudem Omega-3-Fettsäuren, die das Herz schützen. Vielen Leuten schmeckt Lachs besser als andere Fischarten.

Unterschätzte Talente: Im Gegensatz zu einer verbreiteten Meinung ist mageres Fleisch gesund. Es enthält viel Eiweiß, wenig Fett und reichlich Eisen und Phosphor. Man sollte es in Maßen essen. Es gibt aber keinen Grund, darauf zu verzichten.

Am besten wählen Sie Stücke aus den Bewegungsmuskeln des Tieres. Magere Steaks stammen von den Hinterbeinen. Flankenstücke sind ebenfalls sehr mager, ebenso Steakwürfel. Meiden Sie fettere, marmorierte Teile wie Streifen, Eintopfsteaks und T-Bone-Steaks. Mageres Schweinefleisch ist ebenfalls sehr gut, vor allem gegrillt.

Thunfisch in Dosen ist eine hervorragende Eiweißquelle; er sollte jedoch in Wasser eingedost werden, nicht in Pflanzenöl.

Angeber: Fettes Fleisch, panierter Fisch und sahnige Salate aus Meeresfrüchten.

Zusammenfassung: Denken Sie an die Regel »Je weniger Beine, desto besser.« Fisch ist meist eine gute Wahl, aber er sollte gebacken oder gegrillt sein, nie gebraten oder paniert. Geflügel hat nur zwei Beine. Wildvögel sind eine gute Alternative; entfernen Sie aber wie beim Huhn die Haut. Auch Geflügel sollte man nie braten oder panieren.

Ernährungsreport: Nudeln und Beilagen

Stärken: Nicht viele. Eine kleine, faustgroße Portion Nudeln – am besten Vollkorn- oder Pflanzennudeln – ist erlaubt. Wählen Sie zuckerarme, fleischlose Nudelsoße. Geben Sie Tomatenpüree (reich an Lycopin) und etwas Olivenöl dazu, oder bereiten Sie die Soße selbst zu, und schmecken Sie sie mit extra magerem Hackfleisch vom Rind oder Truthahn und Kräutern ab.

Schwächen: Nudeln haben einen hohen glykämischen Index und eine sehr hohe glykämische Last. Schon eine kleine Portion kann den Blutzuckerspiegel rasch in die Höhe schnellen lassen.

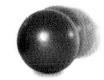

Beste Spieler: Vollkornnudeln in kleinen Portionen. Brauner Reis, wilder Reis und Basmati-Reis sind besser als weißer Reis. Brauner Reis hat mehr Ballaststoffe als weißer Reis, weil er weniger verfeinert wurde.

Unterschätzte Talente: Kuskus ist besser als Reis. Er ist in Nordafrika ein Grundnahrungsmittel und besteht aus Durum-Weizen, der dank seines hohen Eiweißgehalts ein idealer Nudelweizen ist.

Angeber: Überkochte Nudeln, weiße Nudeln, weißer Reis.

Zusammenfassung: Essen Sie Vollkornreis und Vollkornnudeln. Kochen Sie beide nicht sehr lange, und betrachten Sie sie als Beilagen, nicht als Mahlzeit.

Ernährungsreport: Snacks

Stärken: Nährstoffreiche Snacks mit niederem GI stillen den Hunger am Nachmittag schnell und leicht.

Schwächen: Wenn Sie gerne Süßes essen, sollten Sie einen zuckerarmen, tiefgefrorenen Fruchtriegel oder ein fettarmes Eis am Stiel probieren. Eiscreme und tiefgefrorener Joghurt sollten ebenfalls wenig Fett und Zucker enthalten. Kaufen Sie kleine Eiscremepackungen, denn Studien belegen, dass Konsumenten umso mehr essen, je größer die Portion ist.

Beste Spieler: Mandeln, Sonnenblumenkerne, fettarmer Joghurt ohne Zuckerzusatz (geben Sie Ballaststoffe in Form von Hafer, Nüssen oder Samenkernen dazu, oder gießen Sie einen Teelöffel Lein- oder Fischöl hinein), Obst, Gemüse, gute Eiweißriegel (siehe unten).

Unterschätzte Talente: Eiweißriegel können ein guter Imbiss am Spätnachmittag sein. Leider haben viele dieser Produkte den gleichen Nährwert wie Schokoriegel. Kaufen Sie Riegel, die höchstens doppelt so viele Kohlenhydrate wie Eiweiß enthalten – je mehr Eiweiß, desto besser. Enthält ein Riegel 30 Gramm Kohlenhydrate, sollte er also mindestens 15 Gramm Eiweiß enthalten. Bei vielen Produkten ist der Eiweißgehalt höher, zum Beispiel 15 Gramm Kohlenhydrate auf 30 Gramm Eiweiß.

Angeber: Trockenfrüchte, Körnerriegel, Getreideriegel, zuckerreicher Joghurt, alle anderen gezuckerten Produkte, gesalzene und gezuckerte Nüsse, fettreiche, nährstoffarme Kräcker usw. Kräcker sind meist stark verfeinert und kalorienreich, weil sie viel Zucker und/oder schlechtes Fett enthalten.

Zusammenfassung: Was so genannte Ersatznahrung wie Eiweißriegel betrifft, sind die Geschmäcker sehr unterschiedlich. Wenn Sie bisher schlechte Erfahrungen damit hatten, sollten Sie ihnen noch einmal eine Chance geben.

Ernährungsreport: Getränke

Stärken: Genügend Wasser ist unerlässlich für die Gesundheit.

Schwächen: Viele Leute kommen ohne Kaffee nicht aus. Unser Ernährungsprogramm, das auf guten Schlaf und gutes Timing der

Mahlzeiten Wert legt, hilft Ihnen, Ihre Koffeinsucht zu überwinden.

Wenn Sie unbedingt Kaffe trinken wollen, sollte es eine kleine Tasse mit wenig Sahne und Zucker sein. Probieren Sie Splenda anstelle von Zucker und entrahmte Milch anstelle von Sahne.

Trinken Sie Diätlimonade, wenn es sein muss. Besser wäre es, auf Limonade zu verzichten; das ist oft der beste Weg, mehr Wasser zu trinken.

Beste Spieler: Wasser ist das ideale Getränk. Nehmen Sie eine 500-ml- oder 1,5-Liter-Flasche mit zur Arbeit oder ins Fitnessstudio, und bewahren Sie beim Einkaufen eine Flasche im Auto auf. Wenn das Leitungswasser in Ihrer Gegend schlecht ist, können Sie einen Wasserfilter oder ein Destilliergerät benutzen.

Unterschätzte Talente: Grüner oder weißer Tee ist ein vorzüglicher Ersatz für Kaffee. Ich nenne sie Powerdrinks, weil sie natürliche Antioxidantien enthalten. Wenn Sie Ihren Kaffee oder Tee süßen wollen, nehmen Sie Splenda. Entrahmte Milch ist besser als Vollmilch oder teilentrahmte Milch. Diese Regel gilt für alle Milchprodukte.

Seien Sie vorsichtig, wenn Sie Fruchtsäfte kaufen – sie enthalten oft zu viel Zucker und Maissirup. Am besten sind Fruchtsäfte mit 100 Prozent Fruchtgehalt. Die meisten Säfte können Sie mit Wasser verdünnen, um die glykämische Last zu verringern und Saft zu sparen (wie Frühstücksflocken sind Säfte meist zu teuer).

Angeber: Limonaden und Fruchtnektare. Trinken Sie Sportdrinks nur beim Ausdauersport, und achten Sie darauf, dass sie keinen Maissirup enthalten.

Zusammenfassung: Sie brauchen wahrscheinlich nur Wasser zu trinken, es sei denn, Sie treiben harten Ausdauersport, machen viel Krafttraining oder verbringen viel Zeit mit Laufen, Rad fahren oder anderen anstrengenden Aktivitäten. Zu Hause oder am Arbeitsplatz brauchen Sie bestimmt keine Sportdrinks. Trinken Sie keine leeren Kalorien. Die wichtigste Regel lautet: Erst denken, dann trinken.

Zusammenfassung von Kapitel 5: Sie haben sich durch eine neue Einstellung und sinnvolle Veränderungen Ihrer Umwelt auf den Erfolg vorbereitet. Im Gegensatz zu Schnelldiäten ist das Core-Ernährungsprogramm ein langfristiger Plan, der den Körper täglich optimal mit Energie versorgt. Anstatt Sie ins kalte Wasser zu werfen, schließt dieses Programm eine dreiwöchige Gewöhnungsphase ein. Jede Mahlzeit sollte aus einer mageren Eiweißquelle, bunt gemischten, ballaststoffreichen Kohlenhydraten mit mitlerem glykämischem Index und gesundem Fett in moderater Menge bestehen. Kaufen Sie immer die beste Qualität.

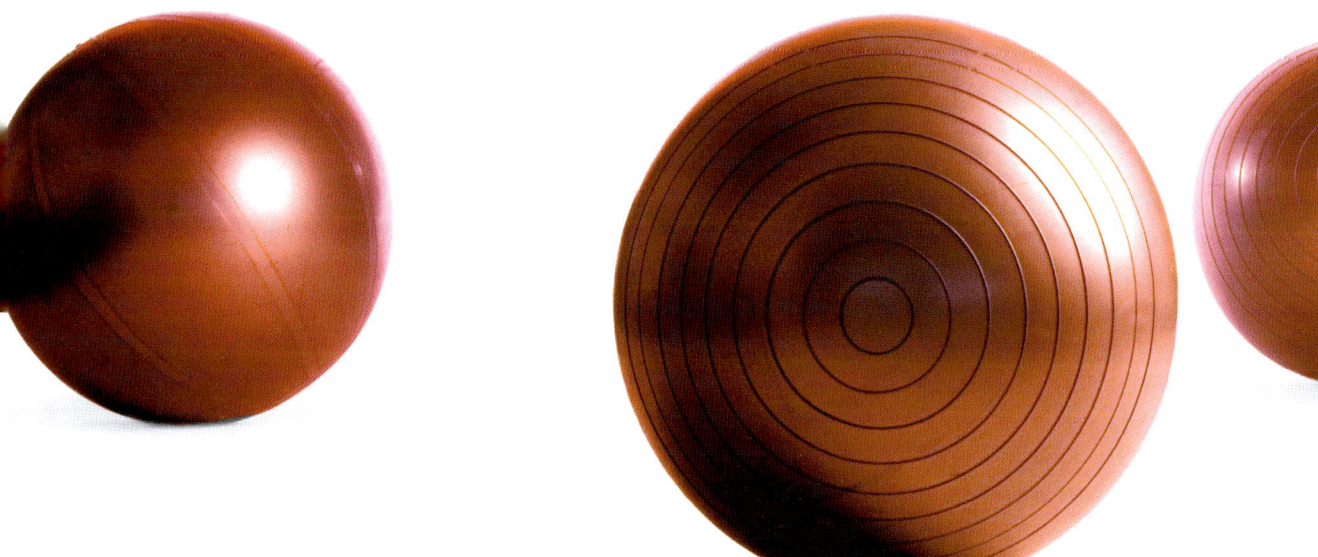

KAPITEL 6

ZU HAUSE SIEGEN

Planung ist der Schlüssel zur gesunden Ernährung. In den nächsten drei Wochen werden Sie Ihre Ernährung umstellen. In der ersten Woche verzichten Sie auf minderwertige Nahrungsmittel und beginnen, an vier Wochentagen vier gesunde Mahlzeiten täglich zu essen. Sie legen Vorräte zu Hause und im Büro an. In der zweiten Woche nutzen Sie diesen Schwung und essen an fünf Wochentagen fünf gesunde Mahlzeiten.

Jetzt haben Sie einen Vorrat gesunder Lebensmittel, und es wäre schwierig, falsche Entscheidungen zu treffen. Sie freuen sich über Ihre Entscheidungen, weil Sie ihre Wirkung spüren. Nun fangen Sie damit an, den Körper zu transformieren und mehr Energie zu erzeugen. In der dritten Woche haben sich Ihre neuen Gewohnheiten verfestigt. Sie haben die Energie und einen Plan, um durchzuhalten. Wenn Sie Ernährungsfehler machen, ist fast immer falsche Planung schuld. Anstatt eine Diät zu befolgen, ändern Sie Ihre Lebensweise, um mehr Energie zu haben und das Immunsystem zu stärken. Dies ist die Grundlage unseres Programms. Jetzt haben Sie einen Heimvorteil.

Sie müssen nicht immer perfekt sein.

Denken Sie daran, dass Sie wie ein Sportler an das Programm herangehen, und selbst die besten Athleten sind nicht vollkommen. Ein großer Fußballspieler schießt nicht in jedem Spiel ein Tor, der beste Tennisspieler macht manchmal Doppelfehler. Ab und zu werden Sie von diesem Plan abweichen, und das ist in Ordnung. Aber kehren Sie sofort auf den rechten Weg zurück – Sie scheitern nur, wenn Sie aufgeben.

»Motivierung durch Aufklärung« ist eine der Schlüsselkomponenten meiner Arbeit mit Berufssportlern. Ich könnte Ihnen einfach raten, die oben aufgezählten Lebensmittel zu essen und hoffen, dass Sie es tun. Aber Sie sind viel motivierter, wenn Sie verstehen, *warum* wir uns so ernähren, und wenn Sie wissen, dass Sie es schaffen, weil wir Ihnen einfache Strategien zeigen.

Bei der guten Ernährung geht es wie beim guten Training darum, ein paar Grundregeln zu verstehen. Außerdem brauchen Sie einen Plan, um sie zu befolgen. Sobald Sie den richtigen Plan haben, ist gesunde Ernährung weniger anstrengend, billiger und angenehmer.

SONNTAG – DER »FREIE TAG«

Wählen Sie einen Wochentag aus, an dem Sie sich vom Trainings- und Ernährungsprogramm »frei nehmen«. Da der Sonntag kein Trainingstag ist, bietet er sich auch kulinarisch als freier Tag an. Das soll nicht heißen, dass Sie eine ganze Lasagne und ein Stück Schokoladentorte essen und mehrere Dosen Bier trinken sollen. Aber Sie dürfen sich verwöhnen. Sie haben eine Woche lang hart gearbeitet und verdienen eine Pause. Hinzu kommt, dass dieser Tag Ihnen einen psychologischen Vorteil bietet: Er zeigt Ihnen, dass Sie nicht ganz auf Lieblingsspeisen verzichten müssen, selbst wenn sie nicht besonders gesund sind.

Es wäre unrealistisch zu glauben, dass Sie nur noch gesunde Lebensmittel essen. Nehmen Sie sich also den Sonntag frei. Selbst Spitzensportler schlemmen ab und zu.

Seien Sie aber nicht überrascht, wenn viele Speisen, die Ihnen früher geschmeckt haben, Sie jetzt nicht mehr reizen und Ihnen nicht mehr gut tun, nicht einmal kurzfristig. Wenn es so weit ist, wenn Sie die Reaktionen Ihres Körpers spüren, haben Sie einen großen Fortschritt gemacht.

Am Sonntag sollten Sie außerdem die kommende Woche planen. Bereiten Sie Mahlzeiten zu, und erstellen Sie den Speiseplan für die nächsten sechs Tage. Und vergessen Sie nicht, sich auf die Schulter zu klopfen, weil Sie sich gut erholt haben.

Ich werde Ihnen zeigen, welche Lebensmittel die meisten Nährstoffe enthalten und wie Sie eine erstklassige Mahlzeit zubereiten, die Eiweiß, Kohlenhydrate, Fett, Ballaststoffe, Vitamine und Mineralien in den richtigen Mengen enthält. Sie lernen, Lebensmittel so zu kombinieren, dass Sie schmackhafte und nährstoffreiche Mahlzeiten erhalten, die maximale Energie liefern.

CORE-MAHLZEIT 1:
MACHEN SIE IHR FRÜHSTÜCK ZUR WICHTIGSTEN MAHLZEIT DES TAGES

Das Frühstück bricht das nächtliche Fasten. Wenn Sie morgens aufwachen, fastet Ihr Körper noch. Im Schlaf verwendet er die verfügbaren Nährstoffe, um zu reparieren und Energie zu produzieren, und wenn Sie wach werden, ist meist nichts mehr übrig. Ihr Tank ist leer, und der Körper will Muskeln in Energie umwandeln.

Wenn Sie das Frühstück auslassen, nimmt Ihr Risiko, dick zu werden, sogar zu, und zwar, wie Forscher an der Massachusetts University herausgefunden haben, um 450 Prozent! Wenn Sie außer Haus frühstücken, erhöht sich Ihr Risiko um 137 Prozent, zweifellos deshalb, weil Sie verspätet und ungesund essen.

Da Sie vor dem Schlafengehen einen Imbiss zu sich nehmen, der seine Nährstoffe langsam abgibt, bekommt Ihr Körper, was er braucht, und muss daher nicht seine Muskeln abbauen. Das Frühstück verhindert einen Muskelabbau (Katabolismus genannt) ebenfalls. Es steigert vielmehr den Muskelaufbau (Metabolismus) und versorgt das Gehirn und den ganzen Körper mit Energie.

Das Frühstück muss Eiweiß, ballaststoffreiche Kohlenhydrate *und* gesundes Fett enthalten. Dazu können Sie ein kleines Glas Fruchtsaft mit 100 Prozent Fruchtgehalt oder ein größeres Glas verdünnten Fruchtsaft trinken, um ein vollwertiges Frühstück zu erhalten. Wichtig ist, kein Fruchtsaftgetränk und keinen Fruchtnektar zu sich zunehmen, denn diese Produkte werden gezuckert und haben nicht den Nährwert eines 100-prozentigen Saftes.

Warum essen Sie nicht ein Stück Obst und trinken ein Glas Wasser dazu, anstatt Saft zu trinken? Gegen eine Orange ist nichts einzuwenden, aber ein Saft löst eine stärkere glykämische Reaktion aus als die Frucht selbst. Zudem liefert die Orange Ballaststoffe und zusätzliche Nährstoffe. Überlassen Sie es Ihrem Körper, aus der Orange die Nährstoffe herauszuholen, die sie zu bieten hat.

Auch zucker- und fettarmer Joghurt ist eine gute Wahl. Er schmeckt gut, sättigt länger als Fruchtjoghurt und hält den Blutzucker stabil. Außerdem enthält er Eiweiß und Verdauungsenzyme. Geben Sie ein paar Ballaststoffe dazu, wie Nüsse oder Leinsamen. Mit Haferbrei gemischt, ist er ebenfalls schmackhaft.

POWER-FRÜHSTÜCKE

Frühstücksgulasch

40 g rohe Haferflocken

1 1/2 Esslöffel Molkepulver

60 ml Wasser

170 g zucker- und fettarmer Joghurt

10 Mandeln

1 Teelöffel Leinöl

Die Flocken mit dem Molkepulver verrühren. Dann das Wasser dazugießen und erneut umrühren. Zum Schluss Joghurt, Mandeln und Leinsamen dazugeben. Guten Appetit!

Ergibt eine Portion

NÄHRWERTGEHALT JE PORTION

503 Kalorien (kcal), 20 g Eiweiß, 60 g Kohlenhydrate, 20 g Fett, 12,5 g gesättigte Fettsäuren, 4 g Ballaststoffe

»Eine heiße Sache«

100 g Haferflocken

160 ml Wasser

170 g zucker- und fettarmer Joghurt
oder ungesüßtes Apfelmus

3 Kapseln Fischöl

Die Flocken zwei Minuten im Wasser erhitzen. Den Joghurt oder das Apfelmus und das Fischöl dazugeben (die Kapseln nicht öffnen). Mit einer Flasche Wasser servieren.

Ergibt eine Portion

NÄHRWERTGEHALT JE PORTION MIT JOGHURT

247 Kalorien (kcal), 12 g Eiweiß, 36 g Kohlenhydrate, 7 g Fett, 1 g gesättigte Fettsäuren, 3 g Ballaststoffe

NÄHRWERTGEHALT JE PORTION MIT APFELMUS

231 Kalorien (kcal), 4 g Eiweiß, 40 g Kohlenhydrate, 6 g Fett, 1 g gesättigte Fettsäuren, 4 g Ballaststoffe

Frühstücks-Bagel

1 Ei

1 Eiweiß

1 Scheibe magerer Rückenspeck

1 Scheibe fettarmer Cheddar

1 Vollkorn-Bagel

Ei und Eiweiß in einer kleinen Schale verrühren und in eine mikrowellensichere Schale gießen, die etwa so groß wie ein Hefekringel ist. Bei großer Hitze 60 bis 70 Sekunden backen. Schinken und Käse auf das Ei legen und erneut 50 bis 60 Sekunden backen. Inzwischen den Kringel in zwei Scheiben schneiden und rösten. Das Ei-Gemisch auf die eine Hälfte geben und die andere Hälfte darauf legen.

Ergibt eine Portion

NÄHRWERTGEHALT JE PORTION

376 Kalorien (kcal), 30 g Eiweiß, 34 g Kohlenhydrate, 14 g Fett, 5 g gesättigte Fettsäuren, 4 g Ballaststoffe

CORE-MAHLZEITEN 2 UND 3: STELLEN SIE IHR MITTAG- UND ABENDESSEN ZUSAMMEN

Bei der Planung des Mittag- und Abendessens müssen Sie mageres Eiweiß und bunt gemischte, ballaststoffreiche Kohlenhydrate kombinieren. Auch etwas Fett ist wichtig, zum Beispiel Olivenöl, Fisch, Nüsse oder Samenkerne. Diese Nährstoffe liefern gemeinsam maximale Energie, bauen Muskelmasse auf und stabilisieren den Blutzuckerspiegel.

Wir haben es oft so eilig, dass wir hastig etwas Ungesundes hinunterschlingen. Aber Sie sollten sich Zeit nehmen, Ihr Mittagessen am Abend vorher einzupacken. Essen Sie immer mit Muße, und entspannen Sie sich ein paar Minuten, selbst wenn Sie im Büro bleiben müssen. Setzen Sie sich, und essen Sie, wenn möglich, nicht am Schreibtisch, damit Sie eine echte Pause haben und am Nachmittag wieder frisch sind. Warten Sie nicht, bis Sie hungrig werden, sondern bleiben Sie Herr Ihres Hungers, damit er nicht Sie beherrscht.

Berücksichtigen Sie die Tagesabläufe der anderen, wenn Sie das Abendessen planen. Bereiten Sie das Essen für eine, zwei oder mehr Personen zu? Müssen Sie auf jemanden warten oder für ihn etwas beiseite stellen? Bei guter Planung schaffen Sie es vielleicht, für eine gewisse Zeit alle am Tisch zu versammeln. Dann ernähren Sie nicht nur Ihren Körper, sondern auch Ihre Beziehungen.

POWER-GERICHTE FÜR MITTAG UND ABEND

Leckerer Lachslunch

1 EL Olivenöl

1 Lachsfilet, 145 g

Fischwürze nach Belieben

1 Beutel frischer junger Spinat, 285 g, vorgewaschen

15 Kirschtomaten

Das Olivenöl in eine mittelgroße Pfanne gießen und bei mittlerer Hitze wärmen. Beide Seiten des Filets mit der Würze besprenkeln und in die Pfanne legen. Beide Seiten je drei bis sechs Minuten anbraten. Spinat und Tomaten dazugeben, zudecken und zwei Minuten kochen (oder bis der Fisch dunkel und der Spinat welk aussieht). Dann den Lachs aus der Pfanne nehmen und mit Küchenpapier abtupfen. Das Filet in die Mitte eines Tellers legen und mit dem gegarten Gemüse umgeben.

Ergibt eine Portion

NÄHRWERTGEHALT JE PORTION

480 Kalorien (kcal), 37 g Eiweiß, 11 g Kohlenhydrate, 30 g Fett, 5 g gesättigte Fettsäuren, 8 g Ballaststoffe

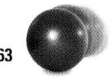

Gegrillter Lachs

2 Lachsfilets, je 115 g
6 EL fettarme Soße
Salz und gemahlener schwarzer Pfeffer nach Belieben
45 g fettarmer Cheddar
1 Vollkornpitabrot

Den Grill auf mittlere Hitze erwärmen. Die glänzende Seite eines großen Stücks Alufolie mit Kochspray überziehen und mit dieser Seite nach oben auf den Grill legen.

Die Lachsfilets auf die Folie legen und jedes mit 3 EL Soße bestreichen und mit Salz und Pfeffer bestreuen. Dann die Folie an den Kanten nach oben falten, so dass der Fisch in seinem eigenen Saft siedet.

Den Lachs weitere zwölf bis 20 Minuten grillen (oder bis oben Blasen erscheinen). Wenn er gar ist, sollte er blättrig sein. Dann den Fisch vom Grill nehmen und servieren.

Er schmeckt köstlich mit gedünstetem tiefgefrorenem Bio-Brokkoli, besprenkelt mit fettarmem geriebenem Käse, sowie mit Tomatenscheiben und Pitabrot.

Ergibt zwei Portionen

NÄHRWERTGEHALT JE PORTION

512 Kalorien (kcal), 29 g Eiweiß, 27 g Kohlenhydrate, 30 g Fett, 6 g gesättigte Fettsäuren, 1 g Ballaststoffe

Spinatsalat

Sie können die vorgekochte Hühnerbrust kaufen oder selbst kochen.

2 Packungen vorgekochte Hühnerbrust, je 145 g, in Scheiben oder Würfel geschnitten
1 Beutel frischer Spinat, 285 g
285 g Erdbeeren, in dünne Scheiben geschnitten
30 g Mandelsplitter
180 ml fettarme Himbeer-Vinaigrette

Zubereitung des Huhns: Den Ofen auf 200 °C vorheizen. Ein Backblech oder eine Pfanne mit Alufolie auskleiden und diese mit Kochspray befeuchten. Die Hühnerbrüste auf die Folie legen. Nach Belieben würzen: Knoblauchpulver, getrockneter Oregano, Salz und gemahlener Pfeffer sind gut. zehn bis 15 Minuten backen (oder bis das Huhn innen nicht mehr rosa aussieht). Abkühlen lassen, dann für den Salat in Scheiben oder Würfel schneiden.

Zubereitung des Salats: Alles außer dem Huhn in eine große Schüssel geben und mischen. Den Salat auf zwei Teller verteilen. Die Hühnerscheiben oder -würfel auf dem Salat verteilen.

Ergibt zwei Portionen

NÄHRWERTGEHALT JE PORTION

514 Kalorien (kcal), 47 g Eiweiß, 13 g Kohlenhydrate, 30 g Fett, 5 g gesättigte Fettsäuren, 6 g Ballaststoffe

EINE ERFOLGSGESCHICHTE
»Ich sah bei meiner Hochzeit großartig aus«

NAME: MATTHEW KEENER
ALTER: 30
BERUF: MEDIZINSTUDENT

Das Studium forderte von Matthew seinen Tribut. Er war als Schüler ein guter Ruderer, Radfahrer und Läufer gewesen, aber nun fiel es ihm schwer, Zeit für den Sport zu finden.

Da er lange arbeitete, aß er weder gesund noch regelmäßig. Sein Energiepegel schwankte heftig. Einmal schlief er fast am Operationstisch ein, als er einen chirurgischen Eingriff beobachtete.

Er begann mit dem Core-Programm und stellte fest, dass die Ernährungsempfehlungen mit dem, was er lernte, übereinstimmten.

»Ich wusste, dass drei große Mahlzeiten und nichts dazwischen mich müde machten. Außerdem setzte ich Fett an, anstatt Muskeln zu behalten oder aufzubauen.«

Einst war Matthew ein 1,95 Meter großer und 86 Kilo schwerer Triathlet gewesen. Jetzt hatte er seine harten Muskeln verloren, wog aber immer noch 86 Kilo. Da seine Verlobte die Hochzeitsvorbereitungen übernahm, beschloss er, ein wenig zu planen, um seinen anstrengenden Terminplan durchzuhalten.

Matthew nahm sich jede Woche Zeit, um tischfertige Mahlzeiten zusammenzustellen. Er achtete darauf, ständig genügend Energiedrinks und Riegel vorrätig zu haben, falls er einen Imbiss brauchte. »Die Riegel waren Lebensretter. Ich stecke sie in meinen weißen Kittel oder in den Rucksack und esse schnell einen, wann immer ich Hunger habe, egal wie beschäftigt ich bin.«

Das Programm zwang ihn, seine Woche vorauszuplanen. »Wenn ich wusste, dass ich zwei Tage lang nicht ins Fitnessstudio kommen würde, trainierte ich zu Hause mit dem Gymnastikball. Ich brauchte nur eine halbe Stunde, um die Woche vorzubereiten.«

Dank des Core-Trainings und der besseren Ernährung hatte er immer Energie und konnte sich gut konzentrieren. Außerdem beseitigte das Training die Muskelschmerzen, die er seit einem Schiunfall vor einem Jahr verspürte.

An seinem Hochzeitstag, dem 21. August 2004, wog Matthew 93 Kilo und hatte keine Fettpolster mehr. »Ich sah bei meiner Hochzeit großartig aus«, sagte er. Matthew machte 2005 sein Examen und will Psychiater werden. »Wichtiger ist, dass ich sportlich geblieben bin und ein Programm habe, das mich in Form hält, egal wie beschäftigt ich als Arzt sein werde.«

Garnelen mit Spargel

8 Stangen Spargel
2 Zitronen
285 g aufgetaute, vorgekochte Garnelen
 (siehe Anmerkung)
1 TL natriumarmes Fischgewürz
1 EL Olivenöl, extra vergine
Salz und schwarzer Pfeffer nach Belieben

Den harten unteren Teil der Spargelstangen entfernen. Dazu die Stangen mit beiden Händen halten und biegen, bis sie brechen. Die zarten Teile in drei Stücke schneiden und beiseite stellen. Jede Zitrone in separaten Schalen entsaften und diese beiseite stellen. Die Garnelen mit dem Gewürz bestreuen und beiseite stellen. Eine große Bratpfanne moderat erhitzen. Spargel und Olivenöl hineingeben. Etwa zwei Minuten umrühren. Den Saft einer Zitrone hineinträufeln und eine Minute einrühren. In der Mitte der Pfanne einen Kreis formen und die Garnelen hineingeben. Spargel und Garnelen kurz mischen, dann zudecken und ein bis zwei Minuten dünsten, bis alle Garnelen heiß sind. Nach Belieben mit Salz und Pfeffer würzen. Wenn gewünscht, den restlichen Zitronensaft hineinträufeln.

Anmerkung: Um die Garnelen aufzutauen, stellen Sie sie über Nacht in den Kühlschrank.

Ergibt eine Portion

NÄHRWERTGEHALT JE PORTION

420 Kalorien (kcal), 62 g Eiweiß, 25 g Kohlenhydrate, 17 g Fett, 3 g gesättigte Fettsäuren, 3 g Ballaststoffe

Taco-Salat oder weiche Tacos

Für dieses Rezept kochen Sie Fleisch für vier Portionen. Sie können alles auf einmal servieren oder drei Portionen Fleisch und Gemüse in den Kühlschrank stellen.

1 EL Olivenöl, extra vergine
570 g mageres Truthahnfleisch, in Würfel
 geschnitten
1 Packung Taco-Gewürz
1 große Tomate, in Würfel geschnitten
120 g fettarmer gemahlener Cheddar
 (4 Portionen zu je 30 g)
1 große Avocado, vor dem Servieren in
 Würfel geschnitten
120 g Sour Cream
120 g Natur-Joghurt (4 Portionen zu je 30 g)
240 g Salsa (4 Portionen zu je 60 g)

Wenn Sie Salat zubereiten:
4 Köpfe Römer-Salat (1 Kopf je Portion)
1 Dose schwarze Bohnen, 425 g
 (Wasser abgießen und Bohnen spülen)
1 Packung aufgetaute Brokkoliröschen, 285 g

Wenn Sie die Tacos zubereiten:
4 Tortillas, je 25 cm lang (eine je Portion),
 wenn möglich ballaststoffreich
1 Kopf Römer-Salat (etwa 8 Blätter, gehackt),
 wenn gewünscht

Zubereitung des Truthahns: Das Öl in eine große Bratpfanne gießen, bei mittlerer Hitze erhitzen und den Truthahn dazugeben. Nach Gebrauchsanweisung mit dem Taco-Gewürz bestreuen. Wenn der Truthahn nicht mehr rosa ist, vom Herd nehmen und beiseite stellen. Was Sie aufheben, sofort in den Kühlschrank.

Zubereitung des Salats (eine Portion): Einen Kopf Salat hacken und in eine große Schüssel geben. Je ein Viertel der Bohnen, der Tomate und des Brokkoli sowie 30 g Käse dazugeben. (Für vier Salate diese Mengen vervierfachen.) Bis zum Servieren in den Kühlschrank stellen. Vor dem Servieren ein Viertel der Avocado in jeden Salat mischen, dann ein Viertel des Truthahnfleisches darauf verteilen. Jeden Salat mit 60 g Salsa und einer Mischung aus Sour Cream und Joghurt garnieren.

Zubereitung eines Tacos: Eine weiche Tortilla im Mikrowellenherd 30 Sekunden erhitzen, bis sie weich genug zum Rollen ist. Die Tortilla auf einem Brett in der Mitte mit einem Viertel des Truthahnfleisches füllen. Ein Viertel der Tomate, zwei gehackte Salatblätter (wenn gewünscht), 30 g geriebenen Käse und ein Viertel der Avocadowürfel darauf verteilen. (Für vier Tortillas diese Mengen vervierfachen.) Jede Tortilla zusammenrollen und mit je 60 g Mischung aus Sour Cream und Joghurt sowie 60 g Salsa servieren.

Ergibt vier Taco-Salate oder vier weiche Tacos

NÄHRWERTGEHALT JE PORTION TACO-SALAT

566 Kalorien (kcal), 54 g Eiweiß, 21 g Kohlenhydrate, 30 g Fett, 13 g gesättigte Fettsäuren, 8 g Ballaststoffe

NÄHRWERTGEHALT JE PORTION WEICHE TACOS

716 Kalorien (kcal), 63 g Eiweiß, 61 g Kohlenhydrate, 24 g Fett, 6 g gesättigte Fettsäuren, 13 g Ballaststoffe

CORE-SNACKS ALS ZWISCHENMAHLZEITEN

Wahrscheinlich knabbern Sie ständig etwas, wenn Sie eine Sportveranstaltung besuchen – drei Stunden sind schließlich eine lange Zeit. Und um nichts zu verpassen, kaufen Sie Ihren Imbiss in der Halbzeit.

Zwar gibt es im Stadion kaum gesunde Snacks, aber Sie bleiben wenigstens satt. Es ist eine Ironie, dass wir als Zuschauer beim Sport mehr auf unsere Ernährung achten als im täglichen Leben, wo wir lange mit wenig Brennstoff arbeiten.

Schon als Kinder haben wir gelernt, nichts zwischen den Mahlzeiten zu essen, damit wir nicht dick werden oder den Appetit verlieren. Das hat uns eine ganze Generation von Müttern beigebracht.

In Wahrheit ist es kein Fehler, bei einer Hauptmahlzeit weniger zu essen. Die meisten Leute essen in der Regel viel zu viel. Damit nicht auch Sie übertreiben, muss Ihr Blutzuckerspiegel konstant bleiben, und das geht nur, wenn Sie alle 2,5 bis drei Stunden ein wenig essen.

Natürlich sollen Sie nicht wie im Stadion essen. Wie die Mahlzeiten sollen auch die Imbisse eine Kombination aus ballaststoffreichen Kohlenhydraten, Eiweiß und Fett sein. Essen Sie zum Beispiel einen Becher Hüttenkäse oder fettarmen, zuckerfreien Joghurt oder ein Stück Obst mit Erdnussbutter und eine Hand voll Nüsse. Ein bisschen Thunfisch

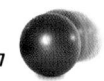

oder Huhn mit einem Stück Obst oder Gemüse ist ebenfalls gut.

Bei manchen Menschen ist der Unterschied zwischen Haupt- und Nebenmahlzeiten gering. Frühstück, Mittagessen und Abendessen können jetzt kleiner als üblich sein, denn Sie versuchen ja nicht mehr, sich für die nächsten sechs bis zwölf Stunden zu sättigen.

Ihre Imbisse können aber auch kleiner sein. Das ist erlaubt, sofern sie Eiweiß, ballaststoffreiche Kohlenhydrate und gesundes Fett enthalten. Geeignet sind beispielsweise Eiweiß-Shakes oder -Riegel. Es ist aber schwierig, Riegel zu finden, die gut schmecken und gesund sind. Lesen Sie die Zutatenliste genau. Der Riegel sollte 15 bis 30 Gramm Eiweiß, acht bis 20 Gramm Kohlenhydrate und ein paar Gramm Fett enthalten.

Nach Ihrem Plan nehmen Sie dreimal am Tag Imbisse oder Shakes zu sich. Die Zwischenmahlzeit am Spätnachmittag ist oft am wichtigsten, weil wir dann besonders müde werden.

Der letzte Snack am Abend sollte sättigend sein, denn es ist noch weit bis zum Frühstück. Etwas Huhn oder Fisch – ein Rest vom Mittagessen – ist ein guter Imbiss, ebenso ein Eiweiß-Shake oder ein Apfel mit Erdnussbutter. Der Imbiss sollte auf jeden fall ballaststoffreich sein.

Sie brauchen also kein schlechtes Gewissen zu haben. Zwischenmahlzeiten sind ein wichtiger Bestandteil der gesunden Ernährung.

ERGÄNZUNGSMITTEL

Heutzutage wird eine verwirrende Vielfalt von Nahrungsergänzungsmitteln angeboten, die Gesundheit versprechen. Der Einfachheit halber gehe ich in diesem Buch auf die meisten nicht ein.

Sie wissen bereits, dass ich einen Energiedrink vor oder nach dem Training sowie Shakes als Imbisse empfehle. Eine Multivitamintablette am Morgen ist eine sehr gute Idee, ebenso ein Antioxidantien-Komplex mit Vitaminen und Mineralien.

Wenn Sie gut essen und dieses Programm befolgen, kommen Sie ohne zusätzliche Antioxidantien aus. Doch selbst Spitzensportlern, die ihre Blutwerte kontrollieren lassen, fehlen fast immer einige Antioxidantien. In unserem Trainingszentrum geben wir ihnen sofort Ergänzungsmittel, denn sonst drohen Zellschäden, wenn der Körper stark belastet wird – durch Sport, Sonne, Luftverschmutzung oder die Anforderungen zu Hause und am Arbeitsplatz. Das ist unvermeidlich. Und geschädigte Zellen werden selbst zu freien Radikalen. Deren Wirkung müssen wir minimieren.

Stellen Sie sich freie Radikale als Amokläufer vor. Antioxidantien nehmen sie in Gewahrsam, sorgen für Ordnung im Gewebe und verlangsamen die Alterung. Wir empfehlen ein Produkt namens Vitrin. Es ist zwar teurer als andere Produkte und nur online erhältlich, aber zwei Kapseln enthalten 29 Vitamine und Mineralien plus ebenso viele Antioxidantien wie fünf

DIE GESUNDE SCHREIBTISCHSCHUBLADE

Hungeranfälle, vor allem im Büro, gehören zu den größten Feinden der gesunden Ernährung.

Egal, was Ihre Mutter sagte, Zwischenmahlzeiten sind die einzige gute Methode, den Körper mit Energie zu versorgen. Das heißt nicht, dass Sie den ganzen Tag essen müssen. Sie sollten aber vorausplanen, was sie zu bestimmten Zeiten täglich zu sich nehmen.

Die schlechteste Wahl ist ein Automat. Deshalb fülle ich eine Schreibtischschublade mit gesunden Lebensmitteln. Ich habe eine Schachtel Haferflocken, abgepackten Thunfisch, Äpfel, Orangen, gesunde Riegel, ein Glas Mandeln, einen Laib Vollkornbrot, Gewürze in Ein-Portionen-Packungen, ein Glas zuckerfreies Apfelmus, Plastikbesteck, Pappteller und Papierhandtücher. Neben meinem Schreibtisch steht ein Minikühlschrank, der mit Wasserflaschen, frischen Gemüse-Imbissen, fett- und zuckerfreiem Joghurt und Energiedrinks gefüllt ist.

Ihre »Schublade« muss sich nicht im Büro befinden. Sie kann ein Behälter sein, den Sie im Auto oder – wenn Sie eine vielbeschäftigte Mutter sind – im Windelbeutel aufbewahren. Die Schublade spielt eine wichtige Rolle in meinem Ernährungsprogramm, weil sie mich oft davor bewahrt, etwas Ungesundes zu essen oder nachmittags zu hungern.

Es spielt keine Rolle, wie beschäftigt ich bin – manchmal bin ich wie viele andere wegen der zahlreichen Anrufe, E-Mails und Besprechungen an den Schreibtisch gefesselt –, ich weiß, dass ich mich auf meine Schublade verlassen kann. Natürlich ergänze ich meine Vorräte regelmäßig, nicht nur mit Snacks, sondern auch mit Zutaten fürs Frühstück oder Mittagessen, wenn ich welche brauche.

Ermuntern Sie Ihre Kollegen, Mitarbeiter und Vorgesetzten, ebenfalls solche Vorräte anzulegen. Sie alle leisten mehr, wenn Sie ständig Energie haben und am Spätnachmittag keine langen Pausen einlegen müssen, um sich Essen zu besorgen. Geben Sie den anderen ein Beispiel mit Ihrem gesunden Ernährungsprogramm.

Portionen Obst und Gemüse. In den letzten Jahren haben Ergänzungsmittel große Besorgnis ausgelöst, oft mit gutem Grund. Manches, was Sie überall kaufen können, lehne ich strikt ab, entweder weil offensichtlich ist, dass es schädlich sein könnte, oder weil Langzeitstudien fehlen. Am besten bleiben Sie bei den ergänzenden Lebensmitteln, die ich in diesem Buch empfehle.

Zusammenfassung von Kapitel 6: Sie ernähren sich immer gesund, wenn Sie Ihre Mahlzeiten aus einer mageren Eiweißquelle, ballaststoffreichen Kohlenhydraten und gesundem Fett zusammenstellen.

BAUSTEINE FÜR EINE CORE-MAHLZEIT

Ihr Einkaufswagen sollte nun von wohlschmeckenden und nährstoffreichen Lebensmitteln überquellen. Es ist ein großer Irrtum, dass gesunde Mahlzeiten fade und langweilig sein müssen. Nichts könnte falscher sein. Wenn Sie die unten – und in früheren Kapiteln – genannten Zutaten verwenden, können Sie Dutzende von wertvollen, schmackhaften Gerichten zubereiten.

Sie brauchen Ihre Lieblingsrezepte nicht aufzugeben. Viele Menschen sind gute Köche, und ein gemütliches Mahl mit Freunden und Angehörigen gehört zu den Freuden des Lebens. Aber für ein ausgeklügeltes Essen reicht oft die Zeit nicht.

Kochen muss jedoch nicht langwierig und kompliziert sein – Sie können Mahlzeiten aus »Bausteinen« zusammenstellen. Nehmen Sie dafür eine magere Eiweißquelle, etwa Truthahn oder Rind, einige farbige und ballaststoffreiche Kohlenhydrate sowie ein wenig gesundes Fett, und Sie haben eine großartige Mahlzeit.

PORTIONSGRÖSSEN

Diese Liste ist ein Leitfaden, wenn Sie eine Zutat durch eine andere ersetzen. Naturbelassene Produkte sind stets besser als verfeinerte.

Gemüse: 185 g rohes Gemüse, 90 g gedünstetes Gemüse, 150 ml Gemüsesaft, 170 g gekochte getrocknete Bohnen.

Obst: 1 mittelgroße Frucht (1 mittelgroßer Apfel oder Birne), 150 g geriebenes Obst oder Dosenobst, 150 ml Fruchtsaft

Getreideprodukte: 1 Scheibe Brot, 40 g Fertiggetreideprodukte, 170 g gekochter Reis oder Nudeln

Eiweiß: 115 g Fleisch (von der Größe eines Kartenspiels), eine Handvoll Nüsse, 1 EL Erdnussbutter

Fett: 1 EL Olivenöl, Rapsöl oder Leinöl

Milchprodukte: 240 ml Milch, 150 g Hüttenkäse, 30 g oder 1 Scheibe Käse

FRÜHSTÜCK

KOHLENHYDRATE

- Wählen Sie zwei Bausteine aus

60 g Reformkost- oder Vollkornflocken
1 Stück Vollkornbrot (nicht angereichert)
1 Grapefruit
45 g Haferflocken
75 g Weintrauben
75 g Cantaloupe-Melone
40 g Honigmelone
200 g fett- und zuckerarmer Joghurt
45 g Vollkornkleie

EIWEISS

- Wählen Sie einen oder zwei Bausteine aus

4 Ei-Eiweiß
Ei-Ersatz, entsprechend 2 Eiern
2 Eier
150 g Hüttenkäse
240 ml entrahmte Milch
3 Scheiben Feinkostfleisch
2 EL Erdnussbutter

GEMÜSE

- Wählen Sie beliebig viele Bausteine aus

90 g Brokkoli
30 g Spinat
100 g grüne Bohnen
170 g Tomaten
125 g Gurken
45 g Römer-Salat
100 g Pilze
200 g Tomatensoße

GESUNDES FETT

- Wählen Sie einen Baustein aus

1 EL Leinöl
1–2 EL Olivenöl
1–2 EL Rapsöl
45 g fettarmer Käse
30 g trocken geröstete Nüsse

Beispielhaftes Frühstück

60 g Vollkornflocken und ein Omelett aus 4 Ei-Eiweiß, Gemüse und 45 g fettarmem Käse.

ERNÄHRUNG

- Planen Sie!
- Schauen Sie auf die Uhr.
- Essen Sie um zu leben, nicht umgekehrt.

Das Mittagessen und das Abendessen müssen nicht groß sein, denn Sie essen ja häufiger. Essen Sie etwas Fisch, Huhn oder mageres Fleisch mit Gemüse, Obst oder beidem. Trinken Sie dazu zwei Gläser kaltes Wasser oder ein Glas Rotwein. Und schon ist die gesunde Mahlzeit fertig!

Wie bereits erwähnt, können Sie am Samstag oder Sonntag reichlich Huhn und Fisch kochen. Kaufen Sie Obst, Gemüse und Salate. Wichtig, ist, dass Sie Vorräte haben, damit Sie nichts Ungesundes essen. Der folgende Leitfaden zeigt, wie Sie Mahlzeiten zusammenstellen und sich gesund ernähren. Es ist keine erschöpfende Liste – weitere Optionen haben Sie in diesem Abschnitt bereits kennen gelernt –, doch sie enthält alles, was Sie brauchen, um gesund zu essen und Zeit zu sparen.

MITTAG- ODER ABENDESSEN

EIWEISS

- Wählen Sie einen oder zwei Bausteine aus

115 g gegrilltes Huhn
150 g Hüttenkäse
1 Dose Thunfisch in Wasser
115 g Truthahn ohne Haut
115 g mageres Schweinefleisch (gegrillt)
115 g mageres Fleisch (gegrillt)

KOHLENHYDRATE

- Wählen Sie einen oder zwei Bausteine aus

170 g brauner Reis
200 g Vollkornnudeln
170 g wilder Langkornreis
1 Vollkornbrötchen
1 Scheibe Vollkornbrot

GEMÜSE

- Wählen Sie beliebig viele Bausteine aus

90 g Brokkoli
30 g Spinat
100 g grüne Bohnen
170 g Tomaten
125 g Gurken
45 g Römer-Salat
100 g Pilze
200 g Tomatensoße

HÜLSENFRÜCHTE

- Wählen Sie einen Baustein aus

170 g Schwarze Bohnen
170 g Gartenbohnen
170 g gefleckte Bohnen
170 g Kidneybohnen

OBST MIT NIEDRIGEM GI

- Wählen Sie einen oder zwei Bausteine aus

1 Apfel
1 Pfirsich
1 Pflaume
75 g Kirschen
1 Grapefruit
1 Birne

GESUNDES FETT

- Wählen Sie einen Baustein aus

1–2 EL Olivenöl
1–2 EL Rapsöl
45 g Käse
30 g trocken geröstete Nüsse (z. B. Mandeln)

Beispielhaftes Mittag- oder Abendessen

170 g brauner Reis und 170 g gegrilltes Huhn mit Salat aus 60 g Spinat, 125 g Gurke und je 2 EL Olivenöl und Essig.

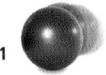

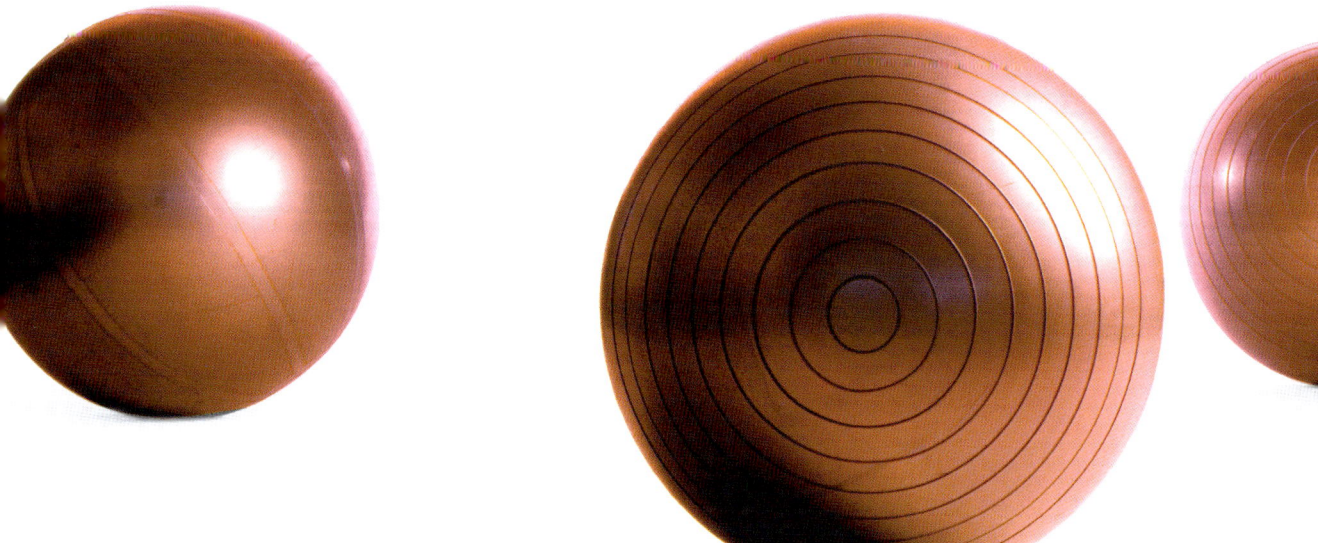

KAPITEL 7

AUSWÄRTSSPIELE

Für eine Sportmannschaft sind Auswärtsspiele schwieriger als Heimspiele. Die Sportler müssen Reisestrapazen überstehen, im Stadion des Gegners antreten und auf Bequemlichkeiten verzichten, die sie zu Hause genießen.

Um diese Nachteile auszugleichen, steigen sie in den besten Hotels ab, nehmen ganze LKW voller Ausrüstung mit und erstellen einen Spielplan, der ganz auf das Auswärtsspiel zugeschnitten ist. Sie wollen die fremde Umgebung soweit wie möglich nach ihren Vorstellungen gestalten. Um zu gewinnen, muss das Team sich auswärts mehr anstrengen. Für Fehler bleibt wenig Raum.

Das Gleiche gilt für die Ernährung. Zu Hause ist es einfacher, gesund zu essen – Sie haben ja einen Heimvorteil, weil der Kühlschrank und die Schreibtischschublade im Büro mit gesunden Lebensmitteln gefüllt sind und Sie Ihre Mahlzeiten und Imbisse so planen, dass sie in Ihren Tagesablauf passen. Ihre Familie weiß, dass Sie sich gesund ernähren – und macht hoffentlich mit.

Auswärts ist es viel schwieriger, gesund zu essen. Egal, ob Sie im Außendienst arbeiten, eine Flugreise machen oder abends bei Freunden eingeladen sind; Sie stehen immer vor großen Hindernissen, wenn Sie sich richtig ernähren wollen.

Planen Sie also voraus. Nehmen Sie wenigstens Wasser in Flaschen, Obst und einen Beutel Nüsse mit, wenn Sie das Haus verlassen. Bewahren Sie gesunde Riegel im Auto, in der Aktentasche oder in der Reisetasche auf. Wenn Sie den ganzen Tag unterwegs sind, können Sie einen Salat oder eine magere Eiweißquelle und Gemüse in einem Plastikbehälter mitnehmen.

Um fit zu bleiben, müssen Sie etwa alle drei Stunden essen, und das ist auswärts ein Problem. Wir haben bereits besprochen, was Sie am Arbeitsplatz tun. Sich dort mit gesundem, mitgebrachtem Essen zu versorgen, ist vergleichsweise einfach, weil Ihr Tagesablauf im Büro ziemlich regelmäßig ist.

Nichts untergräbt eine gesunde Lebensweise mehr als falsche Ernährung. Wenn Sie Besorgungen machen, haben Sie es wahrscheinlich eilig. Sie achten nicht auf die Zeit, und plötzlich sitzen Sie vor einer Imbissbude und vertilgen Fastfood.

Das schadet nicht nur dem Körper, sondern es kostet auch Zeit und Geld und entmutigt Sie. Eigentlich wollen Sie für das Recht, etwas Ungesundes zu essen, nichts bezahlen und auch keine Zeit dafür opfern. Planen Sie voraus, und Sie sparen Zeit und Geld und versorgen Ihren Körper optimal mit Energie.

Auch Reisen sind eine Herausforderung. Seit einigen Jahren wird in manchen Flugzeugen kein Essen mehr serviert, und das ist gut, weil wir sonst stark verfeinerte Gerichte essen müssten und weil wir jetzt gezwungen sind, unsere Mahlzeiten selbst zu planen. Anstatt im Flughafen teure Pizza und Fastfood zu kaufen, nehmen Sie am besten Essen und Wasser in Flaschen von zu Hause mit.

Vor langen Autofahrten füllen Sie eine Kühltasche mit Wasserflaschen, frischem Obst, Gemüse, magerem Eiweiß, gesunden Riegeln und fett- und zuckerarmem Joghurt. Essen Sie im Auto auf Rastplätzen, anstatt Fastfood im Restaurant zu konsumieren. Auch so sparen Sie Zeit und Geld und essen gesünder.

Auf längeren Autofahrten oder Flugreisen sollten Sie ein Pulver mitnehmen, das Mahlzeiten ersetzt, und es in Shakes mischen. Dafür eignet sich eine spezielle Schüttelflasche, die obendrein die Arme trainiert. (Man bekommt sie in vielen Reformhäusern und im Internet). Füllen Sie einen kleinen Plastikbehälter mit Molkepulver, das Sie sonst auf Ihren Haferbrei streuen, und mischen Sie aus Saft und Wasser einen Energiedrink. Vergessen Sie nicht Ihre Multivitamine und Antioxidantien.

Das Essen im Restaurant muss nicht problematisch sein. Sie bekommen fast überall gegrilltes Huhn oder Fisch mit Gemüse und Salat.

Verzichten Sie auf Brot und sahnige Vorspeisen. Wenn ein Teil des Menüs Ihnen nicht zusagt, können Sie es meist durch etwas anderes ersetzen oder anders zubereiten lassen.

Bei jedem »Auswärtsspiel« müssen Sie Ihre Umwelt möglichst gut in den Griff bekommen. Planen Sie voraus. Nehmen Sie mit, was Sie brauchen – es muss nicht schwer sein. Lassen Sie andere im Flughafen Schlange stehen, um eine fettige Pizza zu bekommen. Und überlassen Sie es anderen, in Autobahnraststätten Zeit, Geld und vielleicht sogar die Gesundheit zu verlieren.

In den folgenden Kapiteln geht es darum, wie Sie unterwegs trainieren. Das fällt den meisten Leuten leichter als die gesunde Ernährung. Sowohl beim Essen als auch beim Training können Sie stolz darauf sein, dass Sie Ihren Heimvorteil mitnehmen.

DAS HÄRTESTE AUSWÄRTSSPIEL

Manchmal hat eine Gastmannschaft fast keine Chance zu gewinnen. Vielleicht ist der Spielplatz gefroren, oder die Zuschauer brüllen die Gäste nieder. Es ist immer schwer, auswärts zu siegen.

SEIEN SIE EIN DANKBARER GAST

Wenn es um Ernährung geht, ist es schwer, ein dankbarer Gast zu sein. Früher oder später sitzen Sie bei einem Familientreffen vor einem Teller, den Tante Anna mit Lasagne, Butterbroten mit Knoblauch und Kartoffelbrei gefüllt hat. Oder Ihr Chef oder ein wichtiger Kunde lädt Sie zu Spaghetti, Schweinerostbraten oder einem anderen fettreichen Gericht ein.

Vielleicht können Sie eine Magenverstimmung vortäuschen oder behaupten, Sie müssten eine Diät befolgen – was beinahe stimmt. Dennoch besteht die Gefahr, dass der Gastgeber eingeschnappt ist.

Am besten essen Sie eine kleine Portion. Das fällt Ihnen leichter, weil Sie sechs Mahlzeiten am Tag zu sich nehmen. Außerdem sollten Sie etwas essen, bevor Sie den Gastgeber aufsuchen. Dann sind Sie satt und haben keine Lust, eine ungesunde Mahlzeit zu vertilgen, nur weil man sie Ihnen vorsetzt.

Einfacher ist es auf einer zwanglosen Party. Niemandem fällt auf, dass Sie Chips, Dips, Pizza, Hamburger, Hotdogs, Bier und Limonade nicht anrühren. Am besten planen Sie auch hier voraus und essen schon zu Hause oder nehmen etwas mit.

Natürlich können Sie die Party auf Ihren »freien Tag« legen. Das wäre die einfachste Lösung. Aber manchmal gibt es mehr Partys als freie Tage.

Vorausplanung ist die beste Strategie. Denn wenn es um die Ernährung geht, können Sie sich überall auf feindlichem Gelände befinden.

Das Gleiche gilt für die Ernährung. Unterwegs ist es schwieriger, gesund zu essen. Sie sind meist auf Restaurantmenüs angewiesen und haben wenig Zeit. Manchmal finden Sie ein Lokal mit gesünderem Essen, doch Sie werden immer wieder in einer Imbissbude enden.

Wenn Sie die lange Liste ungesunder, aber verführerischer Gerichte sehen, dürfen Sie Ihre Ziele nicht vergessen: *Höchstleistung und optimale Gesundheit*. Fastfood-Restaurants sind ein Hindernis auf dem Weg zu diesen Zielen, aber mit etwas Planung und einigen Sonderwünschen können Sie sogar in solchen Lokalen gesünder essen.

Beherzigen Sie einfach die folgenden Regeln, die ich der wundervollen Amanda Carlson verdanke, der Ernährungs- und Forschungsexpertin bei Athletes' Performance:

1. Verzichten Sie auf Gebratenes (Hähnchen, Pommes frites usw.). Essen Sie Salat oder gebackene Kartoffeln.
2. Essen Sie ein gegrilltes Gericht.
3. Je weniger Beine, desto besser. Gegrilltes Huhn oder gegrillter Fisch ist gesünder als ein Hamburger.
4. Entfernen Sie die Haut des Huhns oder Truthahns.
5. Verzichten Sie auf Mayonnaise.
6. Trinken Sie Wasser anstatt Limonade. Es ist nicht nur gesünder, sondern oft auch kostenlos.

Überlegen Sie, was Sie an diesem Tag bereits gegessen haben, und wählen Sie Gerichte mit der richtigen Menge Kohlenhydrate. Denken Sie daran, dass Kohlenhydrate Energielieferanten sind – morgens oder nach dem Training brauchen Sie also mehr davon. Später am Tag oder wenn Sie weniger trainieren wollen, genügt eine kleinere Menge. Die folgenden Tipps helfen Ihnen, weniger verfeinerte Kohlenhydrate zu essen:

1. Entfernen Sie das Brot vom Hamburger oder Hühnersandwich, oder lassen Sie nur den oberen Teil liegen.
2. Bestellen Sie eine zusätzliche Hühnerbrust für den Salat, und verzichten Sie auf das Brot.
3. Essen Sie die Croutons im Salat nicht mit.

Was Sie am besten bei Restaurantbesuchen bestellen, zeigt die folgende Liste, die die gesündesten Wahlmöglichkeiten in Lokalen unterschiedlicher Geschmacksrichtungen enthält.

Fastfood-Restaurant
- Salat mit fettarmer Soße
- Sandwich mit gegrilltem Huhn, Salatbeilage mit fettarmer Soße
- Ein großes Chili und Salat mit fettarmer Soße
- Ein kleines Chili und eine gebackene Kartoffel mit gedünstetem Brokkoli

- Wenn Sie unbedingt einen Cheeseburger essen wollen, nehmen Sie nur einen einfachen und verzichten auf Mayonnaise oder eine andere fette Soße.

Mexikanisch
- Bestellen Sie gegrillten Fisch oder ein Fleischgericht mit Salsa und Salat.
- Meiden Sie saure Sahne, Nachos, Tacos und Käse.
- Wählen Sie gesunde Füllungen für Tortillas.

Indisch
- Essen Sie Vollweizen-Roti oder -Chapati anstatt Naan, das aus Weißmehl besteht und viel Fett enthält.
- Bestellen Sie eine Portion gedünstetes Gemüse als Beilage.
- Meiden Sie Masala-Gerichte, wenn sie Sahne enthalten.
- Essen Sie einfachen gekochten Reis anstatt Pilau-Reis, der mit Fett gekocht wird.
- Bevorzugen Sie Speisen mit wenig Soße.
- Tikka-Gerichte können eine gute Wahl sein, ebenso Gemüsegerichte anstelle von Fleisch.

Chinesisch
- Bestellen Sie gedünsteten Reis anstelle von gebratenem Reis mit Ei.
- Meiden Sie gebratene Teiggerichte.
- Meiden Sie Speisen, die in Fett schwimmend gebraten wurden, z. B. Frühlingsrollen
- Bestellen Sie ein Gemüsegericht, z. B. Bok Choy.
- Essen Sie Fisch anstelle von Fleisch.

Italienisch
- Bestellen Sie kein Knoblauchbrot.
- Bestellen Sie Nudelsoßen ohne Sahne. Klassische Tomatensoßen wie Napolitana sind eine gute Wahl.
- Meiden Sie Käselasagne und ähnliche Speisen.
- Wenn Sie Wein trinken, sollten Sie auch Wasser trinken.

Sandwich-Bars
- Wählen Sie ein gesundes Tagesgericht.
- Nehmen Sie eine fettarme Soße.
- Mit Senf brauchen Sie nicht zu sparen. Meiden Sie aber Butter und fette Zutaten wie Mayonnaise und Salatsahne.
- Meiden Sie Käse und fettes Fleisch in Scheiben. Magerer Truthahn kann eine gute Wahl sein.

Cafés
- Bitten Sie um entrahmte Milch für den Kaffee.
- Verzichten Sie auf Zucker im Tee oder Kaffee.

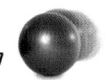

- Als Zwischenmahlzeit eignet sich ein kleiner Salat besser als ein Stück Kuchen.
- Trinken Sie zum Kaffee ein Glas Wasser.

Subway

- Essen Sie ein Stück Truthahn, Roastbeef, Huhn oder Schinken auf Vollkornbrot.
- Verwandeln Sie Ihr Sandwich in einen Salat.
- Lassen Sie den Käse weg.
- Nehmen Sie reichlich Gemüse als Beilage, z. B. Tomaten, Pickles, schwarze Oliven, Gurken und grüne Paprikaschoten.
- Gehen Sie sparsam mit der Mayonnaise um.
- Trinken Sie Wasser anstatt Limonade.

Pizzerias

- Bestellen Sie eine Pizza mit dünner Kruste, z. B. Pizza Hawaii oder eine Pizza mit Gemüse oder Meeresfrüchten.
- Essen Sie dazu gegrilltes Huhn, Schinken und Gemüse.
- Bestellen Sie kein Knoblauchbrot.
- Bestellen Sie Salate mit fettarmen Dressings an der Seite.
- Bitten Sie darum, weniger Käse aufzulegen.
- Trinken Sie Wasser zum Essen.

McDonald's

- Caesar-Salat mit gegrilltem Huhn und 1/2 Packung fettarmer Balsamico-Vinaigrette anstatt der Caesar-Soße
- Chef- oder Gartensalat mit fettarmer Vinaigrette
- Cheeseburger (wenn es sein muss) und als Beilage Salat mit 1/2 Packung fettarmer Balsamico-Vinaigrette

Restaurant

- Bestellen Sie gegrilltes Huhn oder Fisch
- Wenn Sie Steak essen, schneiden Sie das Fett ab, und wählen Sie Stücke, die wenig marmoriert sind.
- Beginnen Sie mit Salat und fettarmer Vinaigrette.
- Bestellen Sie gedünstetes Gemüse als Beilage.
- Essen Sie Brötchen und Kartoffelgerichte in Maßen.
- Meiden Sie Gerichte mit fetter Soße.
- Bitten Sie darum, Soßen separat zu servieren, damit Sie wissen, wie viel Sie nehmen.

Wenn Sie im täglichen Leben die richtigen Entscheidungen treffen, verbessern sich Ihre Gesundheit und Ihre Leistungsfähigkeit. Bei einer langfristig gesunden Ernährung können Sie gelegentlich ein bisschen sündigen, ohne dass Sie Ihre Fortschritte dadurch gefährden.

Zusammenfassung von Kapitel 7: Wenn Sie auswärts essen, müssen Sie mehrere Probleme lösen. Planen Sie voraus, und halten

Sie im Auto, im Schreibtisch, in der Aktenmappe oder in der Handtasche gesundes Essen bereit, damit Sie in der Hektik nicht zu Fastfood greifen. Auch im Restaurant brauchen Sie nicht gegen das Programm zu verstoßen, denn es gibt meist ein paar gesunde Optionen auf dem Menü. Essen Sie gegrilltes Huhn oder Fisch mit gedünsteten Kartoffeln. Wählen Sie das Beste, was es gibt, wenn Sie im Fastfood-Restaurant essen müssen.

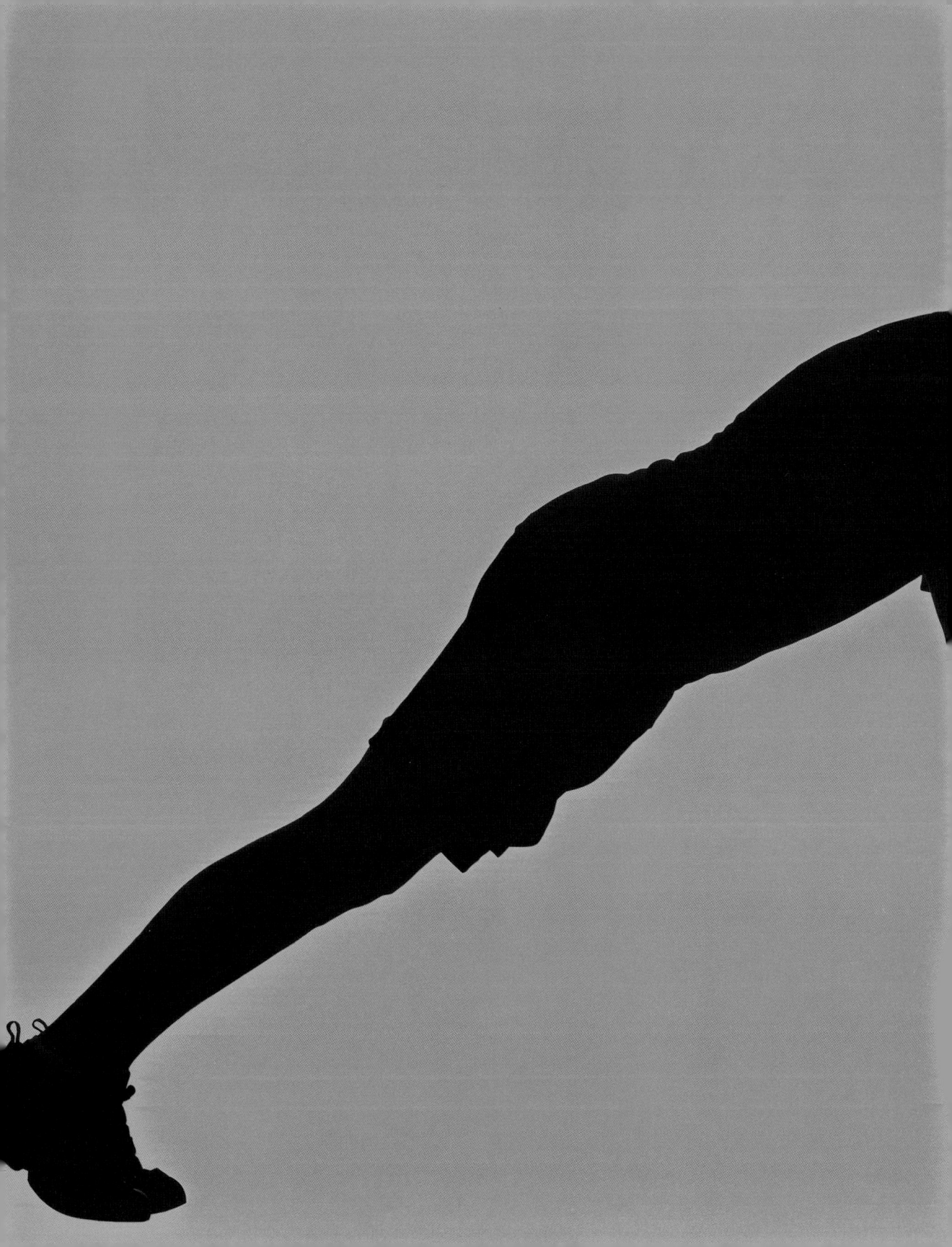

Teil
3

CORE-
BEWEGUNG

EINSTELLUNG

ERNÄHRUNG

BEWEGUNG

ERHOLUNG

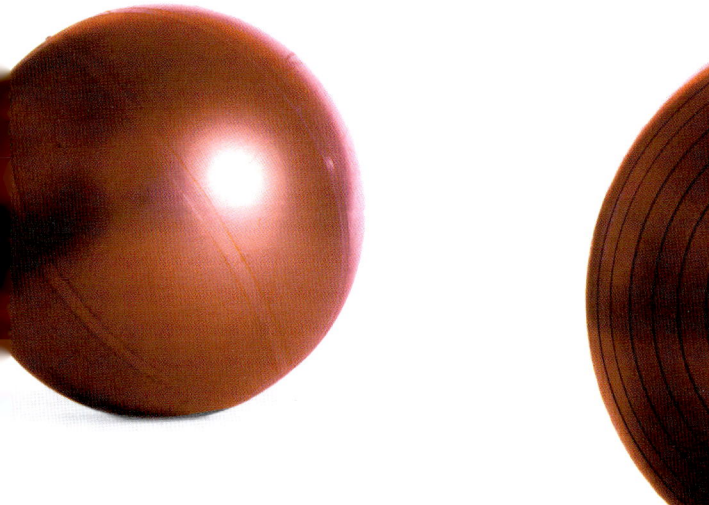
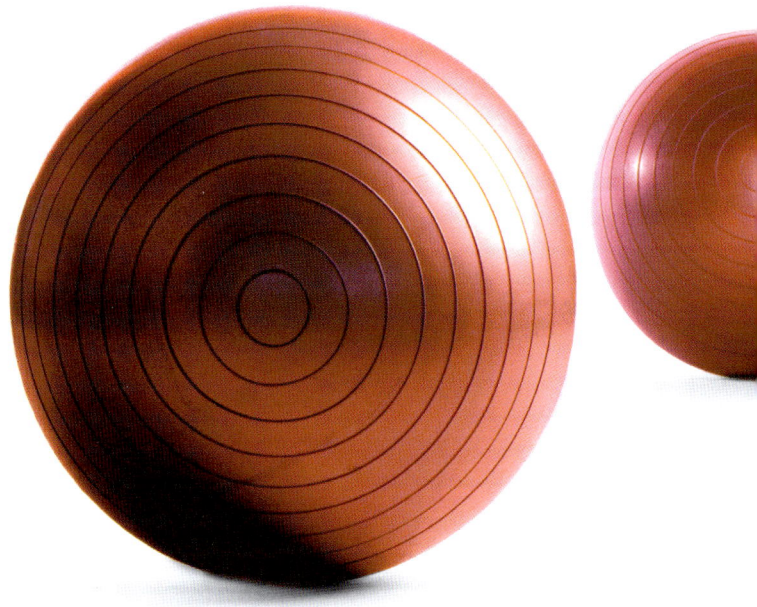

KAPITEL 8

DEN INNEREN KERN TRAINIEREN

Wenn Sie Menschen im Supermarkt oder auf dem Flughafen beobachten, können Sie leicht feststellen, wer von ihnen fit ist. Dasselbe gilt, wenn Sie sich im Spiegel betrachten. Bleiben Sie dem Core-Programm treu, dann transformieren Sie Ihren Körper. Wichtig ist aber nicht nur, wie Sie aussehen, sondern auch, wie Sie sich bewegen.

Wenn ich Menschen beobachte, fallen mir zuerst ihre Bewegungsmuster auf. Manche drehen einen oder beide Füße beim Gehen nach außen, so dass die Füße sich nicht auf den Zehen abrollen und die Knöchelgelenke nicht beansprucht werden. Das führt zu Kreuzschmerzen sowie verspannten Knöcheln und Hüften. Bei anderen sind die Hüften instabil. Bei jedem Schritt belasten sie die Knie, Füße und Lenden und dadurch auch die Wirbelsäule übermäßig, so dass die Gelenke sich abnutzen. Zunächst treten vielleicht nur Schmerzen nach langem Gehen auf; aber mit der Zeit werden die Beschwerden in den Gelenken stärker. Diese Menschen, von denen einige ziemlich gut in Form sind, leiden an einer »biomechanischen Dysfunktion«. Was Größe und Gewicht anbelangt, scheinen sie durchschnittlich fit zu sein; dennoch können sie sich nicht mehr so bewegen, wie eine optimale Lebensqualität es erfordert. Vielleicht ist ihnen das jetzt noch nicht klar, aber das wird sich bald ändern.

In unseren Trainingszentren analysieren wir das Bewegungsmuster jedes Sportlers und seine Effizienz, um herauszufinden, ob er den hohen Anforderungen seiner Sportart gewachsen ist. Auch die »Software« des Athleten interessiert uns, also sein *Gehirn*. Verletzungen, Krankheiten, Bewegungsmangel und falsches Training infiltrieren unsere Software mit Viren. Die daraus resultierenden Systemprobleme müssen behoben werden, damit der Körper zu korrekten und fließenden Bewegungen imstande ist, die uns schützen und voranbringen.

Wir prüfen, ob einzelne Muskeln verspannt sind oder nicht genutzt werden, so dass andere für sie einspringen müssen, was zu Überlastung und Erschöpfung führt.

Wenn wir diese Bewegungsmuster korrigieren können, ist der Körper völlig im Gleichgewicht; dann speichert er genügend Energie und gibt sie bei jedem Schritt ab. Bei solchen anmutigen Bewegungen ergänzen die Muskeln einander, und die Energie fließt ungestört zwischen ihnen hin und her. Unser Programm hilft Ihnen, diesen Zustand vollkommener Harmonie zu erreichen.

Die meisten Trainingsprogramme zielen auf die traditionelle Fitness ab. Viele Leute haben eine altmodische, eindimensionale Einstellung zum Training. Autoren traditioneller Programme und ihre Anhänger mögen Sie belächeln, weil Sie etwas Neues probieren und über die monotonen, ineffizienten Methoden im Fitnessstudio hinausgehen. Doch mit dem Core-Programm erreichen Sie Ihre Fitnessziele leichter als die meisten Leute, die in Clubs trainieren und glauben, jeder müsse das Programm befolgen, das sie jeden Tag herunterspulen.

Die Bewegungen, die Sie lernen werden, sind vielleicht ungewohnt, aber wirksam. Sie beruhen auf den Leitprinzipien, die wir in unseren Trainingszentren anwenden. Allerdings haben wir diese hochwirksamen Bewegungen nicht erfunden – es sind nur Varianten kindlicher Bewegungen, die wir entstaubt haben.

Als Baby haben Sie diese Bewegungen gelernt, wenn Sie sich im Liegen umdrehten. Mit der Zeit fingen Sie an zu krabbeln, zu stehen, sich hinzuhocken, zu gehen und zu laufen. Als Kind und Heranwachsender verfeinerten Sie Ihre Bewegungen. Dann verbrachten Sie mehr Zeit in der Schule, bei der Arbeit und vor dem Fernseher. Ihre Aktivität nahm ab, weswegen Sie keine Fortschritte mehr machten. An dem Punkt, an dem Sie damals aufgehört haben, setzen wir nun wieder an.

Anfangs mag das Programm einer Heilgymnastik gleichen. Bleiben Sie geduldig. Seien Sie nicht enttäuscht, wenn Sie diese neuen Übungen lernen. Nehmen Sie sich Zeit. Sie werden Ihr Leben lang lernen und Fortschritte machen. Wir haben die Übungen in vier einfache Gruppen eingeteilt:

BEWERTEN SIE IHR TRAININGSPROGRAMM

Haben Sie einen realistischen Wochenplan erstellt, der zu Ihrem Tagesablauf passt?

Messen Sie den Erfolg des Programms hauptsächlich daran, wie Sie im Spiegel aussehen?

Wissen Sie, wie das Training Ihren Körper verbessert, sodass Sie das Spiel des Lebens meistern können?

Lindert das Training Schmerzen, oder löst es ebenso viele oder gar mehr Schmerzen aus?

Können Sie das Programm wegen beruflicher oder familiärer Pflichten oder anderer äußerer Faktoren nicht einhalten?

- Movement Preparation (Movement Prep)
- Prähabilitation (Prähab)
- Zirkeltraining für Kraft und Ausdauer
- Herz-Kreislauf-Training (Kardio)

Diese vier Kategorien oder »Spieler« sind als Ganzes noch wichtiger als einzeln. Vielleicht fallen sie Ihnen anfangs schwer; aber der Sportler in Ihnen wird sich der Herausforderung stellen.

Im vierten Teil des Buches kommt ein fünftes Element hinzu: die Regeneration. Um sich über deren Bedeutung klar zu werden, denken Sie an einen Auswechselspieler im Fußball, der frisch auf den Platz kommt und das entscheidende Tor erzielt. Erholung ist notwendig, damit die anderen vier Trainingselemente ihre Wirkung entfalten können. Und wenn Sie wieder spielen müssen, werden Sie besser sein als zuvor und noch mehr Fortschritte machen.

Vergessen Sie nun alles, was Sie über Training wissen. Die meisten Trainingsprogramme basieren auf dem Bodybuilding: Sie arbeiten heute mit dem Bizeps und Trizeps, morgen mit den Beinen. Doch wenn Sie nicht im Fitnessstudio leben und Meisterschaften gewinnen wollen, vergeuden Sie damit Ihre Zeit, ohne gesünder zu werden.

Bevor wir anfangen, sollten Sie die Fragen oben auf dieser Seite beantworten.

In diesem Kapitel lernen Sie, einen realistischen Trainingsplan zu erstellen, den Sie trotz Ihrer beruflichen und familiären Pflichten befolgen können, auch auf Reisen. Fitness ist nicht Ihr Aussehen im Spiegel; entscheidend ist vielmehr, ob Sie widerstandsfähig gegen Verletzungen sind und den körperlichen Verfall aufhalten können.

Wie beim Rest des Programms konzentrieren wir uns auf das innere Selbst und bauen von innen nach außen auf. Denken Sie daran, dass Sie jetzt ein Sportler sind. Sportler trainieren nicht wegen ihres Aussehens, sondern um die Bewegungen zu meistern, die ihr Sport verlangt. So müssen auch Sie trainieren, um im Spiel des Lebens zu bestehen.

Wenn Sie glauben, dass Sie im Alltag nicht sportlich zu sein brauchen, irren Sie sich gewaltig! Sie heben Kinder hoch und gehen einkaufen. Sie müssen schnell reagieren, wenn Sie auf einem nassen Fußboden ausrutschen. Sie steigen Treppen hinauf, laufen zum Taxi oder zum Bus und arbeiten im Garten.

Das alles setzt sportliche, *zweckmäßige* Bewegungen voraus. Wenn Sie also Zeit in Ihr Training investieren, sollte gutes Aussehen nicht Ihr Hauptziel sein. Unser Core-Programm trainiert den Körper und bringt Sie obendrein in Höchstform – und dafür brauchen Sie weniger Zeit, als ein Bodybuilder im Fitnessstudio verbringt.

Das Bodybuilding zerlegt den Körper in Einzelteile, und die meisten Leute glauben, dass Bewegungen von den Gliedmaßen ausgehen. Wenn wir nach etwas greifen oder einen Schritt vorwärts machen, meinen wir, das Ergebnis sei der Ausgangspunkt: Wir haben etwas gepackt, also haben wir die Arme benutzt.

Doch Bewegungen beginnen im Zentrum des Körpers, im Kern des Rumpfes. Deshalb betrachten wir den Rumpf als *Pfeiler*, als strukturelle Mitte der Bewegungen und des Lebens. Diesen Pfeiler – seine Ausrichtung und seine Funktionen – müssen wir instandhalten, damit der Körper und seine Organe gesund bleiben. Alles hängt miteinander zusammen. Das sollten Sie sich bewusst machen.

DIE STÄRKE DES PFEILERS

Die *Stärke des Pfeilers* ist die Grundlage jeder Bewegung. Dabei geht es um die Stabilität der Hüften, des Kerns und der Schultern. (Stellen Sie sich Ihren Körper als Schaufensterpuppe ohne Gliedmaßen vor.) Diese drei Bereiche bilden eine zentrale Bewegungsachse. Wenn der Körper ein Rad ist, sind die Glieder die Speichen und der Pfeiler die Nabe. Die Nabe muss korrekt ausgerichtet sein, damit sie uns Energie spendet und diese im ganzen Körper verteilt. Wir können die Gliedmaßen nicht effizient und kraftvoll bewegen, wenn sie nicht an einer soliden und stabilen Achse befestigt sind.

Es hat seinen Grund, dass Eltern ihre Kinder ständig ermahnen, gerade zu sitzen. Ohne starken Pfeiler, ohne perfekte Haltung steigt das Risiko für Verletzungen erheblich, vor allem im Kreuz, in den Knien und Knöcheln sowie im Hals, in den Schultern und in den Ellbogen.

Wir trainieren Bewegungen anstatt Körperteile, weil alles im Körper miteinander zusammenhängt. Was mit der großen Zehe geschieht, beeinflusst die Knie, die Hüften und sogar die Schultern. Die Muskulatur ist komplex und einfach zugleich; sie besteht aus Muskeln und Bändern, die nahtlos zusammenarbeiten, damit wir uns bewegen können. Viele Trainingsprogramme schaden mehr, als sie nutzen, weil sie zu einem muskulären Ungleichgewicht und ineffizienten Bewegungen führen, die das fein koordinierte System untergraben, mit dem wir geboren wurden.

Denken Sie daran, wie Kleinkinder sich bewegen. Sie strampeln auf dem Rücken, und eines Tages drehen sie sich um. Bald beginnen sie zu krabbeln, zu stehen und schließlich zu gehen. Mit jedem Schritt lernen sie, ihren Körper zu stabilisieren.

Die Alterung kehrt diesen Prozess um. Viele altere Menschen können nicht mehr in die Hocke gehen oder das Gleichgewicht bewahren – ihre Haltung ist schlecht. Irgendwann können sie nicht mehr stehen und begnügen sich mit den Core-Bewegungen, die sie als Säuglinge erlernt haben. Doch anstatt diesen Niedergang als unvermeidliche Folge des Alterns zu akzeptieren, sollten wir die Alterung als Prozess betrachten, der unsere Bewegungsmuster auf eine neue Ebene hebt. Dieses Programm ermöglicht Ihrem Körper Höchstleistungen, weil es die Flexibilität und die Stabilität fördert. Es steigert allmählich den Widerstand und erhöht die Anforderungen an den Gleichgewichtssinn. So zögern Sie den körperlichen Verfall immer weiter hinaus.

Ich verbiete Ihnen nicht, Gewichte zu stemmen. Auch unser Programm enthält Widerstandsübungen, weil ihre positiven Wirkungen unbestreitbar sind. Die Vorbereitung und die Prähabilitation sollen Ihnen die Idee des funktionalen Trainings nicht aufzwingen. Es geht vielmehr darum, den Körper so zu programmieren, das er richtig arbeitet – so, wie die Natur es will – und immer stärker wird. Wir können an jedem Tag unseres Leben stärker werden.

Denken Sie an die perfekte Haltung, anstatt Arme und Beine als Ursprung von Bewegungen zu betrachten. Wenn Sie im Alltag und beim Training die drei folgenden Elemente der Pfeilerstärke – Stabilität der Schultern, des Kerns und der Hüften – meistern, haben Sie schon einen großen Schritt gemacht.

DIE STABILITÄT DER SCHULTERN

Wer als Sportler schlägt oder wirft, weiß, wie wichtig die Rotatorenmanschette ist. Im Alltag ist sie noch wichtiger.

Die meisten Leute glauben, dass die Hände und Arme die Arbeit für den Oberkörper verrichten; aber in Wirklichkeit ist es die Schulter – jedenfalls sollte sie es sein. Darum müssen wir eine Last *schultern*, nicht »armen«.

Der »Schultergürtel« besteht aus Oberarmknochen, Schulterblatt und Schlüsselbein. Er ist zu erstaunlich vielen dreidimensionalen Bewegungen fähig. Von der Schulter aus können wir drehen, drücken und ziehen. Wir können die Arme seitlich heben oder vor dem Körper kreuzen. Wir können die Schultern drehen, indem wir die Ellbogen stillhalten und die Hände nach oben und innen führen – oder im Winkel von 90 Grad zum Rumpf. Vor allem nach langem Sitzen lassen wir die Schultern instinktiv nach vorne fallen. Aber Sie sollten das Gegenteil tun und sie nach hinten und unten führen; das ist die korrekte Haltung.

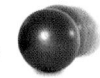

EIN AMISCHES PROGRAMM?

Wahrscheinlich halten Sie die Amischen, eine sehr religiöse Gruppe in einigen Teilen der USA und Kanadas, nicht für besonders sportlich. Da sie aber meist Bauern sind und die moderne Technik ablehnen, sitzen sie weder am Computer noch vor dem Fernseher und sind daher besonders fit.

Eine neuere Studie des American College of Sports Medicine (ACSM) über die körperliche Aktivität und die Zusammensetzung des Körpers bei Amischen zeigt, dass ein starker Rückgang der arbeitsbezogenen körperlichen Aktivität eine wichtige Ursache der weit verbreiteten Fettleibigkeit ist.

98 amische Erwachsene in einer bäuerlichen Gemeinde im Süden von Ontario trugen Schrittzähler (Pedometer) und führten 7 Tage lang Buch über ihre Aktivitäten. Im Durchschnitt arbeiteten die Männer 10 Stunden in der Woche körperlich hart und machten 18 425 Schritte am Tag. Die Frauen, meist Hausfrauen, brachten es auf 14 196 Schritte täglich. Durchschnittlich waren diese Menschen in der Woche sechsmal so lange aktiv wie 2000 Personen aus 12 Ländern, die vor kurzem an einer anderen Studie teilnahmen.

»Die Amischen zeigen uns, wie tief wir in den letzten 150 Jahren gesunken sind, was körperliche Bewegung anbelangt«, sagte David R. Bassett, Professor an der University of Tennessee, der die Studie leitete. »Ihre Lebensweise lässt darauf schließen, dass körperliche Aktivität entscheidend zur Fitness und Gesundheit unserer Vorfahren beitrug.«

Die ACSM-Studie belegt, dass nur 4 Prozent der Amischen fettleibig und nur 26 Prozent übergewichtig sind. In den US sind 31 Prozent der Erwachsenen fettleibig und 64,5 Prozent übergewichtig. Dank ihrer Aktivität bleiben die Amischen fit, obwohl ihre Kost fett- und zuckerreich ist und aus Fleisch, Kartoffeln, Schmalz, Eiern, Gemüse, Brot und Kuchen besteht.

Wenn Sie in der Woche 10 Stunden lang Pflüge ziehen und schwere Balken heben, dürfen Sie sich wie die Amischen ernähren. Aber ist es nicht einfacher, dank vernünftiger Ernährung und eines viel kürzeren Trainingsprogramms fit zu bleiben?

Erinnern Sie sich an *Karate Kid*? Miyagi, der weise Lehrer, ließ seinen jungen Schüler Daniel den Zaun streichen und das Auto polieren. So ging das tagelang, und Daniel fragte sich, ob er je Karate lernen würde. Als er Miyagi darauf ansprach, forderte dieser ihn auf, sich wie beim Streichen und Polieren zu bewegen. Dann griff er ihn aus allen Winkeln an. Daniel konnte sich mühelos verteidigen. Er begriff, dass er nicht nur gestrichen und poliert, sondern auch seine Schultermuskeln stabilisiert und gekräftigt sowie diese vitalen, funktionalen Bewegungen trainiert hatte. Wenn Sie einen Kampfsport ausüben, hilft Ihnen dieses Programm, die Schultern zu stabilisieren – ohne dass Sie Autos polieren oder Zäune streichen müssen. Auch wenn Sie kein zweiter Bruce Lee werden möchten, müssen Sie diesen Bereich stärken, damit Sie im Alltag putzen, Akten abheften, polieren und malen können.

Die Menschen merken oft nicht, wie stark sie den Rücken krummen und die Schultern hochziehen. Schuld ist das viele Sitzen am Computer oder im Auto. Manche Leute glauben, nur Ältere seien davon betroffen, aber das stimmt nicht. Wenn Sie wieder einmal Menschen im Flughafen beobachten, sollten Sie auf ihre Daumen achten. Wenn sie nach innen gedreht sind, also zum Körper zeigen, hängen Kopf und Schultern nach vorne. Wenn diese Menschen nichts unternehmen, werden sie bald an Schulter- und Rückenbeschwerden leiden, so dass sie am täglichen Leben nur noch eingeschränkt teilnehmen können.

Wenn wir altern, neigen wir dazu, uns nach vorne zu beugen, als wölbe der Brustkorb sich einwärts. Richtig ist das Gegenteil: Ein imaginärer Angelhaken im Brustbein sollte uns nach oben ziehen. Dann nehmen die Schultern ihre natürliche Position ein und tragen zu einer perfekten Haltung bei.

Sie brauchen nicht Haltung anzunehmen wie ein Soldat. Stehen und sitzen Sie bequem und aufrecht zugleich, und heben Sie das Brustbein an.

Bei den folgenden Übungen müssen Sie die Schultern nach hinten und unten führen; aber das sollten Sie auch im Alltag tun. Um einen dauerhaften Wandel zu bewirken, müssen Sie den Brustkorb dehnen und die Muskeln im oberen Rücken stärken. Ziehen Sie die Schultern zu den Gesäßtaschen hin. Diese Haltung ist das genaue Gegenteil des Schulterzuckens, mit dem Sie »Keine Ahnung« sagen. Wenn Sie die Schultern gewohnheitsmäßig senken, werden Sie über die Folgen erstaunt sein. Sie wirken selbstsicherer und schlanker, weil Sie nicht mehr zusammensinken, und vielleicht sehen Sie sogar größer aus. Manche Erwachsene, die unser Programm befolgten, haben bis zu 25 Milimeter gewonnen, weil sie sich streckten, die Schultern nach hinten führten und die Hüften und den Kern stabilisierten.

DIE STABILISIERUNG DES KERNS

Das mittlere Drittel unseres Pfeilers ist der »Kern«, der aus den Bauch-, Rumpf- und Lendenmuskeln besteht. Er ist das vitale Band zwischen Schultern und Hüften und schließt viele Muskeln ein: die geraden, queren, inneren schrägen und äußeren schrägen Bauchmuskeln, den breiten Rückenmuskel, die autochthonen Rückenmuskeln und die vielen kleinen stabilisierenden Muskeln zwischen den Wirbeln, die uns helfen, aufrecht zu bleiben.

Das sind die winzigen Muskeln, die wir oft wegen einer Rückenverletzung verkümmern lassen, was langwierige Beschwerden auslöst.

Diese kleinen Stabilisatoren können nicht allein arbeiten; wir müssen ihnen helfen, indem wir die Muskeln im Kern stärken und stabilisieren, und zwar durch Bewegungen, die sie in die Lage versetzen, mit den Schultern und Hüften zusammenzuarbeiten.

Wir trainieren also nicht nur die Bauchmuskeln, die weniger als ein Drittel des Pfeilers darstellen. Unzählige Bücher und Artikel versprechen großartige Bauchmuskeln, und obwohl viele von ihnen gute Übungen empfehlen, ist die Wirkung gering, weil Übungen für die Integration der Schultern und Hüften fehlen.

Anstatt uns auf den Bauch zu konzentrieren, wollen wir einen Rahmen für alle Bewegungen schaffen. Wir streben nicht nur eine wohlgeformte Körpermitte an, sondern auch einen hochleistungsfähigen Kern.

Um von den Übungen in diesem Buch optimal zu profitieren, muss der Bauch unter Spannung bleiben – nicht nur beim Training, sondern den ganzen Tag. Der Bauch sollte flach auf den Hüftknochen liegen, als wollten Sie den Bauchnabel von der Gürtelschnalle wegziehen. Das ist etwas anderes als das Einziehen des Bauches bei angehaltenem Atem. Halten Sie den Bauch straff, aber atmen Sie dabei.

Die Muskeln des Bauches und des unteren Rückens sind ein Team. Am wichtigsten ist der quere Bauchmuskel, der erste Muskel, den Sie nutzen, wenn Sie sich bewegen. Wenn er aktiv und der Bauch angespannt bleibt, sind Sie auf dem besten Weg, sich optimal zu bewegen und den körperlichen Verfall aufzuhalten.

DIE STABILITÄT DER HÜFTEN

Alle Muskeln, die an den Rippen und an der Wirbelsäule entspringen, sind für die Stabilität der Schultern und des Kerns äußerst wichtig. Aber was nützt das ohne gutes Fundament?

Bei allen Menschen, die ich untersuche – darunter die besten Sportler der Welt –, achte ich vor allem auf die Funktion und Stabilität der Hüften. Die Frage lautet also: Wie benutzen sie ihr Becken? Wenn die Menschen wüssten, wie sie das Becken und die Hüften optimal einsetzen können, würden sie nicht an Schmerzen im Kreuz, in den Knien, in den Füßen und in vielen anderen Gelenken leiden.

Wenn die Knöchel, Knie oder Füße schmerzen, glauben wir, das Problem sei dort angesiedelt. Aber wenn wir den Körper als Rad betrachten, ist der Pfeiler – das Becken – die Nabe. Das Becken steuert die Speichen. Selbst die besten Speichen (Beine und Oberschenkel) arbeiten nicht richtig, wenn etwas mit der Nabe nicht stimmt.

Viele Verletzungen sind auf steife und instabile Hüften zurückzuführen. Der Körper nutzt die wichtigen Beckenmuskeln nicht und belastet stattdessen andere Muskeln, die somit zu viel arbeiten müssen.

Wir möchten zur Wurzel des Problems vordringen und Verletzungen vorbeugen. An beiden

EINE ERFOLGSGESCHICHTE
»Meine Schmerzen schienen einfach zu verschwinden«

NAME: JAIME MERRIFELD
ALTER: 45
BERUF: TIERÄRZTIN

Jaime war eine begeisterte Triathletin, bis die Ärzte bei ihr vor einigen Jahren drei Gesundheitsprobleme diagnostizierten: das chronische Erschöpfungssyndrom, chronische Mononukleose und Fibromyalgie, eine Störung, bei der die Muskeln, Sehnen und Bänder schmerzen.

Sie kennt die Ursachen dieser Beschwerden nicht genau, hat aber einige Vermutungen. Im Alter von elf Jahren sprang sie von den Schultern ihres Vaters ins Schwimmbecken und prallte mit dem Kopf auf den Boden. Als junge Erwachsene hatte sie nach Ansicht der Ärzte die Wirbelsäule eines Rugbyspielers, so sehr waren die Wirbel zusammengestaucht. Sie führt das auf einen Fahrradunfall im Alter von 23 Jahren und auf die Belastung durch langes Stehen zurück.

»Ich schien gesund und fit zu sein, doch plötzlich brach ich zusammen und schlief einen Monat lang fast nur noch. Die Leute hielten mich für faul; aber dann wurden diese drei Krankheiten festgestellt.«

Die Beschwerden waren eine Katastrophe für eine aktive, arbeitende Mutter Mitte vierzig, die als Tierärztin wenig Zeit hatte. Sie hatte andere Trainingsprogramme probiert, musste aber damit aufhören, weil die Schmerzen zunahmen. Durch das Core-Training wurden sie erträglicher, und ein Teil der chronischen Schmerzen begann sogar zu verschwinden

»Mir gefällt die Verbindung von leichten Gewichten und Stretching.« Besonders hilfreich fand Jaime die Vorbereitung. »Nach dem Training spürte ich einen Endorphinrausch, und die Schmerzen schienen sich aufzulösen. Ich hatte nicht mehr so oft Migräne.«

Als Tierärztin und Schmerzpatientin weiß Jaime, was Schmerzen verursacht, und sie kennt den Zusammenhang mit der Depression. Es ist keine Überraschung, dass alle Menschen mit chronischen Schmerzen deprimiert sind. Jaime glaubt, dass die Wissenschaft in den nächsten Jahren einen neurologischen Zusammenhang zwischen beidem nachweisen wird.

»Die Menschen leiden nach einer schweren Verletzung an Depressionen, und das ist kein Zufall, sondern ein heimtückischer Kreislauf. Ich habe festgestellt, dass die Reihenfolge der Übungen im Core-Programm diese Schmerzauslöser hemmt. Bei mir wirkt es jedenfalls.«

Als Triathletin bevorzugte Jaime immer eine aktive Lebensweise, und als ihr diese genommen wurde, litt sie sehr darunter. Heute betrachtet sie Training nicht als angenehmes Hobby, sondern als notwendig, um den Tag ohne Schmerzen zu überstehen.

»Wenn ich einen oder zwei Tage auslasse, habe ich morgens keine Lust mehr aufzustehen. Wenn dieses Programm bei anderen so wirkt wie bei mir, kann ich mir die positiven Wirkungen vorstellen.«

Seiten des Beckens befindet sich eine »Hüftkapsel«. Dort ist der Oberschenkelknochen mit der Hüfte verbunden. In der Hüftkapsel und in ihrer Umgebung befinden sich mehr als 40 Muskeln. Alles zusammen bildet eine »Hüftmanschette«, die es Ihnen ermöglichen sollte, die Knie nach innen und außen zu drehen und das Bein nach oben und hinten zu bewegen. Sie sollten in der Lage sein, ein gestrecktes Bein schräg nach oben zu schwingen.

Die meisten Menschen haben Mühe, in die Hocke zu gehen, weil sie die vordere Beinmuskulatur (Quadrizeps) einsetzen anstatt die Hüftmuskeln. Darum schieben sich die Knie nach vorne, die Gesäßmuskeln bleiben unbeteiligt, und Knie und Rücken werden zu stark belastet. Unser Ziel besteht darin, die Gesäßmuskeln besser zu nutzen. Beobachten Sie einmal, wie mühelos Kinder sich hinhocken und aufstehen. Viele von uns können das nicht mehr, weil sie zu lange sitzen und inaktiv sind.

Zum Glück lässt sich das ändern. Eine kurze Übung zeigt, wie es geht: Sie stehen aufrecht, die Füße sind mehr als eine Hüftbreite auseinander. Beugen Sie sich mit gestreckten Armen nach vorne. Heben Sie den Brustkorb, indem Sie sich strecken, die Schultern zu den Gesäßtaschen hin ziehen und den Bauch anspannen. Versuchen Sie nun, sich mit den Hüften zu setzen. Anstatt sich fallen zu lassen, als befände sich ein Stuhl unter ihnen, gehen Sie in eine stabile Hocke und setzen dabei die Hüften ein. Versuchen Sie, ein Hohlkreuz zu machen, indem Sie Ihr Gewicht auf die Mittelfüße verlagern oder sogar etwas näher an die Fersen. Spüren Sie, wie die Gesäßmuskeln und die anderen Muskeln der Hüftkapsel sich dehnen, wenn Sie sinken? Nutzen Sie die Gesäßmuskeln, um aufzustehen.

Versuchen Sie nun, das Becken im Stehen nach vorne zu schieben und *dann* in die Hocke zu gehen. Es klappt nicht, weil die Knie sich über die Zehen schieben. Kein Wunder, dass so viele Menschen an Knieschmerzen leiden.

Alle Bewegungen müssen von den Hüften ausgehen, während die Haltung perfekt bleibt. Wenn Sie eine Treppe hinaufsteigen, in die Hocke gehen, um etwas aufzuheben, oder aufstehen, sollten Sie die Gesäßmuskeln anspannen, bis die Beine gestreckt sind. Beim Gehen zeigen die Zehen nach vorne, der Brustkorb liegt über den Knien, und die Steckung der Beine beginnt in den Hüften. Vielleicht gelingt das nur bei jedem zweiten Schritt; aber das ist in Ordnung. Der Druck soll auf den Hüften liegen, nicht auf den Knien, denn so hat die Natur es gewollt.

Warum verletzen sich so viele Läufer? Weil ihre Hüften nicht stabil sind. Ein Läufer muss gut auf einem Bein balancieren und sich aus den Hüften bewegen können. Wenn die Hüften nicht stabilisieren, speichert der Körper die Energie der stampfenden Füße in den Muskeln, Sehnen und Gelenken, so dass sie auf Dauer verschleißen.

Wenn Sie in den Hüften, im Kern und in den Schultern stabil sind, fließt die Energie durch die Füße, die Beine, den Kern und die Arme. Dann sind Höchstleistungen möglich. Mit beweglichen und stabilen Hüftgelenken können Sie Energie effizient speichern und abgeben und sich optimal bewegen.

Ein funktionstüchtiges Hüftkapselpaar ist das Stärkste, was Ihr Körper hat – aber auch das Gefährlichste, wenn es steif ist. Welche Wirkung hat eine instabile und unflexible Hüftkapsel? Es ist, als wäre ein Knochen mit dem Becken verschweißt oder als würden Sie einen Gipsverband tragen: Um sich zu bewegen, müssen Sie den Rücken und die Knie übermäßig belasten. Je stabiler, stärker und beweglicher die Hüften werden, desto geringer ist das Verletzungsrisiko und desto besser sind Ihre Leistungen.

Das ist aber nicht der einzige Vorteil der Bewegung aus der Hüfte. Wissen Sie, wie Sie einen Hintern aus Stahl bekommen? Benutzen Sie seine Muskeln ständig. Wer ein flaches, formloses Gesäß hat, setzt seine Hüften und seine Gesäßmuskeln im Alltag nicht richtig ein. Nutzen Sie jede Gelegenheit, um die Gesäßmuskeln zu dehnen und zu stärken – wenn Sie in die Hocke gehen, Treppen steigen oder einfach nur gehen. Dies ist das Fundament jeder Bewegung.

Wenn Sie das ganze Leben als Gesäßmuskeltraining betrachten, sind die Resultate erstaunlich. Spannen Sie diese Muskeln jedes Mal an, wenn Sie gehen, sich bewegen oder sich bücken. Halten Sie das nicht für selbstverständlich!

Mit einem Schrittzähler können Sie feststellen, wie aktiv Sie im täglichen Leben sind. Dieses billige, unkomplizierte Instrument zeigt Ihnen am Ende eines Tages, wie viel Sie sich bewegt haben. Das spornt Sie an, den Alltag als Training aufzufassen. Adidas, einer der Sponsoren meiner Firma, hat sogar einen Schuh mit Schrittzähler in der Ferse entwickelt. Er kann bis zu 9 999 999 Schritte zählen. Wenn Sie so weit sind, ist Ihr Leben mit Sicherheit ein Training – und Sie brauchen neue Schuhe!

Sie sind ein Sportler im Spiel des Lebens, nicht nur im Training. Nutzen Sie Ihre Gesäßmuskeln den ganzen Tag, spannen Sie den Bauch an, und heben Sie den Brustkorb. Dann gleiten Sie bald erfolgreich durchs Leben.

Zusammenfassung von Kapitel 8: Effektives Training ermöglicht sportliche und funktionale Bewegungen. Sie trainieren *Bewegungen*, nicht Körperteile. Die Stärke des Pfeilers – Schultern, Kern und Hüften – ist das Fundament jeder Bewegung.

Versuchen Sie, diese Bereiche auch außerhalb des Trainings zu stärken. Gewöhnen Sie sich an, die Schultern nach hinten und unten zu führen, als wollten Sie sie zu den Gesäßtaschen hin ziehen. Spannen Sie den Bauch an, und benutzen Sie die Gesäßmuskeln.

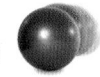

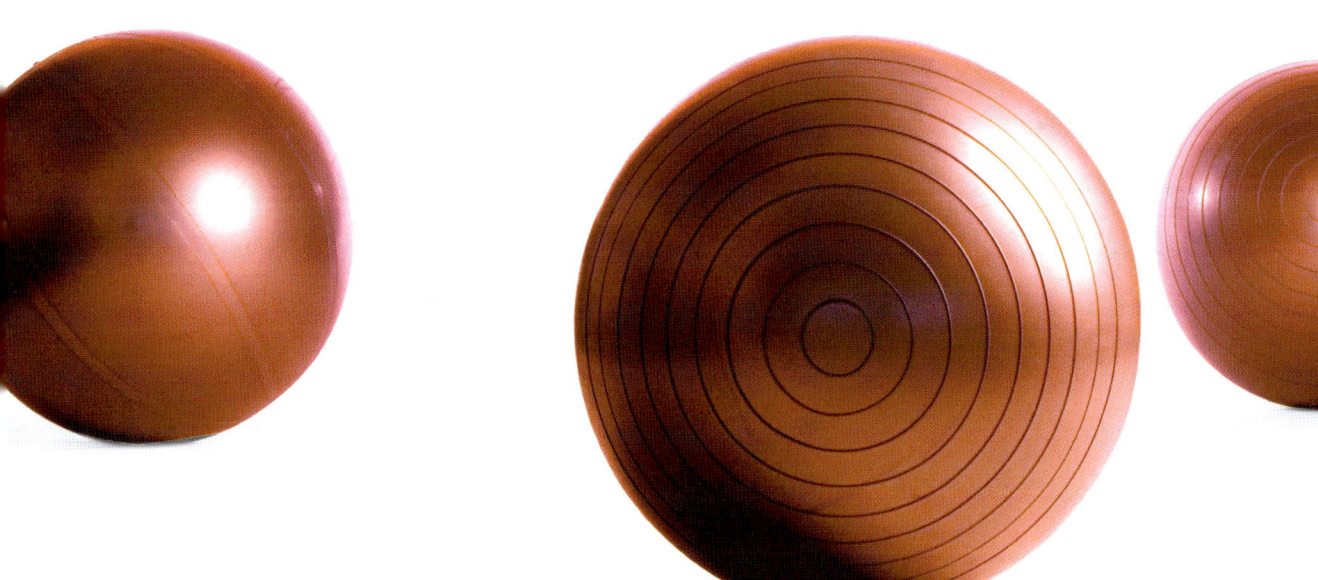

KAPITEL 9

DAS CORE-TRAINING – EINE EINFÜHRUNG

Im Leben eines Profisportlers läuft alles schneller ab. Ein einziges Spiel, eine einzige Saison oder Laufbahn kann ein Mikrokosmos des Lebensspiels sein. Es geht um Teamwork und Wettkampf. Der Athlet muss Herausforderungen bewältigen und sich anpassen. Und am Ende stehen Siege und Niederlagen.

Die Karriere eines Sportlers ist kurz. Manche versuchen, noch mit 35 oder 40 Jahren aktiv zu sein, aber die meisten hören viel früher auf. Obwohl Sportler nur wenig Gelegenheit haben, ihre Fähigkeiten zu nutzen, bemühen sie sich unablässig, besser zu werden. Egal, wie gut es ihnen gelingt – sie altern schneller, weil sie ihren Körper ständig schinden müssen.

Denselben Effekt kann man auch bei manchen Nichtsportlern beobachten, die viel Zeit am Arbeitsplatz verbringen. Die meisten Menschen treiben nach der Schulzeit oder dem Studium keinen Wettkampfsport mehr, und selbst bei Profis ist die aktive Zeit im Durchschnitt kürzer als zehn Jahre. Die durchschnittliche Lebensarbeitszeit dagegen ist viel länger.

Sie arbeiten etwa 40 Jahre, vielleicht länger. Zum Glück bleiben Sie von den Blessuren eines Fußballspielers, vom zermürbenden Marathontraining und von der ständigen gleichförmigen Belastung der Knie beim Bowling verschont. Dennoch ist der Verschleiß unvermeidlich. Er geht nur langsamer und subtiler vonstatten. Wenn Sie den ganzen Tag am Computer sitzen und ansonsten inaktiv sind, werden Sie unbeweglich. Ihre Gelenke versteifen, und nach einiger Zeit leiden Sie an heftigen Hüft- und Rückenbeschwerden.

Wenn Sie jetzt nicht handeln, ist dieser Niedergang unvermeidlich; ja, Sie beschleunigen ihn sogar. Es kann sein, dass Sie Ihren Körper schon mit 45 Jahren so geschädigt haben, als wären Sie zehn Jahre lang Profisportler gewesen. Ich habe Freunde, kaum älter als 35 Jahre, die Schmerzen haben, wenn sie ins Auto einsteigen. Sie gehen nicht in die Hocke, weil ihnen die Knie und der Rücken wehtun. Es macht mich traurig, dass sie einen Teil ihrer natürlichen Fähigkeiten verloren haben. Anstatt dynamisch, glücklich und schmerzfrei zu sein, sind sie viel zu früh alt geworden.

Wenn wir uns um unseren Körper kümmern, leben wir vielleicht nicht Jahrzehnte länger, aber wir verbessern unsere Lebensqualität erheblich. Das bestätigen Altersforscher, und das ist auch unsere Philosophie. Es geht nicht nur um die Länge des Lebens, sondern um seine *Qualität*. Dieses Programm hemmt den Alterungsprozess und hilft Ihnen, fundamentale Fähigkeiten zu reaktivieren, die Sie wahrscheinlich längst vergessen haben. Wir werden Energiequellen öffnen, die versiegt sind, weil Sie zu viel Zeit am Schreibtisch verbringen.

Alles beginnt mit der Aktivierung des Kerns. Sie ziehen die Schultern nach hinten und unten und spannen den Bauch an. Alle Bewegungen gehen von den Hüften und von den Gesäßmuskeln aus.

Wenn Sie an Gelenk- oder Rückenschmerzen leiden, schon seit Jahren unsportlich sind, wenig Energie und steife Muskeln haben, können Sie die eingefahrenen Gleise verlassen, indem Sie einige der Methoden anwenden, die wir Weltklassesportlern empfehlen. Lassen Sie sich dadurch nicht einschüchtern. Viele Athleten, die zu uns kommen, haben die gleichen Probleme wie Sie, weil ihr anstrengender Sport den Verschleiß beschleunigt hat.

Betrachten Sie *Das Core-Programm* als Zufahrtsstraße zur Autobahn der Höchstleistung. Je länger Sie auf dieser Autobahn fahren, desto weiter entfernen Sie sich vom Alter und vom Leistungsrückgang. Es ist nie zu früh, um auf die Autobahn abzubiegen. Ich hoffe, dass auch Kinder dieses Programm befolgen, denn sie neigen heute mehr zur vorzeitigen Alterung als frühere Generationen, da sie sich weniger bewegen, länger vor dem Fernseher sitzen und mehr Fastfood essen. Wenn Kinder dieses Programm bewältigen, gehören sie zu den oberen zehn Prozent, was die Fitness anbelangt. Selbst wenn der Sport sie nicht reizt, dürfen sie mit einem langen, gesunden Leben rechnen. Studien deuten darauf hin, dass aus dickleibigen Kindern dickleibige Erwachsene werden. Das Core-Programm hilft uns, dies zu verhindern. Man hat Kindern immer vom Widerstandstraining abgeraten, weil ihre Knochen noch wachsen. Aber beobachten Sie einmal, wie Kinder sich bewegen: Sie springen von einer Rutsche und erklimmen Kletterbäume. Dabei belasten sie Gelenke und Muskeln mehr, als beim Widerstandstraining möglich ist. Dies ist ein großartiges Programm für Kinder; aber wir müssen es selbstverständlich ihren Fähigkeiten anpassen und schrittweise vorgehen. Wir geben weder einem Kind noch einem Erwachsenen ein schweres Gewicht in die Hand, ohne ihm zu zeigen, wie man die Übung korrekt ausführt und dabei nur das eigene Körpergewicht einsetzt.

Die meisten Teenager und jungen Erwachsenen trainieren eifrig, und sei es nur, weil sie mehr Zeit haben und das andere Geschlecht beeindrucken wollen. Sobald Sie ganztags arbeiten, wird es schwieriger – aber Sie können sich die notwendige Zeit dennoch nehmen.

Manche Menschen verlieren ihre Fitness, sobald sie geheiratet und eine Familie gegründet haben. Das sollte jedoch der *Anfang* eines lebenslangen Engagements für die Gesundheit sein. Jetzt tragen Sie auch Verantwortung für andere. Ein Ehepartner, ein Heim und die Kinder sind zusätzliche Gründe, lange da zu sein.

Wenn das Leben hektischer wird, weil Sie für Ihre Kinder und vielleicht auch für Ihre alten Eltern sorgen müssen, wird die Zeit kostbarer, und Sie brauchen dieses Training, damit Ihr Leben lebenswert bleibt.

Die Zeit ist der einzige begrenzende Faktor. Viele Fitnessprogramme scheitern, weil sie keine Fortschritte ermöglichen. Die Teilnehmer machen so lange die gleichen Übungen, bis ihr Körper sich an sie gewöhnt hat und nicht mehr von ihnen profitiert. Unser Programm erlaubt unbegrenzte Fortschritte. Sie brauchen nicht ins Fitnessstudio zu gehen und jahraus, jahrein zur selben Zeit mit dem gleichen Gewicht die gleichen Übungen zu machen. Je größer Ihre Fortschritte werden, desto mehr Bewegungen können Sie in Ihr Programm integrieren. Sie werden immer besser und brauchen dafür immer weniger Zeit.

Es ist wie beim japanischen *Kaizen*, das wir mit »fortwährende Verbesserung« übersetzen. Wir Westler bemühen uns oft um Sofortlösungen und drastische Kehrtwenden, im Beruf ebenso wie beim Sport. Diese Einstellung ist zwar nicht falsch; aber ihr fehlt oft die Grundlage für einen dauerhaften Erfolg.

Kaizen strebt nach stetigem, ununterbrochenem Wandel zum Besseren. Ursprünglich ist es ein buddhistischer Begriff, der »Erneuere das Herz und mache es gut« bedeutet. Genau das tun wir. Wie erneuern das Herz und den Rest des Körpers, indem wir ihn leistungsfähiger machen, damit er so gut und produktiv wie möglich wird.

Jeden Tag machen wir winzige Schritte: Wir steigern das Gewicht, die Komplexität der Bewegungen oder die Zahl der Wiederholungen. Wir können auch die Balance erschweren,

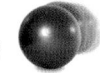

indem wir von zwei Beinen auf eines wechseln oder einen Gymnastikball einbeziehen. Wenn wir die »Arbeitsdichte« erhöhen, machen wir ständig Fortschritte, weil wir in kürzerer Zeit qualitativ besser arbeiten.

Die Arbeitsdichte ist eine Schlüsselkomponente dieses Programms. In vielen Trainingsprogrammen, die auf dem Bodybuilding basieren, ist diese Arbeitsdichte begrenzt. Sie machen eine Übungsserie, ruhen sich dann mindestens ebenso lange aus und machen dann mit der nächsten Serie weiter. Sie lernen, in Abschnitten zu trainieren. Beim Core-Training ist das anders: Sie bewegen sich ständig. Und da Sie sich immer besser bewegen, leisten Sie mehr in kürzerer Zeit, so dass Sie entweder mehr Übungen, Runden oder Wiederholungen machen oder die bisherigen Übungen anspruchsvoller gestalten können. In jedem Fall machen Sie ständig Fortschritte bei gleichem Zeitaufwand.

Sie können das Programm Ihren Bedürfnissen anpassen. Wenn Sie ohne Ausrüstung zu Hause trainieren wollen – schön. Wir zeigen Ihnen aber auch, wie Sie unterwegs trainieren können. Vielleicht möchten Sie zu Hause ein Fitnessstudio einrichten, um Zeit und Geld zu sparen. Eine Vorstellung von der Ausrüstung, die Sie brauchen, gibt Ihnen der Online-Shop *www.coreperformance.com*. Wir haben alles in unseren Trainingszentren getestet und liefern auch ins Ausland. Natürlich finden Sie manches auch in Ihrem Land oder in Ihrer Stadt.

Diese vielseitigen, preiswerten Artikel – z. B. Mini-Band, Physiobänder, Hanteln, Gymnastikbälle, Medizinbälle und Schaumrollen brauchen nicht viel Platz. Das Core-Programm passt sich Ihren Bedürfnissen an und wächst mit Ihnen. Für den Fall, dass bisweilen keine Ausrüstung zur Verfügung steht, bieten wir Alternativen an. Hier sind also die vier Elemente des Core-Programms.

MOVEMENT PREPARATION (MOVEMENT PREP)

Hier handelt es sich um eine Serie von Aufwärmübungen, die die Temperatur in Ihrem Kern erhöhen, die Muskeln dehnen, stärken, stabilisieren und ausbalancieren, um den Körper auf die Bewegungen vorzubereiten.

Vielleicht sind Sie an statische Dehn- und Halte-Übungen gewöhnt, die wie Vorläufer des eigentlichen Trainings aussehen. Wir gehen anders vor. Sie wärmen sich auf und bereiten die Bewegungen vor; doch dies ist bereits ein Teil des Trainings. Wenn Sie am Ende eines Tages noch nicht trainiert haben, sollten Sie ihn mit einem Zirkel Movement Prep abschließen. Auch wenn Sie wenig Zeit haben, können Sie fünf Minuten für Ihre Gesundheit opfern.

Sie dehnen und kräftigen die Muskeln mit derselben Bewegung und stellen so die Flexibilität, Koordination und Gelenkstabilität wieder her, die Sie in jüngeren Jahren genossen haben. Außerdem steigern Sie Kraft, Balance

EINE ERFOLGSGESCHICHTE
»Ich fühle mich wieder super!«
NAME: MARSHALL VINE
ALTER: 42
BERUF: IMMOBILIENMAKLER

Marshall glaubte, seine Tage als aktiver Sportler seien gezählt. Als Teenager hatte er Fußball gespielt und im Fischfang gearbeitet. Es war anstrengend, schwere Netze zu tragen und Fische zu hieven. Mit 18 verletzte er sich dabei an der Wirbelsäule.

Die Ärzte sagten, er werde nie wieder Sport treiben können und bis ans Ende seines Lebens an Rückenbeschwerden leiden. Später diagnostizierten sie noch eine Wirbelsäulendegeneration, die starke Rückenschmerzen auslöste.

Im Laufe der Jahre erduldete Marshall Operationen, besuchte Chiropraktiker und unterzog sich einer schmerzhaften Physiotherapie. Alles half, aber er konnte dennoch immer noch nicht ohne Schmerzen in den Hüften und im Rücken laufen.

Als Immobilienmakler traf er sich oft mit Kunden zum Mittagessen und zu späten Abendessen. Bald wog er 86 Kilo, obwohl er nur 1,65 Meter groß war, und die Rückenprobleme verschlimmerten sich.

Dann probierte er das Core-Programm und stellte fest, dass er ohne Schmerzen laufen konnte. Bald lief er 50 bis 65 Kilometer in der Woche auf einem Laufband und nahm 9 Kilo ab. »Es ist wunderbar, so beweglich zu sein«, sagt er. »Seit ich neun war, hat sich mein Rücken nicht mehr so gut angefühlt! Ich fühle mich wieder super!«

Am wirksamsten findet Marshall ein Core-Training nach dem Schwimmen oder Laufen auf dem Band. »Die Ergebnisse sind fantastisch. Ich wünschte, ich hätte dieses Programm vor 20 Jahren gekannt. Viele Leute haben Rückenschmerzen und glauben, man könne nichts dagegen tun. Das stimmt nicht. Denn dieses Programm zeigt, wie es geht.«

---

und Koordination, also die Fähigkeit des Körpers, Informationen zu verarbeiten.

Es geht nicht um einen Waschbrettbauch, der das Kreuz stützt; denn das ist nur ein Teil des Puzzles. Stattdessen führen Sie die fundamentalen Bewegungen aus, die notwendig sind, um das Leben zu erhalten und zu genießen und die Ketten zu reparieren, die gerissen sind, als Sie inaktiv wurden. Sie wollen die Beweglichkeit und Flexibilität der Muskeln langfristig verbessern. Anstatt sie zu dehnen und dann wieder auf die alte Länge schrumpfen zu lassen wie bei traditionellen Dehnübungen, sorgen Sie dafür, dass der Körper sich an seinen neuen Bewegungsspielraum gewöhnt.

Das bewirken wir durch aktive Elongation, eine Methode, die wirksamer ist als das traditionelle Stretching. Wenn Sie einen Muskel bis zu seinem neuen Bewegungsumfang gedehnt haben, stabilisieren Sie ihn und kontrahieren

DAS CORE-TRAINING – EINE EINFÜHRUNG

ihn dann in dieser Position. Sie lassen den Muskel also nicht nach dem Dehnen zurückschnappen wie ein Gummiband, sondern zeigen ihm, wie er den gesamten Spielraum nutzen kann.

Es ist unerheblich, wie unsportlich oder verspannt Sie sind. Egal, wie stark die Knie oder der Rücken schmerzen, Sie können die Übungen auf Stufe 1 bewältigen. Ausreden gibt es nicht. Viele Leute trainieren nicht, weil sie Beschwerden haben, aber dadurch werden die Probleme noch schlimmer. Wenn Sie sich nicht bewegen, werden die Schmerzen nur größer. Wenn Sie nur diese vorbereitenden Übungen machen, beseitigen Sie die Symptome und haben keinen Grund mehr, nicht zu trainieren. Alles, was Sie brauchen, ist der Wunsch, sich besser bewegen zu können und weniger Schmerzen zu haben.

Sobald Sie Movement Prep beherrschen, kennen Sie die Core-Bewegungen, die Ihren Körper vor dem Verschleiß durch Alterung und Überbeanspruchung schützen.

PRÄHABILITATION (PRÄHAB)

Sie wissen sicherlich, was »Rehabilitation« ist. Sie wird oft benötigt, um sich von Verletzungen zu erholen, deren Ursache Bewegungsmangel ist. Die »Prähabilitation« schützt den Körper davor, in den alten, schmerzhaften Zustand der Inaktivität und Dysfunktion zurückzufallen, der die Abwärtsspirale auslöst. Prähab ist eine wichtige Versicherungspolice. Wenn Sie sich auf Movement Prep und Prähab beschränken, behalten Sie die körperlichen Fähigkeiten, die Sie brauchen, um ein volles, aktives Leben zu führen. (Dennoch sollten Sie die Elemente Kraft und Kardio hinzufügen, um Energie und langfristige Gesundheit zu optimieren.)

Wohin das Leben Sie auch führt, für Prähab brauchen Sie nur ein paar Minuten am Tag. Diese Übungen (siehe Seite 141 ff.) schützen vor Beschwerden in den Schultern, im Kreuz sowie in den Hüften, Knien und Füßen. Außerdem schulen sie das Gleichgewicht und die Koordination und steigern Kraft und Ausdauer. Das alles brauchen Sie im täglichen Leben, denn es sind die Grundvoraussetzungen für jede Bwegung, das absolute Minimum an Lebensqualität. Dennoch können 90 Prozent der Menschen diese einfachen Bewegungen nicht ausführen. Meistern Sie Prähab, und Sie gehören zur Oberschicht!

Egal, wie verrückt das Leben ist, nehmen Sie sich dreimal in der Woche Zeit für Prähab. Solange Sie Movement Prep und Prähab beherrschen, sind Sie gut auf das mittlere und höhere Alter vorbereitet und verringern die Gefahr, wegen Rücken- und Hüftbeschwerden vorzeitig zu altern oder gar in einem Pflegeheim zu enden.

Den meisten Trainingsprogrammen fehlen die langfristigen Ziele. Sie bringen uns kurzfristig in Form, haben aber keine Vision. Wenn Sie sich nur auf ein Klassentreffen, eine Hochzeit oder einen Strandurlaub vorbereiten wollen, ist ein dauerhaftes Engagement weniger wahrscheinlich. Lassen Sie sich von solchen Ereignissen dazu inspirieren, ein Leben lang gut auszusehen und gesund zu bleiben!

Selbst Profisportler sind oft kurzsichtig. Wenn ihre Karriere zu Ende ist, werden sie faul. Manchmal werden ehemalige Footballspieler vor einem Spiel auf den Platz gerufen und geehrt. Erstaunlich viele von ihnen haben 30 Pfund zugenommen und können kaum aufs Feld trotten, um der Menge zuzuwinken. Immerhin waren sie bis Ende dreißig aktiv. Aus dem Spiel des Lebens ziehen sich die meisten Leute viel früher zurück – sie hätten ein wenig Zeit in Prähab investieren sollen.

Prähab ist keine kurzfristige Lösung. Gewiss, Sie werden die Wirkung bald spüren, aber Sie dürfen mit dem Training nie aufhören. Nichts Geringeres als Ihre Gesundheit und Ihre Lebensqualität stehen auf dem Spiel.

Das gesamte Core-Programm ist progressiv aufgebaut. Wenn Sie großartige Resultate sehen wollen, müssen Sie dabei bleiben. Zuerst geben Sie schlechte Gewohnheiten auf – falsche Ernährung und Inaktivität – und lindern so Ihre Schmerzen. Das ist die Aufgabe des Ernährungsprogramms und der Movement Preparation. Dann helfen wir Ihnen, aktiv zu werden und Schmerzen vorzubeugen. Darum ist Prähab so schön: Sie investieren in Ihre langfristige Gesundheit und Produktivität, so dass Sie im Spiel des Lebens Großes leisten.

KRAFT

Sobald Sie Movement Prep und Prähab beherrschen, kommt das Krafttraining hinzu. Ist es nicht sonderbar, dass die Leute immer vom *Gewichte*stemmen reden anstatt von *Kraft*training? Aber Sie trainieren doch, um stärker zu werden! Zu viele Menschen heben Woche für Woche die gleichen Gewichte. Ihr Körper passt sich an und hört auf, stärker zu werden. Diese Menschen befolgen wahrscheinlich Bodybuilding-Programme, die den Kern oder die funktionalen Bewegungen nicht trainieren.

Wir konzentrieren uns dagegen auf Bewegungen, die viele Gelenke einschließen, die Koordination verbessern und zahlreiche Muskeln beanspruchen. Dafür brauchen Sie mehr Energie und Zeit, aber es es lohnt sich. Dieses Training verbrennt Kalorien und verbessert das Gleichgewicht, die Stabilität, die Beweglichkeit, die Kraft und das Herz-Kreislauf-System.

Dadurch werden Sie immer leistungsfähiger. Sobald Sie diese Bewegungen beherrschen, brauchen Sie immer weniger Zeit dafür. Wenn Sie in einem Zirkel trainieren und durch verschiedene Übungen unterschiedliche Körperregionen ansprechen, bleiben Sie in ständiger Bewegung. Wenn Sie ins Fitnessstudio gehen, werden Sie feststellen, dass Sie zwei oder drei Serien schaffen, während die anderen in der selben Zeit nur eine absolvieren, weil sie zwischendurch eine Pause machen. Ihr Training endet nach 30 Minuten, und Sie versuchen, innerhalb dieser Zeit möglichst viel

Energie zu verbrauchen. Sie bewegen sich immer. Das ist der Unterschied zwischen einem zielorientierten Flug durchs Leben und dem Zickzackkurs des Tormannes, der Schüsse abwehrt. Krafttraining vergrößert die magere Körpermasse. Dies ist der Schlüssel zu einem gesunden Körper. Nach dem 25. Lebensjahr verlieren wir jährlich 500 Gramm magere Körpermasse, wenn wir nichts dagegen unternehmen. 500 Gramm zusätzliche magere Körpermasse verbrennen 50 Kalorien mehr am Tag. Selbst wenn Sie schlafen, verbrauchen Sie mehr Kalorien.

Es ist ein Unterschied wie zwischen einem Vier- und einem Achtzylindermotor. Ja, der Achtzylindermotor verbrennt mehr Benzin; ein heißes Feuer verzehrt eben mehr Brennmaterial, wie wir im Abschnitt über die Ernährung gelernt haben. Sie essen häufiger und geben Ihrem Körper nur Benzin mit hoher Oktanzahl.

Wir haben dieses Programm geschaffen, um Ihnen den Übergang zum Zirkeltraining zu erleichtern. Anfangs verzichten Sie ganz aufs Krafttraining. Sie machen nie mehr als sechs Übungen und steigern die Intensität allmählich. Sobald Sie die Wirkungen der Movement Preparation und der Prähab spüren, haben Sie den Grundstein für das optimale Krafttraining gelegt. Wenn Sie wenig Zeit haben, begnügen Sie sich mit Movement Prep und Prähab und nehmen sich irgendwann am Tag Zeit für die Kardio-Übungen – zum Beispiel indem Sie am Arbeitsplatz Treppen steigen, anstatt den Lift zu benutzen. Obwohl das Krafttraining kein aerobes Training ist (siehe Seite 106), hat es eine gewisse aerobe Wirkung, weil die Herzfrequenz dank der ständigen Bewegung steigt und während des gesamten Trainings hoch bleibt. Es ist, als würden Sie aerob trainieren – Sie schlagen also zwei Fliegen mit einer Klappe. Auch deshalb profitieren Sie von Ihren 30 Minuten maximal. Wenn Sie mit Zirkeltraining Kraft und magere Körpermasse aufbauen, kurbeln Sie den Stoffwechsel an, und zwar für *mehrere Tage*. Beim Herz-Kreislauf-Training ist dies nur während des Trainings und einige Stunden danach der Fall.

Eines der Ziele unseres Programms besteht darin, die Arbeitsleistung zu erhöhen, ein anderes Maß für die Fitness. Man nennt sie manchmal auch Arbeitsdichte, weil sie misst, wie viel Arbeit während einer Zeiteinheit geleistet wird. Wenn Sie heute x Arbeitseinheiten in 30 Minuten schaffen, brauchen Sie nach drei Wochen Training vielleicht nur 15 Minuten dafür. Das heißt, dass Sie in 30 Minuten mehr leisten können.

Ihre Fähigkeit, auf Stufe 4 zu arbeiten, ist der beste Beweis für Ihre Fitness. Wenn Sie das Core-Programm jemals unterbrechen, können Sie feststellen, wann Sie wieder in Höchstform sind, indem Sie sich erneut auf das Niveau hocharbeiten, auf dem Sie ausgestiegen sind, und von dort aus weitermachen.

So können Sie Ihre zunehmende Fitness messen: mehr Qualität und Quantität in weniger Zeit. Es ist ein Unterschied wie zwischen ISDN- und DSL-Internetzugang.

Sie können Ihren Fortschritt anhand der Zeit, der Zahl der Wiederholungen, des benutzten Gewichts und der Zahl der Durchgänge bestimmen. Und wenn Sie einige Tage oder gar Wochen aussetzen, können Sie den Rückschritt messen, indem Sie feststellen, wie viel Sie in 30 Minuten noch leisten.

Beim Krafttraining geht es aber nicht nur um größere Muskeln. Sie verbessern auch die *stabilisierende* Kraft, die für eine gute Haltung, korrekte Bewegungen, Energietransfer und Schutz vor Verletzungen wichtig ist. Das Krafttraining ist die Basis für alle Bewegungen. Die Übungen, die wir ausgewählt haben, steigern die stabilisierende Kraft sehr effektiv; und nachdem Sie mit einer bestimmten Muskelgruppe gearbeitet haben, erhält diese genügend Zeit zur Erholung, während Sie mit einer anderen arbeiten. Es handelt sich um eine Kombination aus Druck- und Zugübungen. Wir beginnen mit einem »Oberkörper-Druck«, zum Beispiel mit Liegestützen oder abwechselndem Hanteldrücken. Dann folgen ein »Unterkörper-Zug«, ein »Oberkörper-Zug« und ein »Unterkörper-Druck«. Alle zusammen bilden einen Zirkel und werden durch zusätzliches Core-Training und Drehbewegungen miteinander verbunden.

Der Kraft-Zirkel steigert die Zahl der beanspruchten Muskeln in verschiedenen Körperteilen, er optimiert die Durchblutung und setzt positive Hormone frei. Wenn Sie solche abwechselnden Übungen machen, schaffen Sie jedes Mal ein paar Wiederholungen mehr oder können das Gewicht ein wenig erhöhen – und Sie brauchen dafür weniger Zeit. Dadurch steigt die Intensität des Trainings – Qualität und Quantität der Arbeit pro Zeiteinheit –, und die allgemeine Fitness, die Herz-Kreislauf-Funktion sowie Gleichgewicht, Flexibilität, Stabilität und Beweglichkeit verbessern sich.

KARDIO (DIE ENTWICKLUNG DES ENERGIESYSTEMS)

Kardio-Training ist wohl das am meisten missverstandene und umstrittene Element der Fitness. Manche halten es für überflüssig und beschränken sich ganz auf Widerstandstraining. Für andere ist es eine Schinderei, die wenig nützt. Ich mag das Wort »Kardio« nicht besonders, weil es heute für lange, langsame, müde Bewegungen steht. Die meisten Leute verstehen darunter einen einstündigen Dauerlauf in gleichmäßigem Tempo und mit schlechtem, ineffektivem Bewegungsmuster. Für andere bedeutet es, sich 45 Minuten ohne große Anstrengung auf einem Fahrradergometer, Ministepper oder Laufband abzustrampeln.

Das lohnt natürlich den Zeitaufwand nicht und widerspricht allem, was Sie mit unserem Programm erreichen wollen. Wir möchten, dass Sie aus Ihren 30 Minuten am Dienstag und Donnerstag mehr herausholen als andere, die sich nicht fordern.

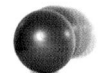

STEIGERN SIE IHRE PFERDESTÄRKEN

In der Welt der Pferderennen ist das Intervalltraining umstritten. Die Eigentümer von Pferden, die Millionen Euro wert sind, wollen keine Verletzungen riskieren. Wenn das Training nicht sorgfältig überwacht wird, kann es vorkommen, das die Beine des Pferdes sich während des Intervalltrainings verbiegen.

Viele Eigentümer verlassen sich daher lieber auf die Gene des Pferdes und auf traditionelle Trainingsmethoden, die mit einem langsamen Dauerlauf oder 30 geruhsamen Minuten im Fitnessstudio vergleichbar sind.

In vielen Fällen genügt das. Aber es gibt billige Pferde, die dank eines Intervalltrainings die teuersten Konkurrenten besiegen. Das ist keine schlechte Metapher für unser Programm; denn auch Menschen sind am erfolgreichsten, wenn sie etwas Neues probieren und sich nicht allein auf ihre Erbanlagen verlassen, sondern auch auf harte Arbeit und den Willen, immer besser zu werden.

Im Gegensatz zu einem Rennpferd sind wir nicht für körperliche Leistungen gezüchtet worden. Aber durch Intervalltraining können wir unsere Pferdestärken erheblich steigern.

Vom Zirkeltraining profitieren auch Herz und Kreislauf in gewissem Umfang. Die Ergebnisse werden sogar eindrucksvoll, wenn Sie Fortschritte machen und die Belastung steigern (zur Kontrolle eignet sich ein Pedometer). Machen Sie sich keine Sorgen, wenn Sie nicht jeden Dienstag und Donnerstag Zeit für ein Kardio-Training haben. Herz und Kreislauf verbessern sich dennoch.

Natürlich ist die Wirkung erheblich höher, wenn Sie auf Stufe 1 das 30-minütige Training an drei Wochentagen durch je 30 Minuten Kardio an zwei anderen Tagen ergänzen. Es verbessert die Kondition und verbrennt zusätzliche Kalorien, weil Körper und Geist sich bewegen. Da dieses Programm schrittweise vorgeht, bevorzuge ich Begriffe wie *Intervalltraining* oder *Entwicklung des Energiesystems*.

Ich benutze *Kardio* nur, weil es allgemein üblich ist, definiere es aber neu.

Kardio ist mehr als die 30 Minuten am Dienstag und Donnerstag. Zunächst einmal müssen Sie aktiver leben. Benutzen Sie die Treppe anstelle des Aufzugs. Stellen Sie Ihr Auto in der ersten Parklücke ab, die Sie finden, und gehen Sie dann zu Fuß in den Supermarkt. Fahren Sie Rad, wann immer Sie können, auch zur Arbeit. Gehen Sie mit dem Hund spazieren. Anstatt Ihrem Kind sitzend beim Fußballspiel zuzuschauen, können Sie ein paar Mal ums Spielfeld herumgehen.

Suchen Sie nach Gelegenheiten, sich zu bewegen und Energie zu verbrauchen. Meiden Sie Aufzüge. Steigen Sie Rolltreppen hinauf, und gehen Sie forsch neben den Rollbändern im Flughafen her. Denn andernfalls versperrt Ihnen wahrscheinlich jemand, der sich von den »rollenden Fußwegen« tragen lässt, den Weg (denken Sie an die epidemische Fettleibigkeit). Das ganze Leben ist Training. Nutzen Sie die vielen Chancen, die sich Ihnen jeden Tag bieten.

Auf den Stufen 2, 3 und 4 sind Sie so weit, dass Sie an einem der zwei Trainingstage ein paar leichte »Intervalle« einschieben können, Perioden mit moderaten Übungen, gefolgt von intensiveren. Gelegentlich trainieren Sie auch härter. Hören Sie auf, sich im Fitnessstudio mit Freunden zu unterhalten, und strengen Sie sich mehr an, so dass die Herzfrequenz steigt. Wenn Sie spazieren gehen, joggen Sie zwischendurch 30 Sekunden oder einige Minuten. Versuchen Sie, während eines halbstündigen Spaziergangs vier bis acht Intervalle einzuschieben. Die Intensität ist viel wichtiger als die Dauer. Die Trainingsdauer bleibt während des gesamten Programms bei 12 bis 30 Minuten, aber die Intensität nimmt zu.

Je länger die Trainingsphasen im Verhälnis zu den Pausen sind, desto weiter geraten Sie in den »sauren Bereich«, und Ihr Körper gewöhnt sich an sehr intensive Belastungen. Beim anaeroben Training – dabei strengen Sie sich maximal an – greift der Körper auf seine Energievorräte zurück, weil der Sauerstoff nicht ausreicht. Sie gehen gewissermaßen eine Sauerstoffschuld ein, die das brennende Gefühl in den Muskeln erzeugt und den Körper zwingt, sich anzupassen, damit die Herzfrequenz zurückgeht.

Der Nutzen dieses Trainings ist enorm. Es ist, als würden Sie einen Hochleistungsmotor – Lungen, Herz und andere Organe – einstellen. Intervalltraining erhöht die Energieproduktion in jeder Zelle, so dass Sie Energie wirksamer verbrennen.

Die meisten Leute überschätzen die Intensität ihres Kardiotrainings erheblich. Viele nehmen die Schweißmenge als Maß. Doch die hängt oft nur von der Dauer des Trainings (oder von der Raumtemperatur) ab und nicht von der Trainingsintensität.

Die Maschinen im Fitnessstudio ermöglichen ein effektives Kardiotraining. Steigen Sie auf ein Fahrrad oder ein Laufband. Viele dieser Maschinen überwachen die Herzfrequenz. Das heißt aber nicht, dass Sie ohne solche Geräte nicht auskommen. Pulsmesser können Sie billig in jedem Sportgeschäft kaufen. Wenn Sie lieber bergauf laufen, Rad fahren oder schwimmen, sollten Sie es tun. Sie können Treppen steigen oder einen kleinen Berg in der Nähe hinauflaufen. Vielleicht kennen Sie eine Strecke mit Hügeln und flachen Teilen. Wo immer Sie unser Programm befolgen, Herz und Kreislauf profitieren davon. Aber es ist wichtig, auch anders zu trainieren. Bleiben Sie den ganzen Tag aktiv, und versuchen Sie, 30 Minuten Kardio einzuschieben.

Es ist nie zu früh oder zu spät, um zu beginnen. Neuere Studien belegen, dass ein Training des Kreislaufs und der Lungen im frühen Erwachsenenalter die Gefahr, an Bluthochdruck oder Diabetes zu erkranken, deutlich senkt. Beide sind die wichtigsten Risikofaktoren für Herzkrankheiten und Schlaganfälle in späteren Jahren.

Das ist natürlich keine Überraschung. Aber es ist wichtig, sich beim Kardiotraining mit korrekten Bewegungsmustern maximal anzustrengen, nicht nur, um die Zeit optimal zu nutzen, sondern auch, um die Gesundheit jetzt und in Zukunft zu schützen.

Das Kardiotraining wird auf jeder der vier Stufen intensiver. Es beginnt mit einer Aufwärmphase von drei Minuten und endet mit einer Abkühlphase von drei bis fünf Minuten. Insgesamt brauchen Sie dafür bis zu 30 Minuten. Beim Kardio dürfen Sie nicht nachlässig sein, was Ihre Bewegungsmuster anbelangt. Egal, was Sie tun, Sie sollten sich groß und stabil fühlen – wie ein Pfeiler. Die Füße zeigen gerade nach vorne. Spannen Sie die Gesäß- und Oberschenkelmuskeln an, und vergessen Sie nicht, die Arme einzusetzen. Sie werden überrascht sein, wie fließend Sie sich bewegen und welches Tempo Sie mit einer geringeren Anstrengung erreichen.

Auf Stufe 1 trainieren Sie aerob. *Aerob* bedeutet, dass der Körper Sauerstoff benutzt, um gleichmäßig über einen langen Zeitraum auf niedrigem Niveau Energie zu erzeugen, ohne dass sich Abfallprodukte ansammeln, die die Leistung einschränken.

Stellen Sie sich einen Vier-Zylinder-Motor mit wenig PS vor, der Benzin effektiv nutzt und den ganzen Tag laufen kann, ohne sehr viel zu leisten. Eine gute Faustregel für Stufe 1 lautet: Sie sollten sich unterhalten können, während Sie sich in der aeroben Zone befinden. Einige der besten Aktivitäten für Stufe 1 sind:

- Im Freien: forsches Gehen, bergauf gehen, Rad fahren, Schwimmen, Rudern
- Innen: Fahrradergometer, Laufband, Ellipsentrainer

In der aeroben Zone auf Stufe 1 stärken Sie Ihr Herz-Kreislauf-System und bereiten die Muskeln auf das höhere Tempo der Stufen 2 bis 4 vor. Bei diesem moderaten Training können die Bewegungsmuster, Muskeln und Gelenke sich anpassen und auf die bevorstehende intensivere Belastung einstellen.

Wenn Sie zu Stufe 2, 3 und 4 übergehen, kommt das Intervalltraining hinzu. Dann wechseln sich harte und leichte Einheiten ab, damit der Körper sich erholen kann. Das moderate aerobe Training der Stufe 1 dient auf den höheren Stufen der Erholung.

Wie das Core-Krafttraining setzt auch das Intervalltraining positive Hormone frei, die magere Körpermasse auf- und Fett abbauen. Gleichzeitig führt es zu niedrigeren Herzfrequenzen, so dass der Körper die aerobe Zone nicht mehr verlässt.

Stufe 2 führt das Intervalltraining ein. Dabei wechseln sich moderate Einheiten mit leichtem aerobem Training auf Stufe-1-Niveau ab, sodass Sie Atem schöpfen und sich von den etwas intensiveren Intervallen erholen können. Sie werden bemerken, dass diese Übungen Arbeit und Ruhe einschließen. Wir sprechen hier vom Arbeit-Ruhe-Verhältnis. Je länger die Ruheperiode ist, desto härter sollte die Arbeitsphase sein. Je größer der Quotient ist – zum Beispiel eine Sekunde Ruhe auf eine Sekunde Arbeit –, desto größer ist die Herausforderung, weil der Körper weniger Zeit hat, sich anzupassen. Dadurch steigt Ihre Fähigkeit, mehr zu leisten.

Sie haben die moderate Intensität der Stufe 2 erreicht, wenn es Ihnen schwer fällt, ein Gespräch fortzusetzen. Sie können noch reden, aber nicht mehr als ein paar Worte hintereinander.

Einige der besten Aktivitäten für Stufe 2 sind:
- Im Freien: Laufen, dann joggen oder gehen; joggen, dann gehen
- Innen: Fahrradergometer, Ellipsentrainer, Laufband, Stepper

Auf Stufe 3 arbeiten Sie härter. Sie verringern die Trainingszeit und verlängern die Ruhephasen. Fürchten Sie sich nicht vor der intensiveren Arbeit – Sie sind darauf vorbereitet, ja Sie freuen sich sogar auf größere Herausforderungen.

Das bringt Sie auf Stufe 4, das kürzeste Intervall. Jetzt brauchen Sie all Ihre neue Beweglichkeit, Stabilität und Kraft. Auf dieser Ebene laufen, fahren oder steppen Sie so intensiv wie möglich zehn bis 30 Sekunden lang. Um aus dieser Stufe das Beste zu machen, müssen Sie so intensiv trainieren wie möglich. Einige der besten Aktivitäten für Stufe 4 sind:
- Sprints (auf der Ebene oder bergauf)
- Pendelläufe (fünf Meter und zurück, zehn Meter und zurück, 15 Meter und zurück)
- Fahrrad Intervalle
- Sprints auf dem Stepper

Entscheidend beim Kardiotraining ist, dass wir nicht langsam und im Zuckeltrab trainieren, sondern einen Prozess in Gang setzen, in dem Muskeln, Nervensystem und Hormone so zusammenarbeiten, dass effiziente Bewegungsmuster den Körper zu Höchstleistungen befähigen.

Zusammenfassung von Kapitel 9: Das Core-Training ist ein integriertes Programm, das den Körper so trainiert, dass er ein Leben lang beweglich bleibt. Es besteht aus vier Elementen: Movement Prep, Prähab, Kraft und Kardio. Movement Prep erhöht die Temperatur in Ihrem Kern und dehnt und kräftigt die Muskeln, so dass Flexibilität und Stabilität sich verbessern. Prähab schützt vor Verletzungen, indem es Schultern, Rumpf und Hüften stabilisiert. Im Gegensatz zum traditionellen Herz-Kreislauf-Training legt Kardio Wert auf die Qualität, nicht auf die Quantität. Es verbessert Herz und Gefäße, erhöht die Ausdauer und hilft dem Körper, mehr Energie zu produzieren.

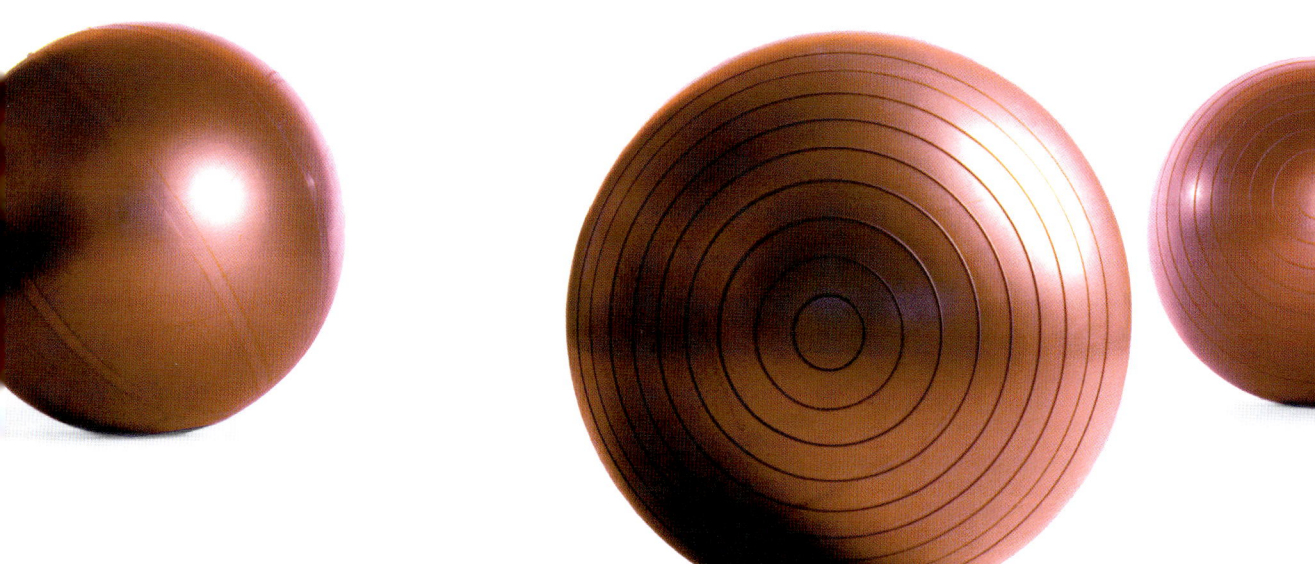

KAPITEL 10

CORE-BEWEGUNGEN

Im Jahr 2005 erließ das amerikanische Gesundheitsministerium neue Richtlinien im Kampf gegen die wachsenden Gewichtsprobleme der Nation. Andere Länder haben ähnliche Pläne. Erwachsene sollten sich nun täglich etwa 60 Minuten »moderat bis forsch« bewegen. Wer abnehmen will, sollte 60 bis 90 Minuten aktiv sein. Frühere Richtlinien empfahlen nur 30 Minuten am Tag – und selbst das schaffte nur ein Drittel der Erwachsenen. Deshalb ist zu erwarten, dass an der höheren Hürde noch mehr Leute scheitern. Diese Ratschläge gehen indes davon aus, dass sich die Menschen, wenn überhaupt, nur mäßig anstrengen.

Sie brauchen zunächst nur an drei Wochentagen (Montag, Mittwoch und Freitag) täglich 30 Minuten zu trainieren.

Es wäre großartig, wenn Sie außerdem Zeit für ein wenig Kardiotraining am Dienstag und Donnerstag hätten. Versuchen Sie, aus diesen zusätzlichen 30-Minuten-Intervallen das Beste zu machen.

Jeder hat dreimal in der Woche 30 Minuten Zeit. Das ist eine kleine Investition: nur 1,3 Prozent der wachen Zeit, wenn Sie nachts acht Stunden schlafen. Wenn Sie das schaffen, garantiere ich Ihnen, dass die erwirtschaftete Rendite exponentiell steigt.

Auch Sie haben 30 Minuten Zeit, egal, wie beschäftigt Sie sind. Schalten Sie den Fernseher aus. Stehen Sie früher auf. Nutzen Sie Ihre Schreibtischschublade, anstatt essen zu gehen. Tragen Sie Ihre Trainingszeiten in Ihren Terminplaner ein, damit sie zum Kernbestandteil Ihres Lebens werden.

Der Lohn ist gewaltig. Sie werden nicht nur besser aussehen und sich besser fühlen, sondern auch einen Körper haben, der widerstandsfähig gegen Verletzungen, Verschleiß und Rückenbeschwerden ist.

Wenn Sie dieses Programm und die Empfehlungen der Core-Ernährung befolgen, bauen Sie langfristige Gesundheit auf, nicht nur zeitweilige Muskelkraft.

Ist es nicht erstaunlich, dass die Leute ihr Auto besser pflegen als ihren Körper? Sie zahlen für Ölwechsel und Kundendienste. Sie wechseln die Reifen, die Ölfilter und die Keilriemen, damit ihr Auto leistungsfähig bleibt und lange hält. Doch selbst bei bester Pflege übersteht es kaum mehr als zehn Jahre.

Warum gehen Sie mit Ihrem Körper nicht so gut um? Schließlich können Sie jederzeit ein neues Auto kaufen, während Ihr Körper unersetzlich ist. Geld und verlängerte Garantiezeiten können fast jedes Problem mit dem Auto lösen. Für die Gesundheit gilt das nicht.

Denken Sie daran, wie sorgfältig sich die Menschen auf ihr Alter vorbereiten. Sie bringen kurzfristige Opfer, um ihren Kindern eine gute Schulbildung zu ermöglichen, und zahlen in eine private Renten- oder Lebensversicherung ein, damit sie ihre goldenen Jahre unbeschwert genießen können.

Aber was nützt finanzielle Sicherheit, wenn Sie als Rentner krank sind, im Rollstuhl sitzen oder einen Schlaganfall erleiden? 90 Minuten in der Woche sind ein viel kleineres Opfer als das, was Sie wahrscheinlich in Ihre finanzielle Sicherheit investieren. Und während das Ergebnis Ihrer Finanzplanung ungewiss ist, wissen Sie, dass diese Investition eine Rendite abwerfen wird. Investieren Sie jetzt, und Sie können bis weit in Ihre Siebziger-, Achtziger- und Neunzigerjahre hinein aktiv bleiben und die Qualität Ihres Lebens verbessern.

Dieses Programm widerlegt alle Ausreden. Wenn Sie nicht ins Fitnessstudio gehen wollen, bieten wir Ihnen Übungsvarianten an, für die Sie nur ein Mini-Band, einen Gymnastikball und eine Hantel brauchen. Für unterwegs gibt es Varianten, die überhaupt keine Ausrüstung erfordern.

Wenn Sie bisher nie trainiert haben, dauert es allerdings eine Weile, bis Sie das Programm zügig absolvieren können. In diesem Fall hören Sie einfach nach 30 Minuten auf und klopfen sich auf die Schulter. Sobald Sie die Bewegungen beherrschen, können Sie das Tempo beschleunigen und mehr Übungsteile bewältigen. Ihr Ziel besteht nicht darin, länger zu trainieren, sondern Ihre begrenzte Zeit besser zu nutzen.

Wenn Sie schon fit sind, machen Sie zwischen den Serien keine Pause und wechseln sich auch nicht mit einem Partner ab. Stattdessen machen Sie Übungen, die verschiedene Muskelgruppen ansprechen, und zwar als Zirkeltraining, so dass Sie nie aufhören müssen. Wenn Sie das durchhalten, stärken Sie zugleich Herz und Kreislauf.

Da Sie auch in anderen Lebensbereichen viele Aufgaben haben, ist diese Art des Trainings keine große Umstellung. Das heißt jedoch nicht, dass Sie während des Trainings telefonieren oder übers Geschäft reden sollen. Das wäre kontraproduktiv und gegenüber anderen Menschen respektlos. Konzentrieren Sie sich ganz auf das Training.

Wenn Sie dieses Programm für zu leicht halten, fügen Sie ihm Serien, Wiederholungen oder Übungen hinzu. Oder machen Sie Übungen für Fortgeschrittene. Ihr Fortschritt ist unbegrenzt, Ihre Zeit nicht. Sie können auch die Übungen probieren, die ich in meinem ersten Buch beschrieben habe.

Der Grund dafür, dass die meisten Leute so lange im Fitnessstudio bleiben – oder es für notwendig halten –, ist die fehlende Arbeitsdichte. Sie fügen zwar mehr Wiederholungen, Serien und Übungen hinzu, brauchen dafür aber mehr Zeit, weil sie langsam und behäbig arbeiten. Wir tun das nicht.

Haben Sie sich schon einmal auf eine Rede vorbereitet? Wenn ja, ist Ihnen sicherlich aufgefallen, dass die Rede umso kürzer wurde, je mehr Sie geübt haben – nicht nur, weil Sie schneller geredet oder Passagen gestrichen haben, sondern auch, weil Sie mit dem Thema vertrauter wurden. Sie konnten in 30 Minuten mehr unterbringen als erwartet.

Das gilt auch für unser Training. Sobald Sie damit vertraut sind, arbeiten Sie effizienter.

Ich habe das Core-Training in vier Ebenen eingeteilt, die ihrerseits drei Farbzonen haben: Rot, Gelb und Grün wie bei einer Verkehrsampel. Rot bedeutet: *Schluss mit der Inaktivität.* Wenn Sie verspannt oder außer Form sind oder Schmerzen haben, muss das sofort aufhören. Unter folgenden Voraussetzungen gehören Sie in die Kategorie Rot:

- Wenn Sie wirklich außer Form sind, also seit Jahren nicht mehr trainiert haben.
- Wenn Sie wegen einer Verletzung pausieren mussten.
- Wenn Sie zwar ein wenig trainieren, Ihr Körper aber sehr verspannt ist; zum Beispiel, wenn Sie schon lange nicht mehr Ihre Zehen bei durchgedrückten Knien berührt haben.
- Wenn Sie früher regelmäßig trainiert haben, aber wegen Zeitmangel und neuer Pflichten in den letzten Monaten und Jahren kürzer treten mussten.

Wie bei einer Ampel sollten Sie bei »Gelb« aufpassen. Sie haben die Muskeln gelockert und in der roten Zone Fortschritte gemacht, sind aber noch nicht für die grüne Zone bereit.

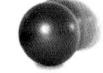

Werbesprüche (»Ohne Fleiß, kein Preis«) wollen uns einreden, dass wir täglich leiden müssen, wenn wir wie Bodybuilder oder Models aussehen wollen. Deshalb sind wir enttäuscht, wenn uns das trotz herkulischer Anstrengung nicht gelingt. Viele Trainingsprogramme scheitern nicht, weil Teilnehmer die Anstrengung scheuen, sondern weil sie sich abplagen, indem sie mehr Kilometer laufen oder mehr Wiederholungen machen als notwendig, bis ihr Körper sich fügt.

Es ist besser, aufzuhören, solange Sie in Führung liegen. Dann erreichen Sie beim nächsten Mal eine noch höhere Leistungsstufe. Verstehen Sie mich nicht falsch: Dieses Programm hilft Ihnen, in drei kurzen Wochen besser auszusehen. Aber das erreichen Sie, weil Sie ein langfristiges Ziel haben: sich besser zu fühlen und mehr zu leisten. Entscheidend ist, dass Sie Ihre drei Hauptziele verstehen:

1. Schmerzen lindern (rote Zone – Stufe 1)
2. Schmerzen verhüten (gelbe Zone – Stufe 2)
3. Mehr leisten (grüne Zone – Stufen 3 und 4)

Diese Ampelanalogie gilt für das Training und für viele andere Aspekte des Lebens. Bevor Sie in den Bereichen Gesundheit, Beziehungen oder Finanzen Fortschritte machen können, müssen Sie die Abwärtsspirale stoppen. Sie müssen körperliche Schmerzen lindern, um die Lebensqualität genießen zu können, die Sie verdienen. Dann können Sie mit dem Ziel trainieren, verlorene Funktionen zurückzuerlangen und nie wieder zu verlieren. Sie müssen flexibler werden, damit Sie im Leben schnell die Richtung wechseln können. Von nun an hören Sie auf, in die falsche Richtung zu gehen. Denken Sie an einen Fußballspieler, der nach links läuft, stehen bleibt und dann plötzlich mit dem Ball nach vorne sprintet – immer auf das gegnerische Tor zu.

Weniger athletische Spieler brauchen dafür mehr Zeit. Darum gelten sie als langsam. Spieler, die in Topform sind, reagieren während der gesamten Partie blitzschnell. Um im Spiel des Lebens Großes zu leisten, müssen wir mehrere Male in der Stunde die Richtung ändern, weil Stress und Chaos uns zu einer Neuorientierung zwingen. Trotzdem müssen wir immer unsere wichtigen Werte und Ziele im Auge behalten.

Das Core-Training umfasst vier Stufen oder Zonen:

STUFE 1

Die rote Zone oder Stufe 1 ist das Sprungbrett zum Erfolg im Spiel des Lebens. Sie befinden sich in der roten Zone, weil Schmerzen Sie daran hindern, das Leben zu führen, das Sie verdienen. Sie haben weniger Energie und Motivation, weil die Schmerzen zunehmen, wenn Sie trainieren.

Wir alle müssen diese Schmerzen irgendwann durchmachen, wenn wir nicht vorgebeugt haben. Vielleicht ist es bei Ihnen schon so weit. Sie wissen nicht, was das Leben für Sie bereit hält, aber Sie können jetzt handeln, um den Verfall aufzuhalten. Verlassen Sie die roten Zone, und biegen Sie auf die Autobahn des Lebens ein.

STUFE 2

Wenn eine Ampel auf »gelb« steht, ist Vorsicht geboten. Vielleicht drücken Sie aufs Gas und überqueren die Kreuzung flott; oder Sie halten an. Es hängt von der Situation ab.

In unserer gelben Zone, auf Stufe 2, sind wir ebenfalls vorsichtig, um Verletzungen vorzubeugen. Wir können über 65 Prozent aller Verletzungen beim Sport und im Alltag verhüten. Und wenn wir gut vorbereitet sind, überstehen wir die restlichen 35 Prozent – meist Unfälle – besser.

In der gelben Zone des Trainings versuchen wir, die empfindlichsten Körperregionen zu schützen. Alle müssen harmonisch zusammenarbeiten, damit kein Bereich durch falsche Bewegungsmuster überlastet wird. Vorbeugen ist viel besser als Heilen.

STUFEN 3 UND 4

Sie sind wieder in Form, und Ihr Körper ist besser vor Verletzungen geschützt. Jetzt wollen Sie mehr leisten. Wenn Sie Ihre Energie sinnvoll nutzen, fliegen Sie über die Autobahn des Lebens. Zuerst müssen Sie aber die Zufahrtsstraße hinter sich bringen und dann auf der Autobahn beschleunigen. Genau das tun wir auf diesen Stufen. Wenn Sie die Stufen 3 und 4 bewältigt haben, können Sie sich mit Hilfe meines ersten Buches, *Core Performance*, unter die leistungsstärksten Fahrzeuge mischen. Noch besser ist es, wenn Sie sich bei www.coreperformance.com ein maßgeschneidertes Trainingsprogramm besorgen.

Sie werden nie zu stark gefordert, müssen sich nie zu Tode langweilen und werden nicht von ewig gleichen Übungen angeödet. Wenn Sie Teil der Core-Gemeinschaft sind, stehen Ihnen günstige und preiswerte Alternativen zur Verfügung, die obendrein Spaß machen und gewährleisten, dass Sie sich weiterentwickeln.

Unser Programm behält seine drei Ziele – Schmerzen lindern (Stufe 1, rote Zone), Schmerzen vorbeugen (Stufe 2, gelbe Zone), mehr leisten (Stufen 3 und 4, grüne Zone) – von der ersten Stufe bis zu den Höchstleistungen der Spitzensportler bei.

Zuerst brauchen Sie ein paar Erfolgserlebnisse. Dann strengen Sie sich allmählich mehr an, bis Sie eines Tages zurückblicken und ungläubig den Kopf schütteln, weil Sie so weit gekommen sind.

Versuchen Sie zunächst, dreimal in der Woche 30 Minuten zu trainieren und diese Zeit optimal zu nutzen. Werfen Sie Ihren Motor an, damit er zum Leben erwacht und ein Teil Ihres Kerns wird.

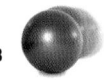

In Kapitel 12 werden Sie aufgefordert, an drei Wochentagen je 30 Minuten ohne Pause zu trainieren. Dazwischen kommt jeweils ein Tag für das Herz-Kreislauf-Training und die Regeneration. Die Kardio-Übungen können Sie hintereinander machen oder über den Tag verteilen. (In Kapitel 11 erfahren Sie mehr über Regeneration.)

Wir haben ein einfaches, progressives Vier-Stufen-Programm entwickelt, das Sie noch jahrelang herausfordern wird.

Sie beginnen auf jeder Stufe im Stadium A, das eine Serie mit sechs Wiederholungen verlangt, bis Sie einen Teil des Trainings zweimal schaffen. Sobald Sie diese Übungen in der vorgesehenen Zeit bewältigen, kommen zwei Wiederholungen hinzu; insgesamt sind es dann acht. Danach wiederholt sich dieser Vorgang; das heißt, Sie machen zehn Wiederholungen. Wenn Sie auf den einzelnen Stufen die vorgeschriebene Zahl von Durchgängen (Movement Prep, Prähab, Kraft) und Wiederholungen bei korrekten Bewegungsabläufen schaffen, sollten Sie Ihre Aufzeichnungen mit denen Ihrer Trainingspartner vergleichen. Feiern Sie Ihre Forstschritte, und gehen Sie dann zur nächsten Stufe über.

Auf der nächsten Stufe wiederholen Sie die gleichen Übungen, fügen aber jeder Einheit eine weitere Übung hinzu und steigern die Komplexität. Die Anforderungen steigen in jeder Einheit und bei jeder Übung ein wenig: Der Bewegungsumfang wird größer; mehr Stabilität, Beweglichkeit, Balance oder Kraft wird verlangt; oder Sie bekommen für die Einheit weniger Zeit.

STUFE	STADIUM A	STADIUM B	STADIUM C	STADIUM D	ZEITEINTEILUNG
1	1 × 6	2 × 6	2 × 8	2 × 10	Movement Prep: 15 Minuten Prähab: 15 Minuten
2	1 × 6	2 × 6	2 × 8	2 × 10	Movement Prep: 10 Minuten Prähab: 10 Minuten Kraft: 10 Minuten
3	1 × 6	2 × 6	2 × 8	2 × 10	Movement Prep: 7 Minuten Prähab: 8 Minuten Kraft: 15 Minuten
4	1 × 6	2 × 6	2 × 8	2 × 10	Movement Prep: 7 Minuten Prähab: 8 Minuten Kraft: 15 Minuten

STUFE 1: DIE ROTE ZONE

Alle beginnen hier, also mit dreimal 30 Minuten in der ersten Woche. Betrachten Sie diese Stufe als Aufwärmen für das Core-Training. Wie alle Anfänger müssen Sie vor den Veteranen im Trainingslager aufkreuzen. Selbst wenn Sie früher einmal trainiert haben, ist diese Stufe ein guter Auffrischungskurs.

Natürlich läuft das Ernährungsprogramm parallel; das heißt, Sie essen nun an vier Wochentagen vier gesunde Mahlzeiten. Movement Prep und Prähab umfassen je vier Übungen. Das Ziel dieses Workouts ist eine Inventur Ihres Körpers: rechte Seite kontra linke Seite, Vorderseite kontra Rückseite, verspannte Stellen, Balance, Koordination und Kraft. Dann vervollkommnen Sie diese Bewegungen und werden selbstsicherer, weil Sie Muskeln wecken, die seit langem schlummern.

Wie lange Sie auf dieser Stufe bleiben, hängt von mehreren Faktoren ab. Wenn Sie in ziemlich guter Form sind und mühelos Fortschritte machen, gehen Sie vielleicht schon nach einer Woche zu Stufe 2 über.

Angenommen, Sie stellen im Stadium A fest, dass Sie reichlich Zeit haben, um jede Einheit zu wiederholen, dann sind Sie schon in Stadium B. Das kann bedeuten, dass Sie am Mittwoch für Stadium C bereit sind. Dort fügen Sie bei jeder Übung zwei Wiederholungen hinzu und machen jeden der beiden Zirkel zweimal. Am Freitag kommen zwei weitere Wiederholungen dazu; Sie machen also insgesamt zehn Wiederholungen pro Übung und sind im Stadium D. In der folgenden Woche beginnen Sie auf Stufe 2, Stadium A, wo Sie genauer testen können, was in Ihnen steckt.

Wenn Sie Schmerzen haben oder außer Form sind, das heißt, wenn Sie seit Ihrer Kindheit nicht mehr die Zehen bei durchgedrückten Knien berührt oder seit langem nicht mehr trainiert haben, brauchen Sie möglicherweise zwei Wochen für Stufe 1. Machen Sie sich keine Sorgen, wenn es noch länger dauert.

Seien Sie geduldig. Wenn ein Auto lange in der Garage gestanden hat, ist es mühsamer, den Motor zu starten. Doch sobald er läuft, kommt er rasch auf Touren. Auch Ihr Körper macht dann schnellere Fortschritte.

STUFE 2: DIE GELBE ZONE

Jetzt sind Sie mit den Grundlagen des Trainings vertraut. Die Übungen werden etwas schwieriger, Prep und Prähab komplexer. Für jede Einheit haben Sie nur noch zehn Minuten Zeit. Außerdem kommt als dritte Einheit das Krafttraining hinzu. Sie haben nun also drei Einheiten mit je fünf Übungen, die Sie in zehn Minuten bewältigen müssen.

Auf Stufe 2 beginnen Sie langsam und bauen allmählich Tempo und Leistung auf. Um vom ersten Workout an stärker, geschmeidiger und stabiler zu werden, machen Sie jede Einheit nur einmal. Pro Übung absolvieren Sie also wieder nur eine Serie mit 6 Wiederholungen.

Ihr Ziel ist der formelle Beginn des Trainingsprozesses. Hier arbeiten Sie an der Beseitigung alter Beschwerden und betreiben Prävention, um künftigen Schmerzen vorzubeugen. Stufe 2 ist Ihre Messlatte. Wenn Sie das Core-Training aus irgendwelchen Gründen unterbrechen müssen, springen Sie wie ein Superball rasch auf Stufe 2, Stadium A, zurück und arbeiten sich dann allmählich nach oben, bis Sie ein aufregendes und anspruchsvolles Workout bewältigen müssen. Dies ist die Grundlage Ihrer künftigen Workouts.

Denken Sie daran, dass Sie nur 30 Minuten haben, gleichmäßig verteilt auf drei Zehn-Minuten-Blöcke. Schauen Sie auf die Uhr, und bringen Sie in jeder Einheit unter, was Sie können. Wenn die Zeit abgelaufen ist und Sie einen Zirkel nicht zweimal geschafft haben, hören Sie auf und gehen zur nächsten Einheit über. Das ist ein Teil der Herausforderung. Wenn Sie mit der Zeit fitter werden, kürzen Sie die Ruhephasen und steigern die Zahl der Wiederholungen.

Sie haben diese Stufe bewältigt, wenn Sie Stadium D innerhalb von 30 Minuten bei jeweils zehn perfekten Wiederholungen zweimal schaffen.

STUFE 3: DIE GRÜNE ZONE

Grün bedeutet »Los!« wie im Straßenverkehr. Sie beginnen, fit zu werden, und befinden sich auf der Straße zum Erfolg. Jetzt wird es etwas schwieriger.

Das Ziel ist »Superstabilität«. Bei Movement Prep kommt eine Übung hinzu, und die Zeit wird knapper. Sie brauchen also mehr Balance, Stabilität, Beweglichkeit und Kraft.

Auch die Prähab wird um eine Übung erweitert; jetzt sind es insgesamt sechs. Die enorm wichtigen stabilisierenden Muskeln des Schultergürtels werden intensiver trainiert.

Der Kraft-Zirkel wird ebenfalls etwas anspruchsvoller, denn Sie arbeiten nun auch mit dem Gymnastikball, der Ihre Stabilität noch mehr herausfordert. Sie belasten die Muskeln stärker und lernen, den Körper besser zu beherrschen. Das Ziel besteht darin, den Ball möglichst stabil zu halten. Vielleicht zittern Sie samt dem Ball, weil Ihr Körper versucht, die Muskeln durch vermehrte Nervenimpulse in den Griff zu bekommen. Ich nenne diese unnötigen Bewegungen und die vergeudete Energie »Lärm«. Sie müssen versuchen, effizienter zu werden und den Lärm zu dämpfen, indem Sie Ihre Stabilität so verbessern, dass der Ball ruhig bleibt.

Wenn Sie wegen der stärkeren Motivation zusammen mit anderen trainieren möchten, sollten alle Teilnehmer (selbst wenn manche an einem anderen Ort trainieren und nur per Telefon oder E-Mail erreichbar sind) einander motivieren und unterstützen, um neue Höhen zu erreichen. Sie werden bemerken, dass Sie auf Stufe 3 kaum Hanteln benötigen. Das ist Absicht. Ihr Ziel besteht darin, den Körper zu stabilisieren, und das erreichen Sie mit geringen Gewichten. Außerdem sind Sie manchmal unterwegs oder haben aus anderen Gründen keine Hanteln parat. Deshalb müssen Sie auch ohne Ausrüstung trainieren können.

STUFE 4

Auf Stufe 4 steigen die Anforderungen erneut. Nun bauen Sie mit Hanteln Kraft auf. Sie befinden sich noch in der grünen Zone, fordern den Körper aber stärker. Wenn Sie einmal keine Hantel haben, trainieren Sie auf Stufe 3 und kehren später auf Stufe 4 zurück.

Zusammenfassung von Kapitel 10: In nur 30 Minuten am Tag verändern Sie Ihren Körper und Ihre Einstellung zum Training.

Dafür müssen Sie drei Ziele erreichen: Schmerzen lindern, Schmerzen verhüten und mehr leisten. Sie bewältigen nacheinander drei Trainingszonen: Rot, Gelb und Grün.

Wenn Sie fitter werden, trainieren Sie nicht länger, sondern holen aus diesen 30 Minuten mehr heraus – Ihre Arbeitsdichte nimmt zu. Im Gegensatz zu anderen Programmen sind Wachstum und Fortschritt beim Core-Training unbegrenzt.

STUFE 1: AUF DIE PLÄTZE ...

MOVEMENT PREP (15 MINUTEN)

STADIUM:	A	B	C	D
DURCHGÄNGE:	1	2	2	2
WIEDERHOLUNGEN:	JE 6	JE 6	JE 8	JE 10

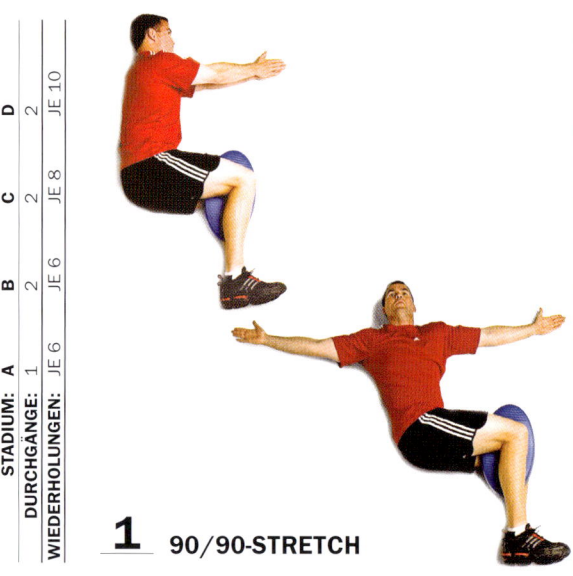

1 90/90-STRETCH

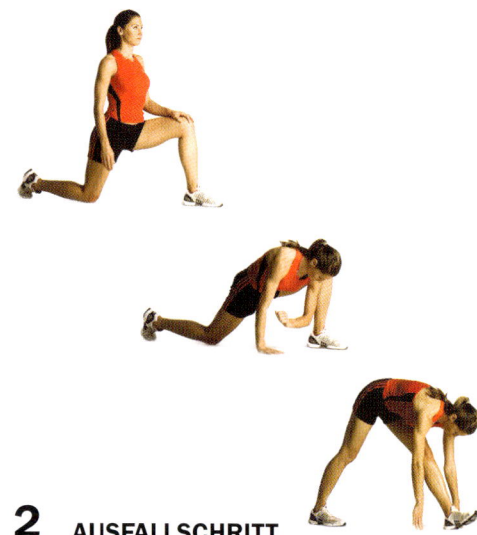

2 AUSFALLSCHRITT

PRÄHAB (15 MINUTEN)

STADIUM:	A	B	C	D
DURCHGÄNGE:	1	2	2	2
WIEDERHOLUNGEN:	JE 6	JE 6	JE 8	JE 10
ODER ZEIT:	12 SEK	12 SEK	16 SEK	20 SEK

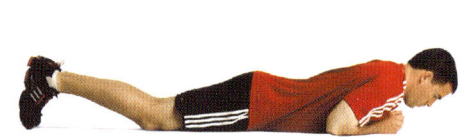
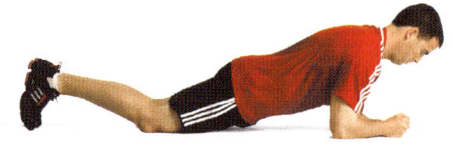

1 ZEIT PILLAR BRIDGE FRONT (KNIEND)

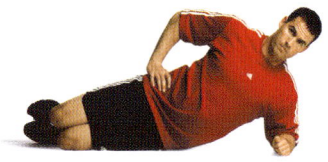
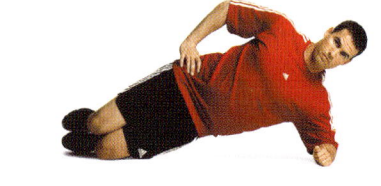

2 Wdh. PILLAR BRIDGE LATERAL (KNIEND)

KARDIO

AKTIVITÄTEN U. A.: gehen/joggen, Rad fahren, schwimmen; außerdem Kardiogeräte wie Laufband, Fahrradergometer, Ellipsentrainer

STADIUM:	A	B	C	D
TRAINIG: (STETIG, GERINGE INTENSITÄT)	18 MIN	18 MIN	24 MIN	30 MIN

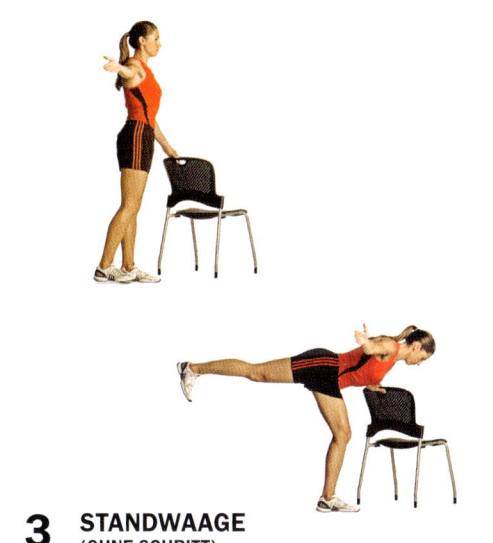

3 STANDWAAGE (OHNE SCHRITT)

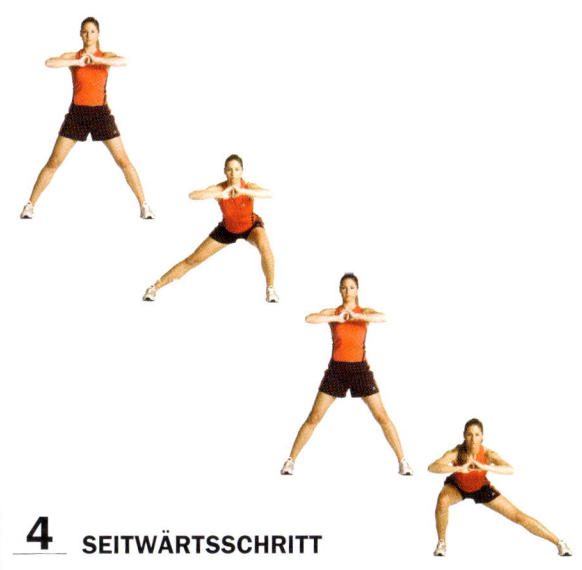

4 SEITWÄRTSSCHRITT

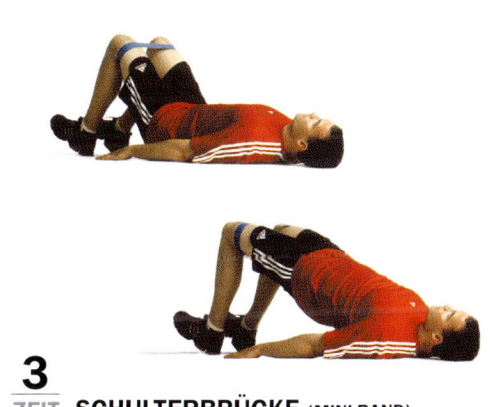

3 ZEIT SCHULTERBRÜCKE (MINI-BAND)

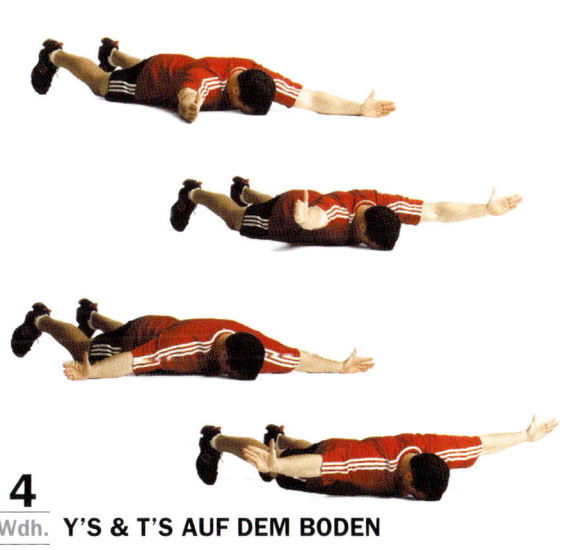

4 Wdh. Y'S & T'S AUF DEM BODEN

- Machen Sie im nächsten <u>Stadium</u> weiter, wenn Sie die vorgeschriebene Zahl von Durchgängen in der angegebenen Zeit schaffen.

- Gehen Sie zur nächsten <u>Stufe</u> über, wenn Sie Stadium D mit perfekter Technik in der vorgeschriebenen Zeit absolvieren.

STUFE 2: ... FERTIG, LOS!

MOVEMENT PREP (10 MINUTEN)

STADIUM:	A	B	C	D
DURCHGÄNGE:	1	1	1	1
WIEDERHOLUNGEN:	JE 6	JE 6	JE 8	JE 10

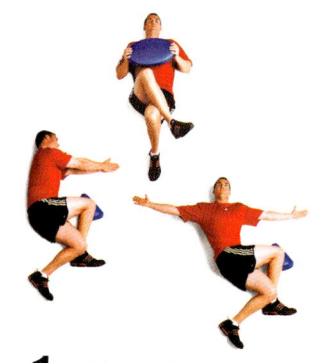

1 90/90-STRETCH (GEKREUZTE BEINE)

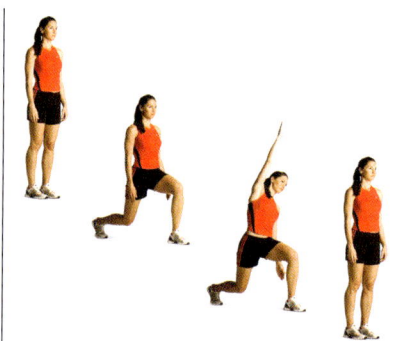

2 AUSFALLSCHRITT (RÜCKWÄRTS)

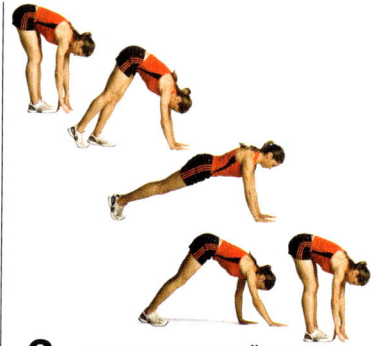

3 GEHEN AUF HÄNDEN (RÜCKWÄRTS)

PRÄHAB (10 MINUTEN)

STADIUM:	A	B	C	D
DURCHGÄNGE:	1	2	2	2
WIEDERHOLUNGEN:	JE 6	JE 6	JE 8	JE 10
ODER ZEIT:	12 SEK	12 SEK	16 SEK	20 SEK

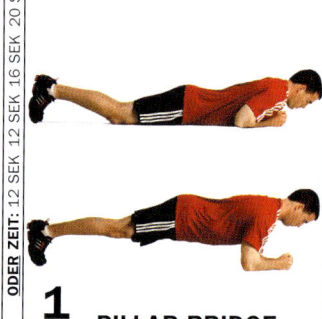

1 ZEIT — PILLAR BRIDGE FRONT

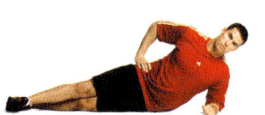

2 ZEIT — PILLAR BRIDGE LATERAL

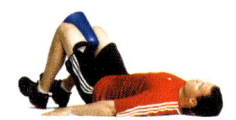
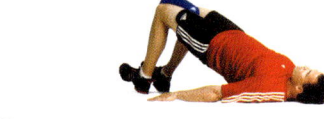

3 Wdh. — SCHULTERBRÜCKE (MIT POLSTER)

KRAFT (10 MINUTEN)

STADIUM:	A	B	C	D
DURCHGÄNGE:	1	2	2	2
WIEDERHOLUNGEN:	JE 6	JE 6	JE 8	JE 10

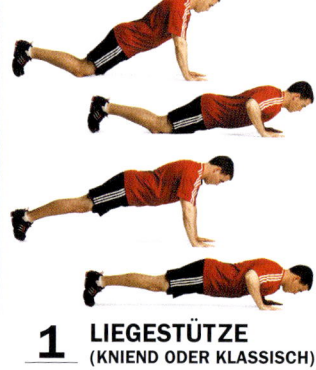

1 LIEGESTÜTZE (KNIEND ODER KLASSISCH)

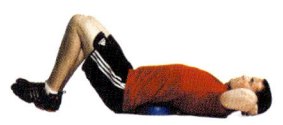
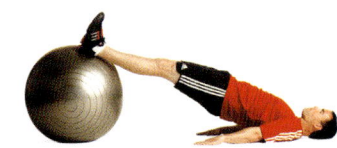

2 SCHULTERBRÜCKE (MIT GYMNASTIKBALL)

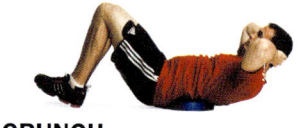

3 CRUNCH (VERDOPPELN SIE DIE ZAHL DER WIEDERHOLUNGEN)

KARDIO

AKTIVITÄTEN U. A.: gehen/joggen, Rad fahren, schwimmen; außerdem Kardiogeräte wie Laufband, Fahrradergometer, Ellipsentrainer

AUFWÄRMEN:	3 MINUTEN			
STADIUM:	A	B	C	D
TRAINING: (MODERAT)	1 MIN	1 MIN	2 MIN	3 MIN
ERHOLUNG: (LEICHT)	3 MIN	3 MIN	3 MIN	3 MIN
WIEDERH.:	3X	4X	4X	3X
ABKÜHLEN:	5 MINUTEN			
GESAMTZEIT:	20 MIN	24 MIN	28 MIN	26 MIN

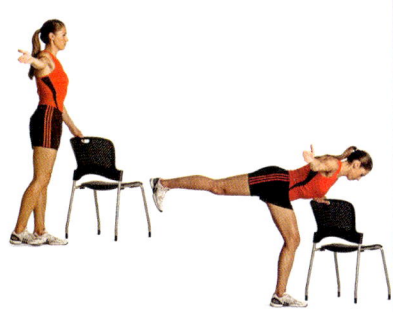

4 STANDWAAGE
(OHNE SCHRITT)

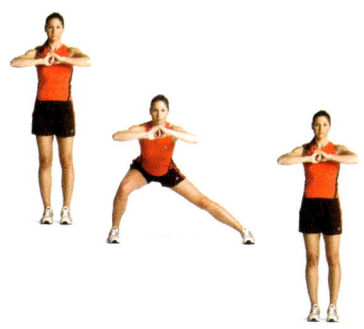

5 SEITWÄRTSSCHRITT
(SCHRITT UND ZURÜCK)

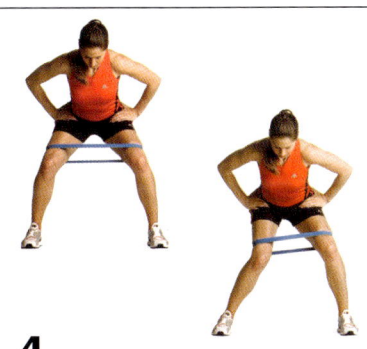

4 Wdh. **STEHEN MIT MINI-BAND**

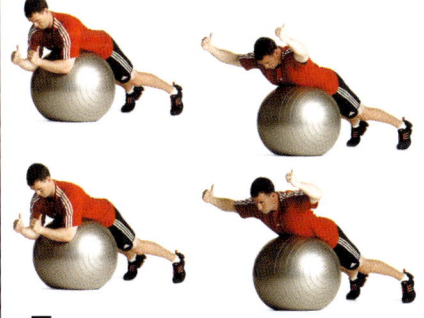

5 Wdh. **Y'S UND T'S MIT GYMNASTIKBALL** (ARME GEBEUGT)

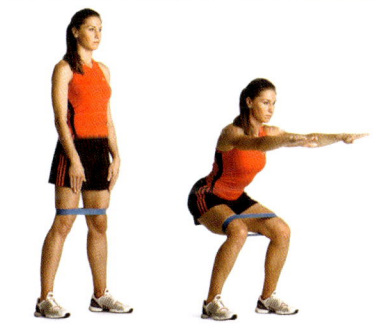

4 KNIEBEUGE
(MIT MINI-BAND)

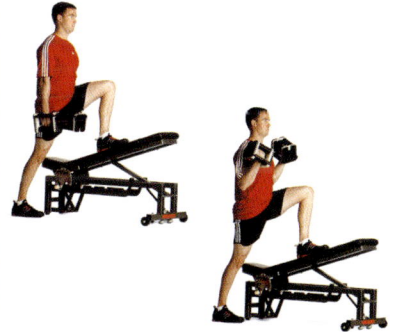

5 ARMBEUGE IN SCHRITTSTELLUNG

- Machen Sie im nächsten <u>Stadium</u> weiter, wenn Sie die vorgeschriebene Zahl von Durchgängen in der angegebenen Zeit schaffen.

- Gehen Sie zur nächsten <u>Stufe</u> über, wenn Sie Stadium D mit perfekter Technik in der vorgeschriebenen Zeit absolvieren.

CORE-BEWEGUNGEN   121

STUFE 3: STABIL WERDEN

MOVEMENT PREP (7 MINUTEN)

STADIUM:	A	B	C	D
DURCHGÄNGE:	1	1	1	1
WIEDERHOLUNGEN:	JE 3	JE 3	JE 4	JE 5

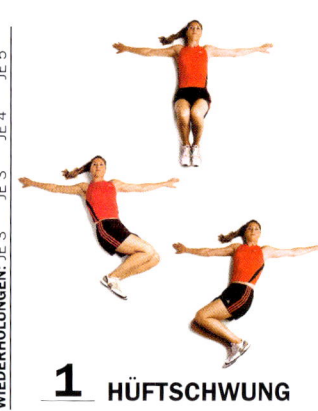

1 HÜFTSCHWUNG

2 AUSFALLSCHRITT (GEHEND)

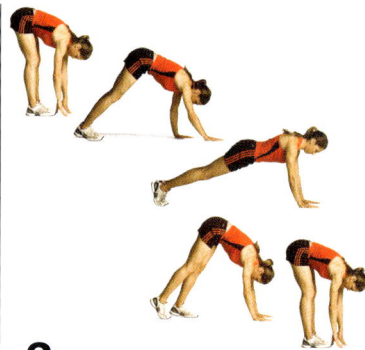

3 GEHEN AUF HÄNDEN

PRÄHAB (8 MINUTEN)

STADIUM:	A	B	C	D
DURCHGÄNGE:	1	1	1	1
WIEDERHOLUNGEN:	JE 6	JE 6	JE 8	JE 10
ODER ZEIT:	12 SEK	12 SEK	16 SEK	20 SEK

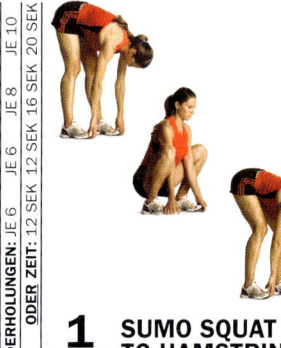

1 Wdh. SUMO SQUAT TO HAMSTRING STRETCH

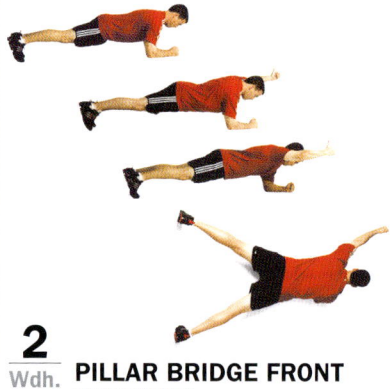

2 Wdh. PILLAR BRIDGE FRONT (BREITBEINIG)

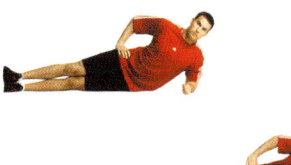

3 ZEIT PILLAR BRIDGE LATERAL (FÜSSE AUFEINANDER)

KRAFT (15 MINUTEN)

STADIUM:	A	B	C	D
DURCHGÄNGE:	1	2	2	2
WIEDERHOLUNGEN:	JE 6	JE 6	JE 8	JE 10

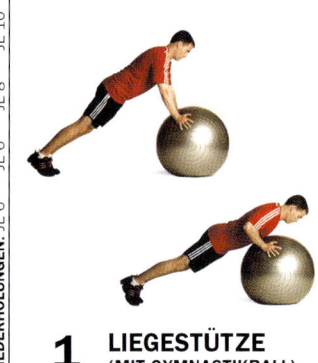

1 LIEGESTÜTZE (MIT GYMNASTIKBALL)

2 SCHULTERBRÜCKE (MIT BEINBEUGEN AUF GYMNASTIKBALL)

3 GYMNASTIKBALL-CRUNCH (VERDOPPELN SIE DIE ZAHL DER WIEDERHOLUNGEN)

KARDIO

AKTIVITÄTEN U. A.: gehen/joggen, Rad fahren, schwimmen; Kardiogeräte wie Laufband, Fahrradergometer, Ellipsentrainer, Stepper

AUFWÄRMEN: 3 MINUTEN				
STADIUM:	A	B	C	D
TRAINING: (HART)	2 MIN	2 MIN	1 MIN	30 SEK
ERHOLUNG: (LEICHT)	2 MIN	2 MIN	1 MIN	30 SEK
WIEDERH.:	3X	4X	6X	8X
ABKÜHLEN: 5 MINUTEN				
GESAMTZEIT:	20 MIN	24 MIN	20 MIN	16 MIN

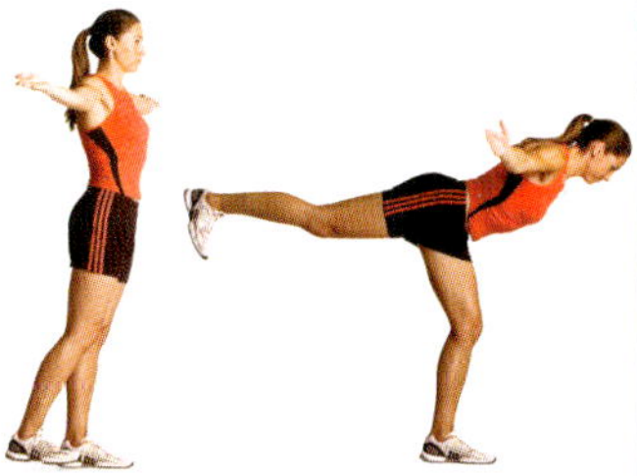

4 STANDWAAGE (RÜCKWÄRTS)	**5** SEITWÄRTSSCHRITT (IN BEWEGUNG)	**6** SCHRITT IN DIE KNIEBEUGE
4 Wdh. SCHULTERBRÜCKE (MARSCHIEREND)	**5** Wdh. GEHEN MIT MINIBAND	**6** Wdh. Y'S UND T'S MIT GYMNASTIKBALL (ARME GESTRECKT)
4 KNIEBEUGE (AUF EINEM BEIN)	**5** HEBEN IM STAND	**6** ARMBEUGE IN SCHRITTSTELLUNG (MIT DRÜCKEN)

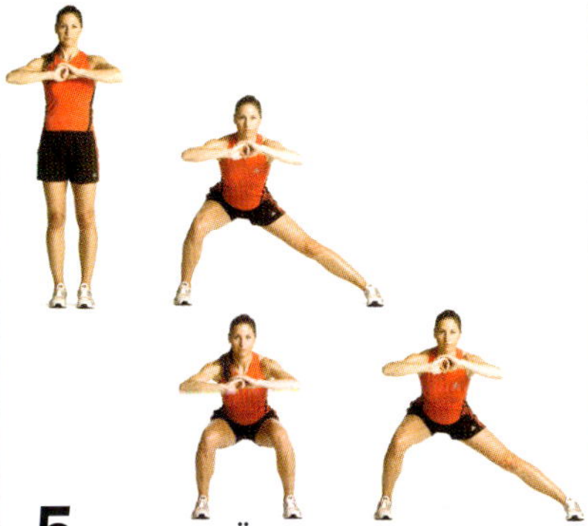

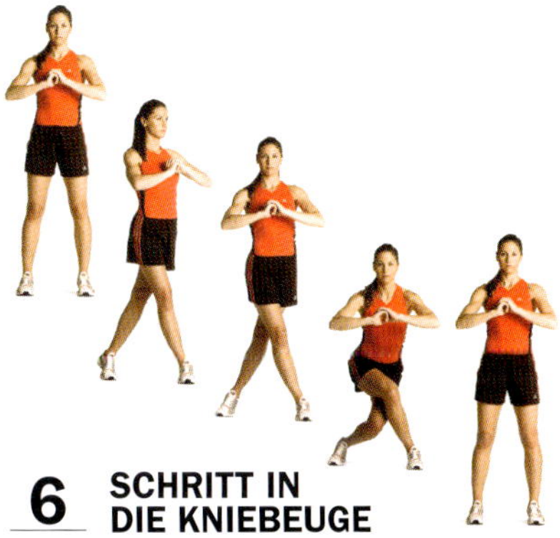

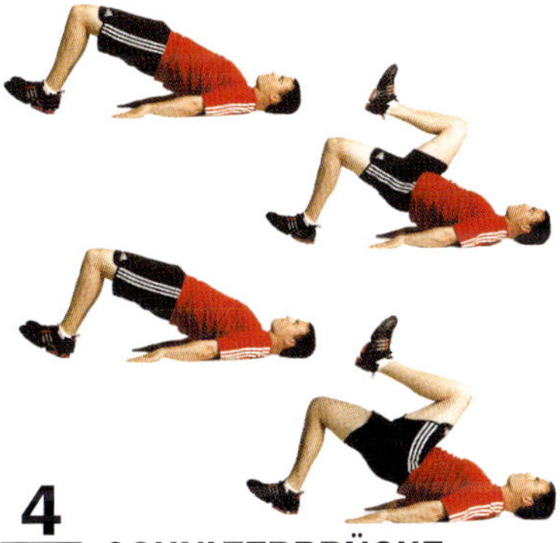

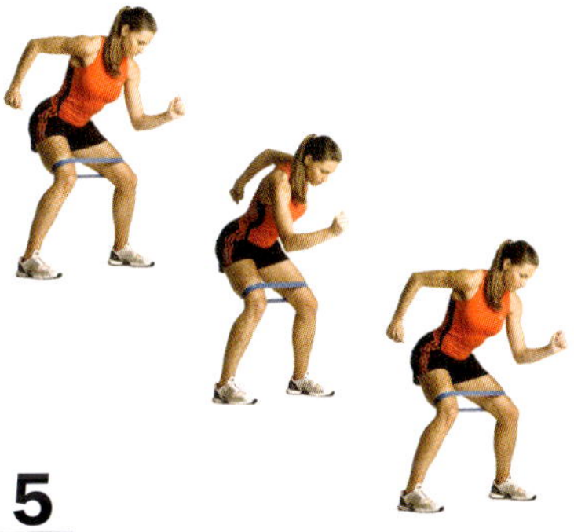

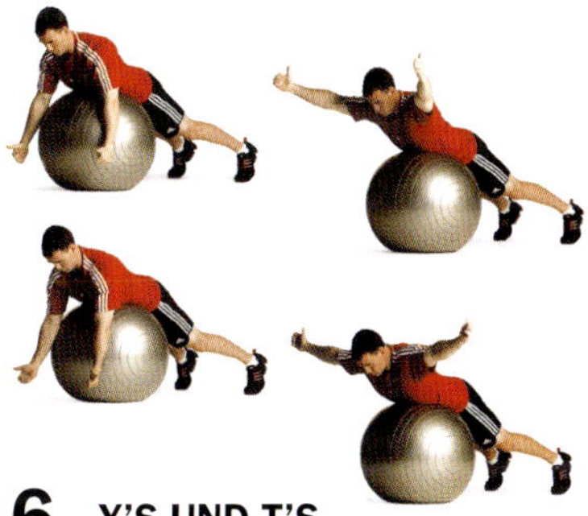

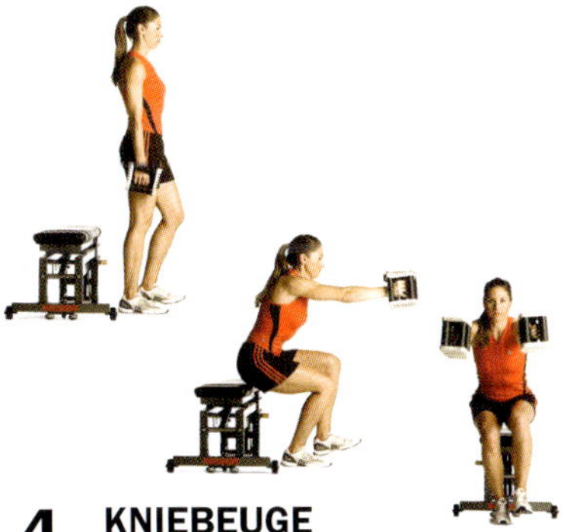

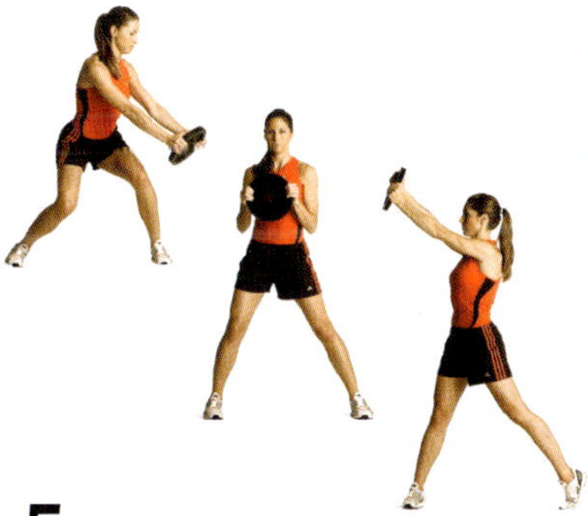

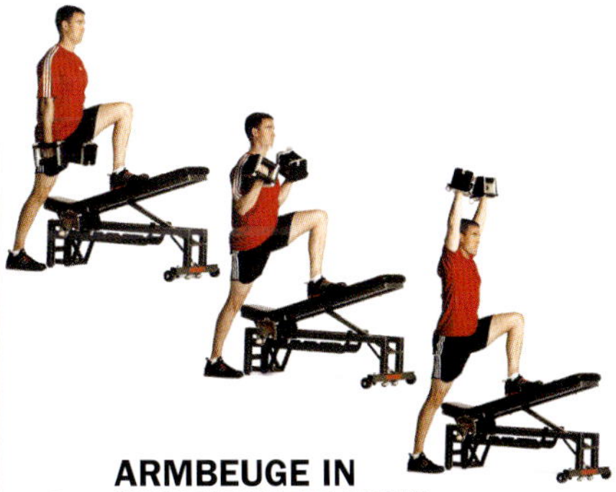

- Machen Sie im nächsten <u>Stadium</u> weiter, wenn Sie die vorgeschriebene Zahl von Durchgängen in der angegebenen Zeit schaffen.
- Gehen Sie zur nächsten <u>Stufe</u> über, wenn Sie Stadium D mit perfekter Technik in der vorgeschriebenen Zeit absolvieren.

CORE-BEWEGUNGEN

STUFE 4: STARK WERDEN

MOVEMENT PREP (7 MINUTEN)

STADIUM:	A	B	C	D
DURCHGÄNGE:	1	1	1	1
WIEDERHOLUNGEN:	JE 5	JE 5	JE 4	JE 3

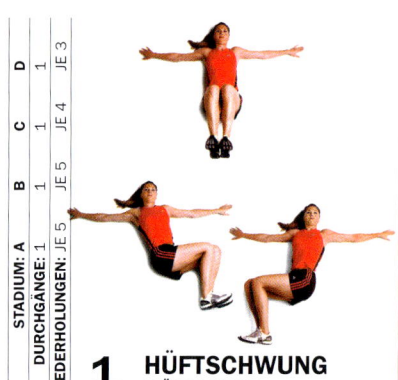

1 HÜFTSCHWUNG (FÜSSE OBEN)

2 AUSFALLSCHRITT (GEHEND)

3 GEHEN AUF HÄNDEN

PRÄHAB (8 MINUTEN)

STADIUM:	A	B	C	D
DURCHGÄNGE:	1	1	1	1
WIEDERHOLUNGEN:	JE 6	JE 6	JE 8	JE 10

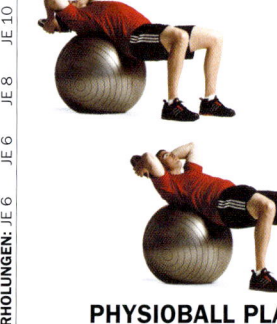

1 PHYSIOBALL PLATE CRUNCH (VERDOPPELN SIE DIE ZAHL DER WDH.)

2 PILLAR BRIDGE FRONT (FÜSSE ENG)

3 PILLAR BRIDGE LATERAL (HAMPELMANN)

KRAFT (15 MINUTEN)

STADIUM:	A	B	C	D
DURCHGÄNGE:	1	2	2	2
WIEDERHOLUNGEN:	JE 6	JE 6	JE 8	JE 10

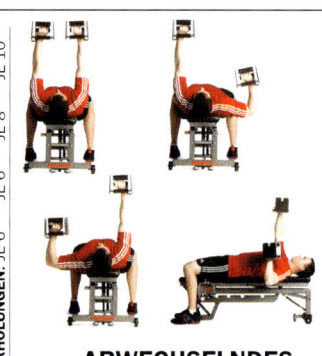
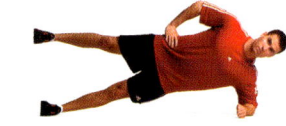

1 ABWECHSELNDES KURZHANTEL-DRÜCKEN

2 RUMÄNISCHER TODESLIFT (ZWEI ARME, EIN BEIN)

3 RUDERN MIT KURZHANTEL (EIN ARM, EIN BEIN)

KARDIO

AKTIVITÄTEN U. A.: gehen/joggen, Rad fahren, schwimmen; Kardiogeräte wie Laufband, Fahrradergometer, Ellipsentrainer, Stepper

AUFWÄRMEN:	3 MINUTEN LEICHTES KARDIOTRAINING UND 3 MINUTEN MOVEMENT PREP			
STADIUM:	A	B	C	D
TRAINING: (SEHR HART)	10 SEK	15 SEK	20 SEK	30 SEK
ERHOLUNG: (LEICHT)	50 SEK	45 SEK	40 SEK	30 SEK
WIEDERH.:	12X	12X	12X	12X
ABKÜHLEN:	5 MINUTEN – UND ZUM REGENERIEREN FRÜH ZU BETT!			
GESAMTZEIT:	23 MIN	23 MIN	23 MIN	23 MIN

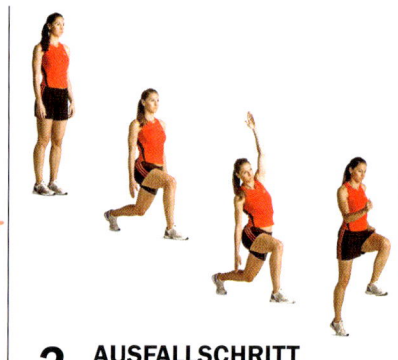
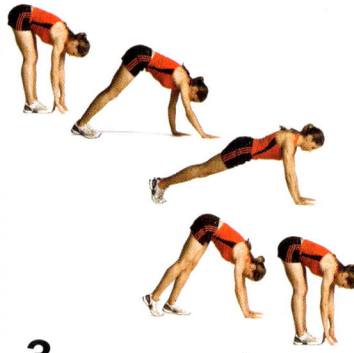

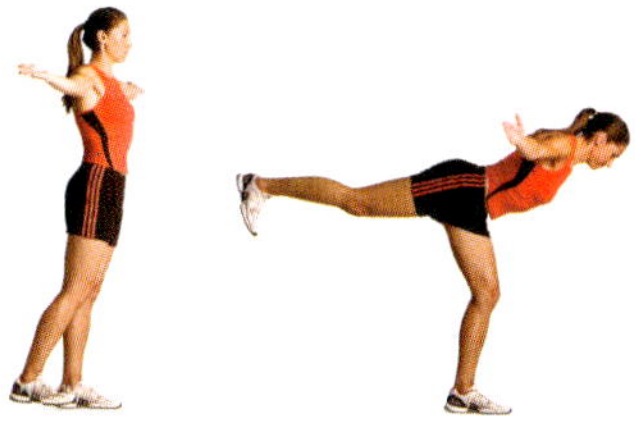

4 STANDWAAGE (RÜCKWÄRTS)	**5 SEITWARTSSCHRITT** (IN BEWEGUNG)	**6 SCHRITT IN DIE KNIEBEUGE**
4 SCHULTERBRÜCKE (KNIE GEBEUGT))	**5 GEHEN MIT MINIBAND** (MEHR WIDERSTAND)	**6 Y'S UND T'S MIT GYMNASTIKBALL** (UND GEWICHT)
4 KNIEBEUGE MIT AUSFALLSCHRITT	**5 HEBEN IM STAND** (AUF EINEM BEIN)	**6 ARMBEUGE IN SCHRITTSTELLUNG** (MIT ABWECHSELNDEM DRÜCKEN)

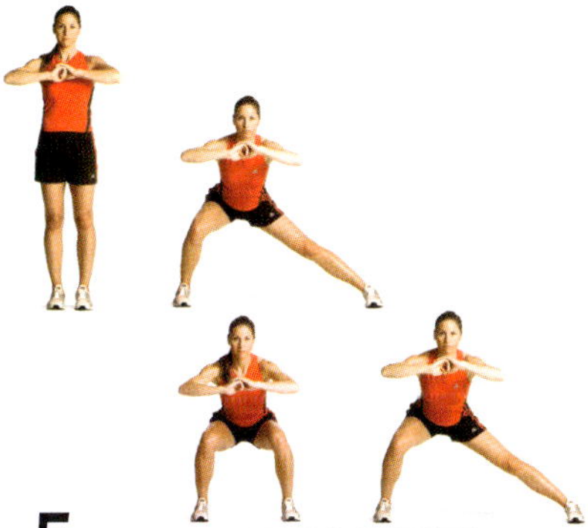

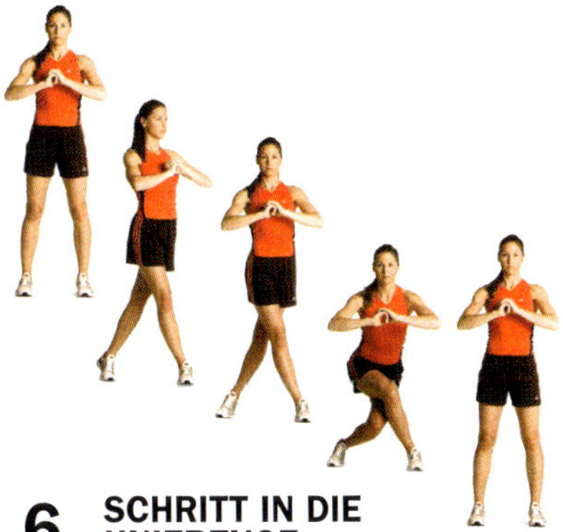

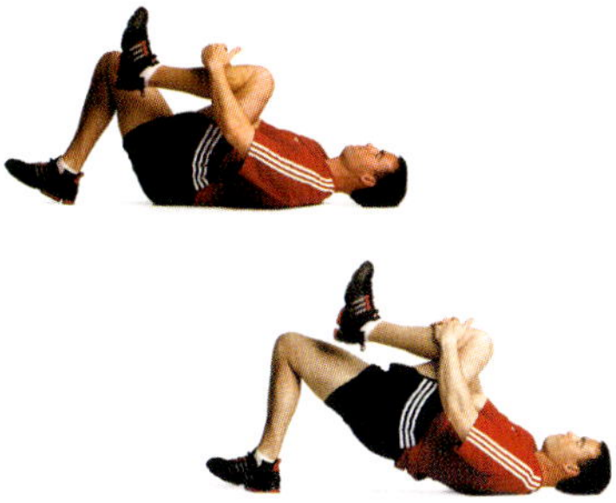

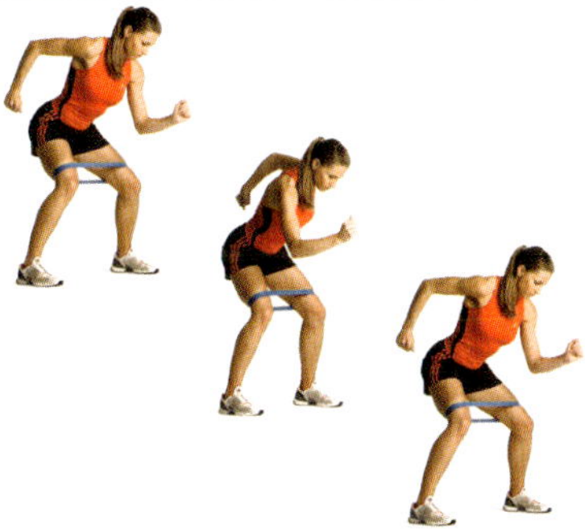

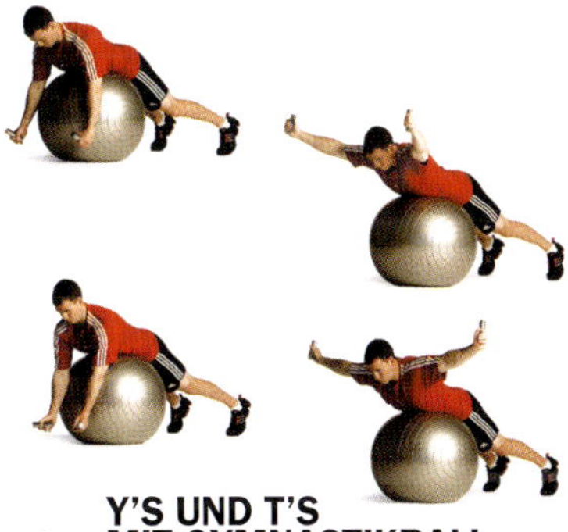

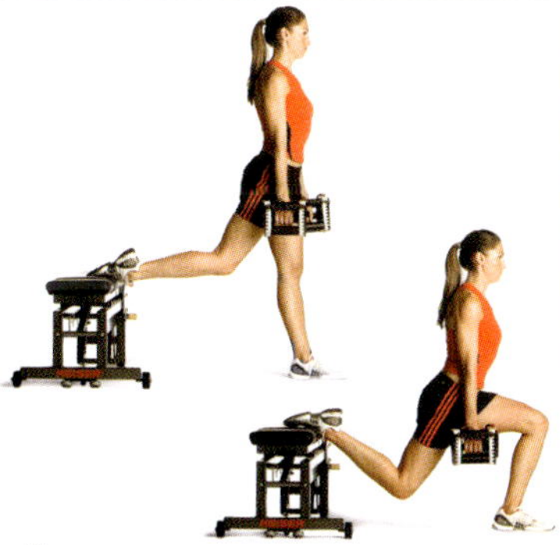

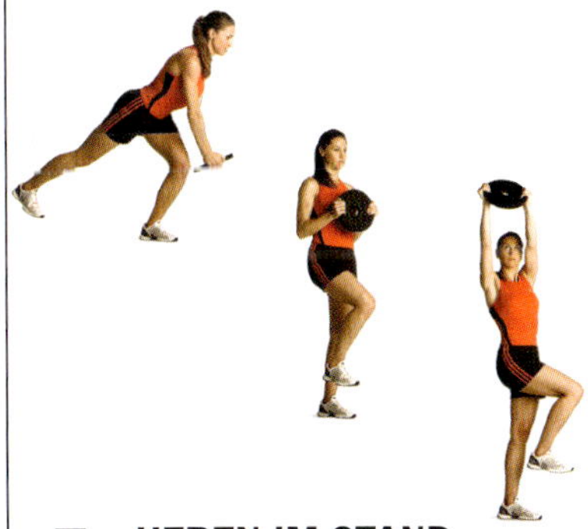

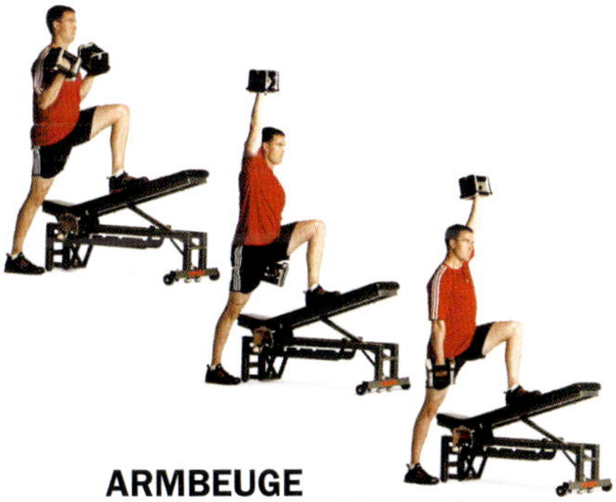

- Machen Sie im nächsten Stadium weiter, wenn Sie die vorgeschriebene Zahl von Durchgängen in der angegebenen Zeit schaffen.

- Herzlichen Glückwunsch! Jetzt können Sie sich Ihr Trainingsprogramm auf www.coreperformance.com maßschneidern, um sich noch weiter zu steigern.

90/90-STRETCH

AUSFÜHRUNG:

Sie liegen auf der linken Seite in Fötusstellung auf dem Boden. Die angezogenen Oberschenkel bilden mit dem Rumpf einen Winkel von 90 Grad. Schieben Sie ein Polster oder ein zusammengerolltes Handtuch zwischen die Knie. Beide Arme sind gestreckt und bilden mit dem Rumpf einen Winkel von 90 Grad. Drehen Sie nun den Brustkorb und den rechten Arm nach rechts. Die Knie bleiben zusammen und auf dem Boden. Versuchen Sie, sich flach auf den Rücken zu legen. Ausatmen und die Position zwei Sekunden halten, dann in die Ausgangsposition zurückkehren. Die Serie beenden, dann die Seiten wechseln und die Übung wiederholen.

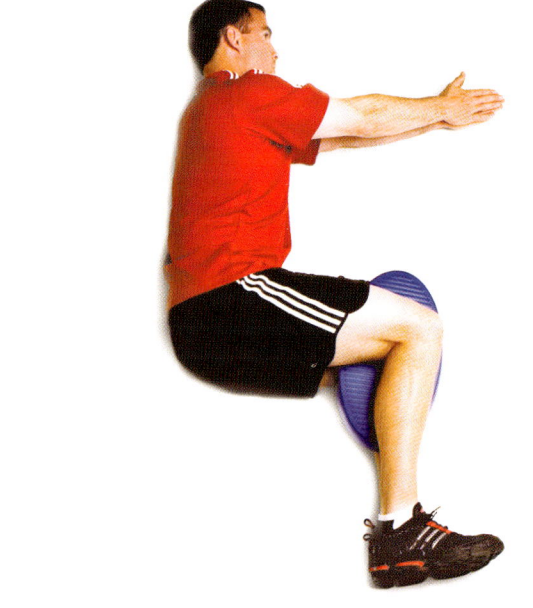

HINWEISE:

Knie immer schließen und auf den Boden drücken. Drehen Sie den Rumpf nur so weit, dass die Knie geschlossen bleiben und sich nicht heben. Beim Stretchen ausatmen.

DAS SOLLTEN SIE SPÜREN:

eine Dehnung des Rumpfes und der Muskeln im mittleren und oberen Rücken.

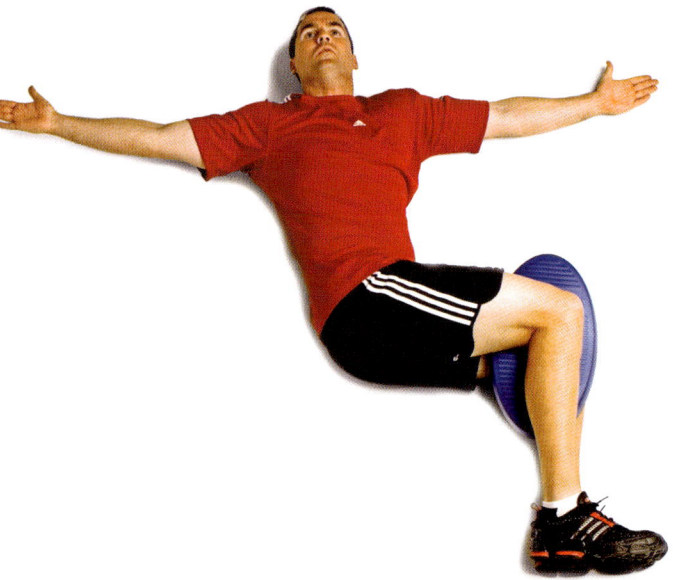

90/90-STRETCH (MIT GEKREUZTEN BEINEN)

AUSFÜHRUNG:

Sie liegen rücklings auf dem Boden und halten ein Polster oder ein zusammengerolltes Handtuch in den Händen. Das linke Knie ist gebeugt, so dass Ober- und Unterschenkel einen Winkel von 90 Grad bilden. Das rechte Bein kreuzt das linke. Drehen Sie sich auf die linke Seite, und klemmen Sie ein Polster zwischen das rechte Knie und den Boden. Nun den Brustkorb und den rechten Arm zurück nach rechts drehen. Dabei weiter Druck auf das Polster ausüben und die Hüften stillhalten. Versuchen Sie, den Rücken flach auf den Boden zu legen. Zwei Sekunden ruhig liegen, dann in die Ausgangsposition zurückkehren. Wiederholen, bis Sie mit der Serie fertig sind; dann die Seite wechseln.

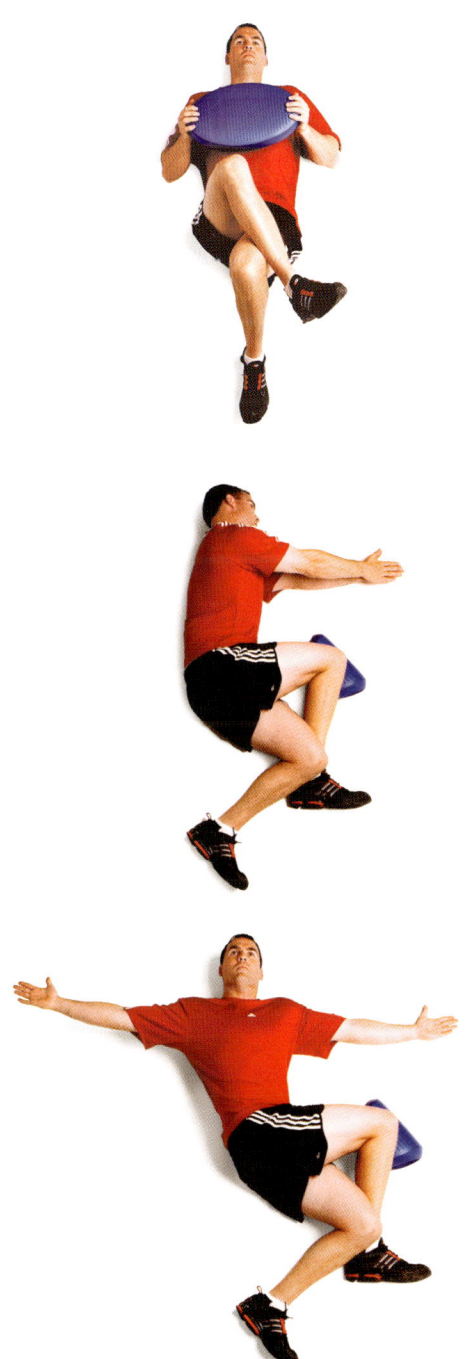

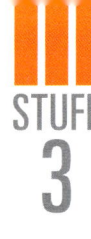

STUFE 3

HÜFTSCHWUNG

AUSFÜHRUNG:

Sie liegen mit seitlich gestreckten Armen rücklings auf dem Boden. Die Knie sind gebeugt, die Füße stehen flach auf dem Boden. Drehen Sie die gebeugten Beine nach links bis knapp über den Boden, dann nach rechts. Weitermachen, bis Sie die vorgeschriebene Zahl von Wiederholungen erreicht haben.

HINWEISE:

Lassen Sie die Schultern auf dem Boden und die Knie zusammen. Der Bauch bleibt angespannt. Die Knie sollten den Boden nicht berühren.

DAS SOLLTEN SIE SPÜREN:

eine Dehnung und Kräftigung des Rumpfes.

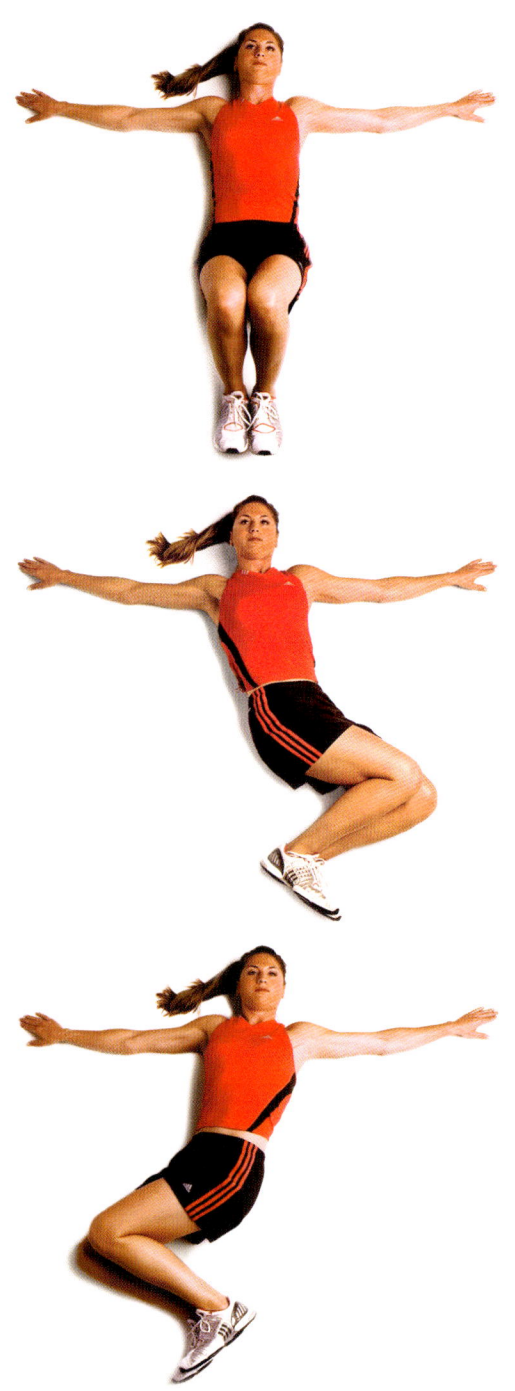

HÜFTSCHWUNG (FÜSSE OBEN)

Versuchen Sie diese Übung, wenn Hüfte und Knie einen Winkel von 90 Grad bilden und die Füße den Boden nicht berühren. Sobald das gelingt, probieren Sie die Bewegung mit gestreckten Beinen.

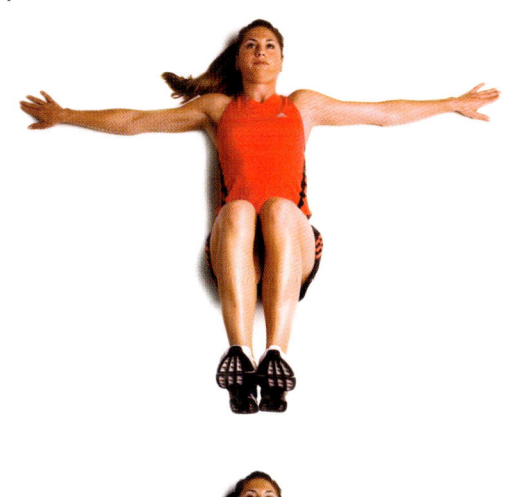

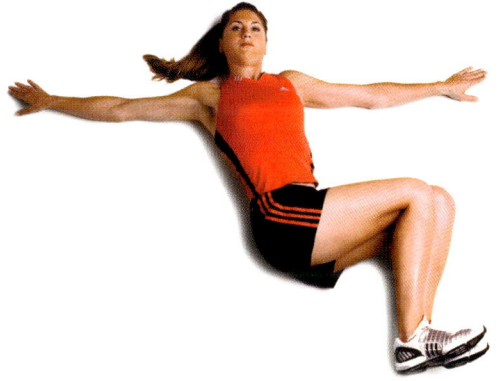

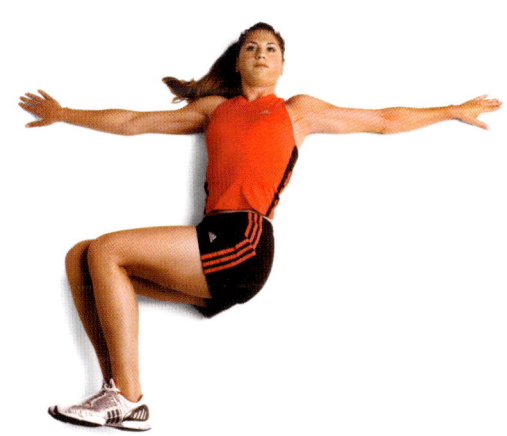

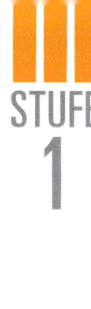

AUSFALLSCHRITT

AUSFÜHRUNG:

Machen Sie mit dem linken Fuß einen halben Schritt vorwärts. Stützen Sie sich dabei mit der rechten Hand auf dem Boden ab. Schieben Sie den linken Ellbogen innen am vorderen Bein entlang nach unten, bis Sie die Dehnung spüren. Stützen Sie sich dann auch mit der linken Hand ab, und schieben Sie die Hüften nach oben, während Sie das vordere Bein strecken. Danach in die Ausgangsposition zurückkehren und wiederholen.

HINWEIS:

Den Gesäßmuskel des hinteren Beines anspannen.

DAS SOLLTEN SIE SPÜREN:

eine Dehnung in den Lenden, im Hüftbeuger des hinteren Beines sowie im Gesäßmuskel und in der Kniesehne des vorderen Beines.

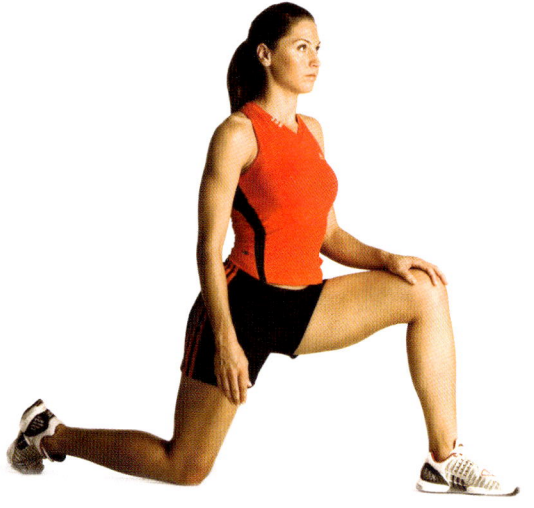

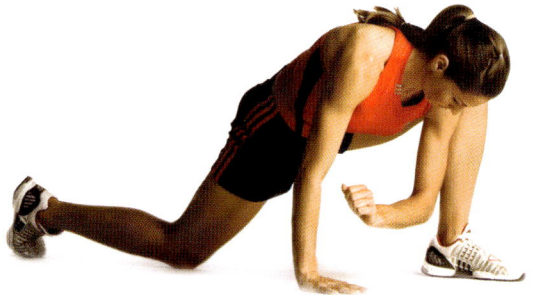

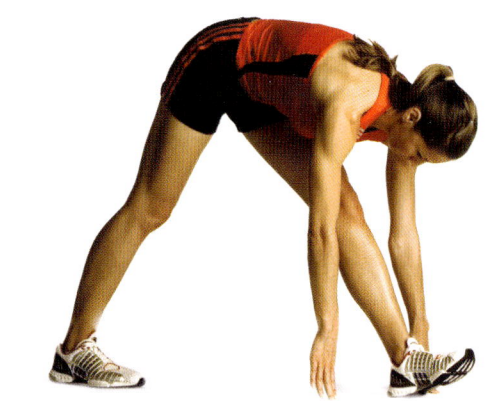

AUSFALLSCHRITT RÜCKWÄRTS

AUSFÜHRUNG:

Schließen Sie die Beine. Machen Sie dann mit dem rechten Bein einen Ausfallschritt nach hinten. Strecken Sie die rechte Hand nach oben, und beugen Sie den Rumpf nach links. Strecken Sie den Rumpf, und machen Sie einen Schritt nach vorne in die Ausgangsposition. Dann die Seiten wechseln und wiederholen, bis die vorgeschriebene Zahl von Wiederholungen erreicht ist.

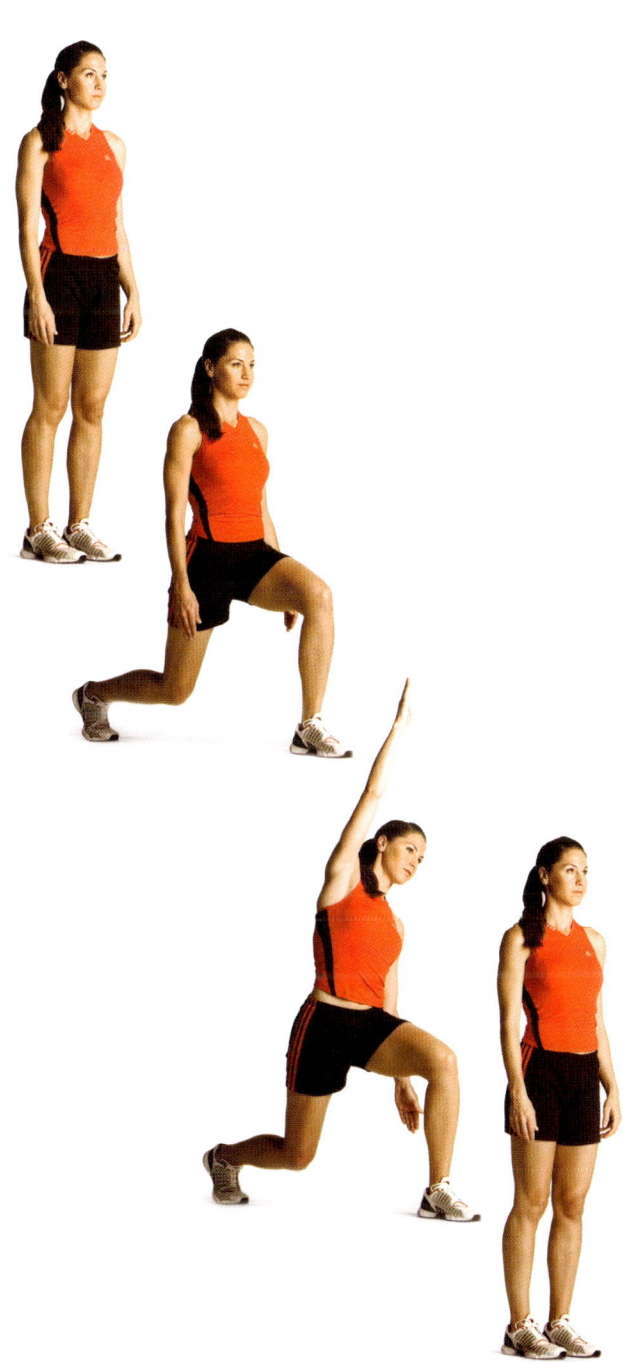

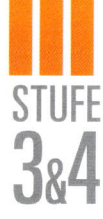

AUSFALLSCHRITT (GEHEND)

AUSFÜHRUNG:

Anstatt in die Ausgangsposition zurückzukehren wie auf Stufe 2, gehen Sie nach vorne in die nächste Position.

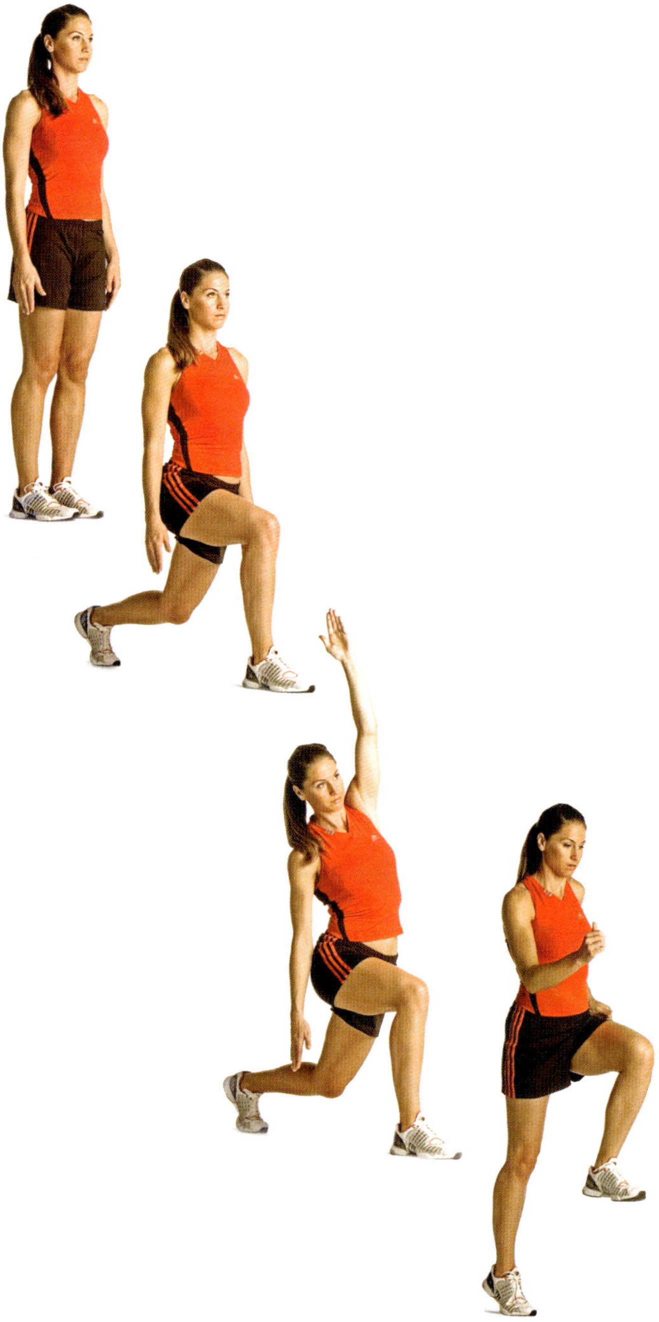

STANDWAAGE (OHNE SCHRITT)

AUSFÜHRUNG:

Stehen Sie in perfekter Haltung auf einem Bein. Halten Sie sich mit einer Hand an der Wand, einem Stuhl oder einem Tisch fest, und strecken Sie die andere Hand seitwärts. Die Schulterblätter bleiben hinten und unten. Bleiben Sie vom Ohr bis zum Knöchel gerade, beugen Sie sich aus der Taille vor, und heben Sie dabei die gegenüberliegende Ferse hoch. Wenn Sie die Dehnung spüren, kehren Sie in den Stand zurück, indem Sie die Oberschenkel-, Gesäß- und Rückenmuskeln anspannen. Beenden Sie die Serie auf dieser Seite, und wechseln Sie dann zur anderen Seite.

HINWEISE:

Halten Sie den Rücken gerade und die Hüften und Schultern parallel zum Boden. Bleiben Sie vom Ohr über die Hüfte und die Knie bis zum Knöchel gerade. Versuchen Sie, das Gleichgewicht ohne Abstützen mit der Hand zu bewahren, und lassen Sie den gegenüberliegenden Fuß oben.

DAS SOLLTEN SIE SPÜREN:

eine Dehnung der Rückseite der Oberschenkel.

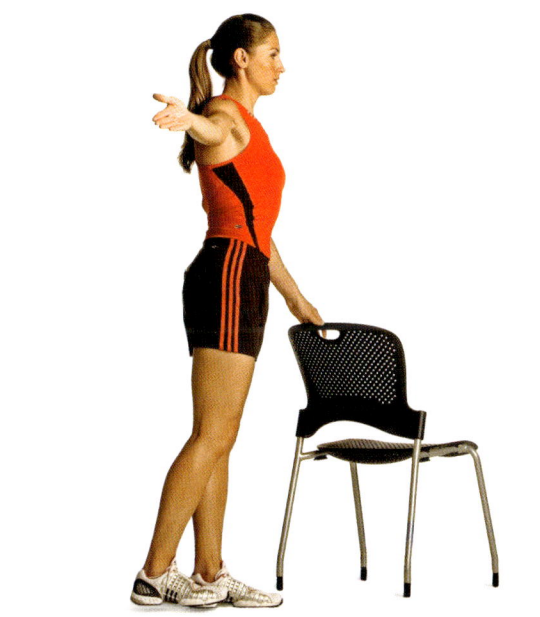
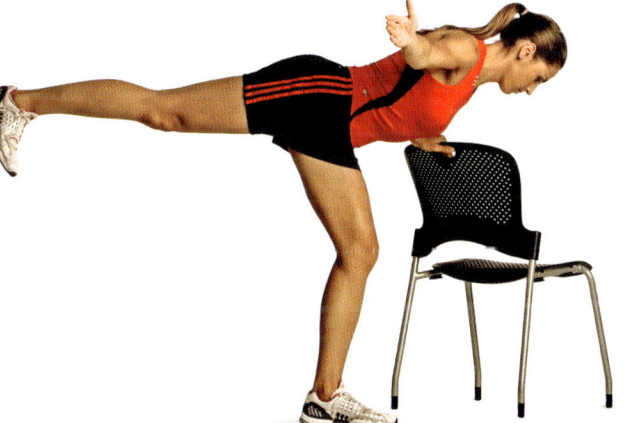

STANDWAAGE (RÜCKWÄRTS)

AUSFÜHRUNG:

Machen Sie die Übung, ohne sich abzustützen. Treten Sie dann zurück in den nächsten Schritt, und wiederholen Sie die Übung mit dem anderen Bein. Wechseln Sie die Beine ab, bis Sie alle Wiederholungen geschafft haben.

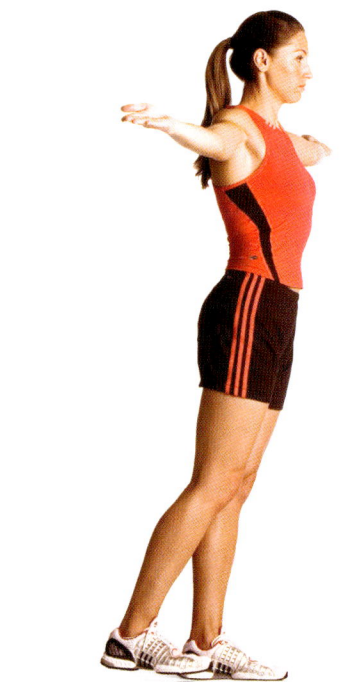

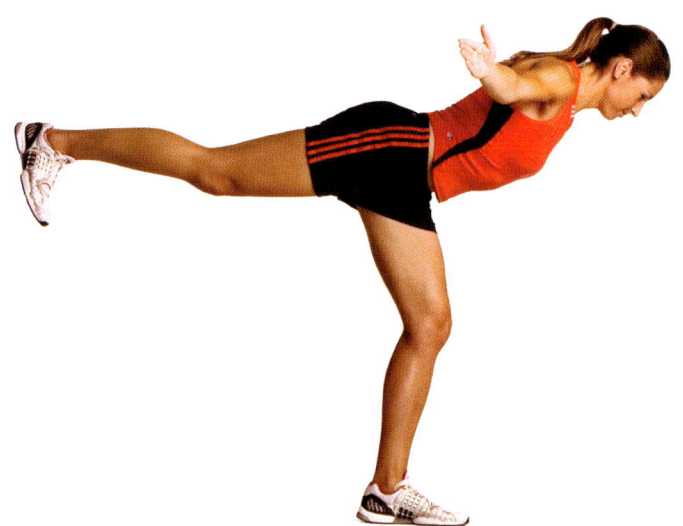

SEITWÄRTSSCHRITT

AUSFÜHRUNG:

Spreizen Sie die Füße über die Schulterbreite hinaus, und verlagern Sie die Hüften nach links unten, indem Sie das linke Knie beugen und das rechte gestreckt lassen. Die Füße zeigen gerade nach vorne und stehen flach auf dem Boden. Drücken Sie sich durch die linke Hüfte hoch in die Ausgangsposition. Wechseln Sie dann die Seiten, und wiederholen Sie die Übung.

HINWEISE:

Die Knie auf der »Arbeitsseite« bleiben hinter den Zehen. Das andere Bein bleibt gestreckt, der Rücken gerade und der Brustkorb oben.

DAS SOLLTEN SIE SPÜREN:

eine Dehnung und Kräftigung der Gesäßmuskeln, der Lenden sowie der vorderen und hinteren Oberschenkelmuskulatur.

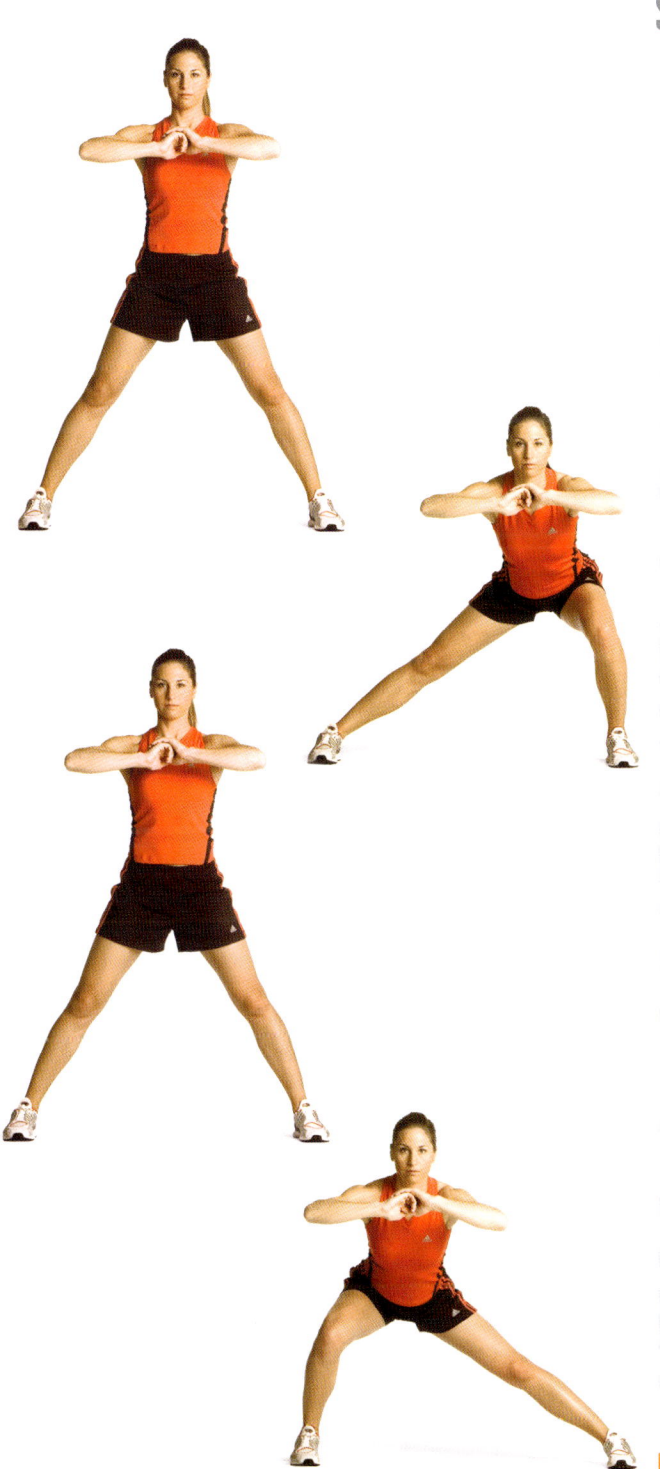

SEITWÄRTSSCHRITT (SCHRITT UND ZURÜCK)

AUSFÜHRUNG:

Machen Sie mit dem rechten Fuß einen weiten Seitwärtsschritt. Die Zehen zeigen weiter nach vorne, die Füße stehen flach auf dem Boden. Gehen Sie durch die rechte Hüfte in die Hocke, und lassen Sie dabei das linke Bein gestreckt. Sinken Sie so tief wie möglich, und halten Sie diese Position zwei Sekunden. Drücken Sie sich dann hoch in die Ausgangsstellung, und wiederholen Sie die Übung auf der anderen Seite.

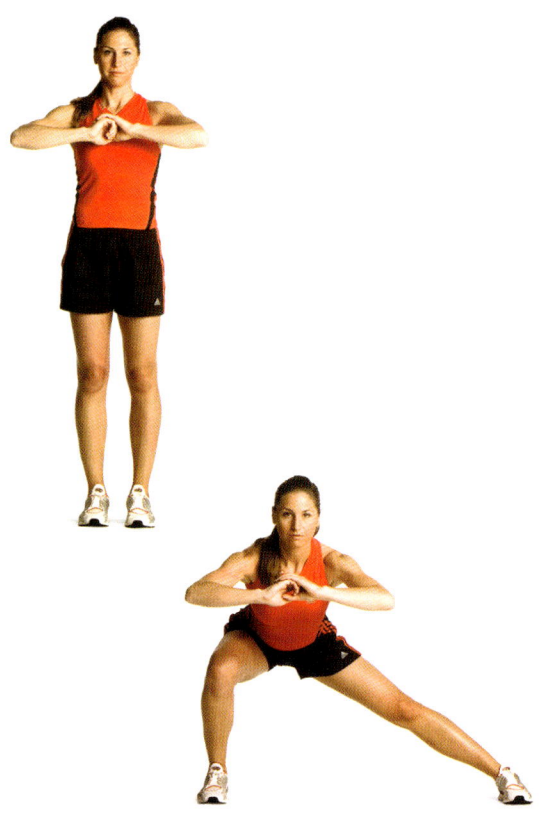

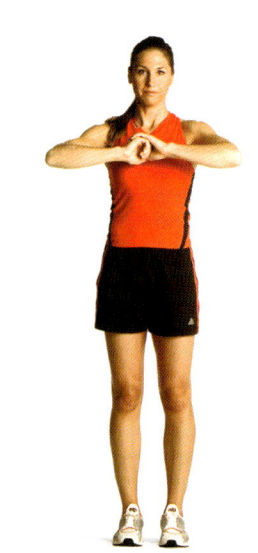

SEITWÄRTSSCHRITT (IN BEWEGUNG)

STUFE 3&4

AUSFÜHRUNG:

Anstatt in die Ausgangsposition zurückzukehren, machen Sie einen Schritt zurück in die Hocke und dann in den nächsten Seitwärtsschritt. Machen Sie die vorgeschriebene Zahl von Wiederholungen, und wechseln Sie dann die Seiten. Achten Sie darauf, dass Sie bei dieser Übung genügend Platz haben.

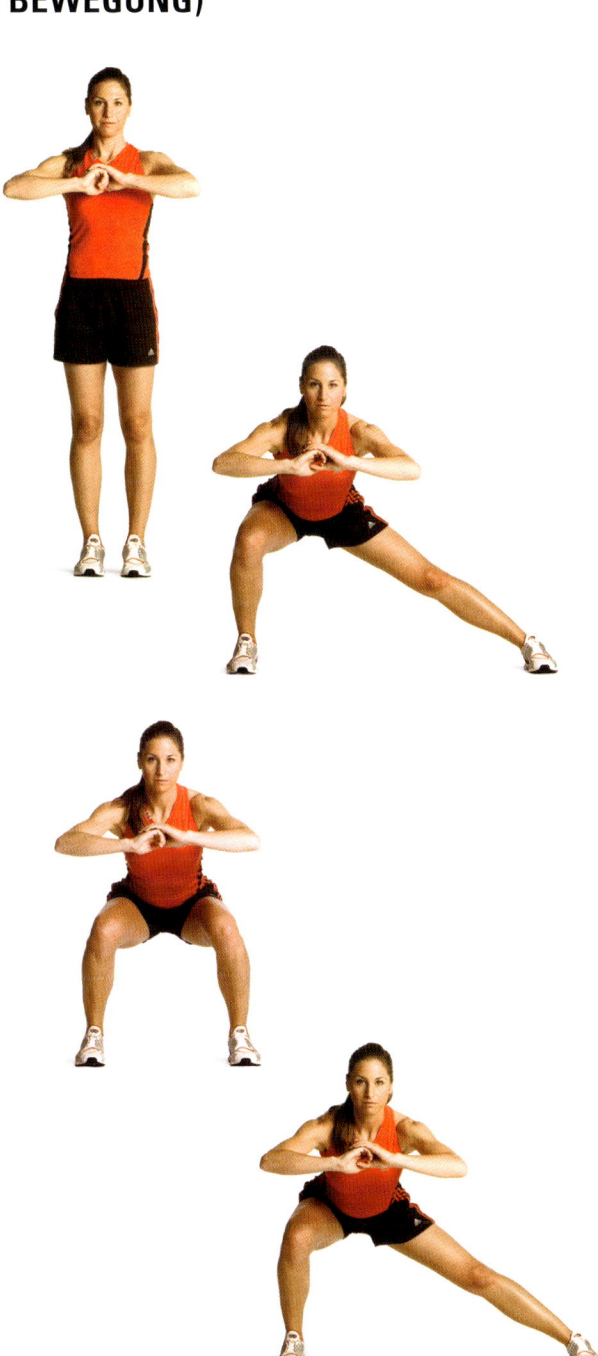

CORE-BEWEGUNGEN

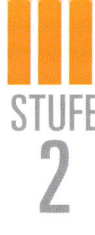

STUFE 2

GEHEN AUF HÄNDEN
(RÜCKWÄRTS)

AUSFÜHRUNG:

Beugen Sie sich aus der Taille vor, und gehen Sie rückwärts in eine Liegestütz-Position. Folgen Sie dann den Füßen mit den Händen. Die Knie bleiben durchgedrückt. Wenn Sie die Dehnung spüren, gehen Sie mit den Füßen zurück in den Liegestütz. Machen Sie die vorgeschriebene Zahl von Wiederholungen.

HINWEISE:

Die Knie bleiben durchgedrückt, der Bauch angespannt. Gehen Sie mit den Händen weiter über den Kopf hinaus, um die Übung zu erschweren. Bei der Variante auf Stufe 3 und 4 (siehe rechts) folgen Sie dann mit kurzen »Knöchelschritten« den Händen. Das heißt, machen Sie Babyschritte, bei denen Sie nur die Knöchel benutzen – nicht die Knie, Hüften oder Oberschenkelmuskeln.

DAS SOLLTEN SIE SPÜREN:

eine Streckung in der hinteren Oberschenkelmuskulatur, im Kreuz, in den Gesäßmuskeln und in den Waden.

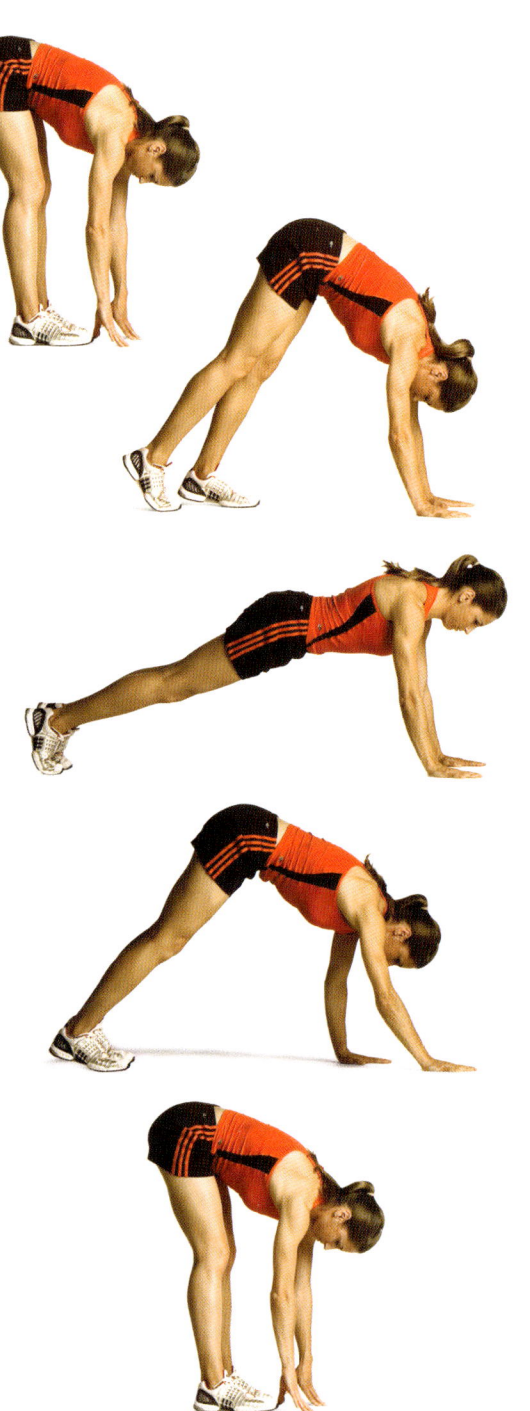

GEHEN AUF HÄNDEN

AUSFÜHRUNG:

Anstatt mit den Füßen rückwärts, gehen Sie mit den Händen vorwärts in die Liegestütz-Position. Lassen Sie die Knie gestreckt, und folgen Sie den Händen mit den Füßen, bis Sie die Dehnung in der hinteren Oberschenkelmuskulatur spüren. Gehen Sie dann mit den Händen vorwärts, um die nächste Wiederholung zu beginnen. Da Sie sich bei dieser Übung im Zimmer herumbewegen, brauchen Sie reichlich Platz.

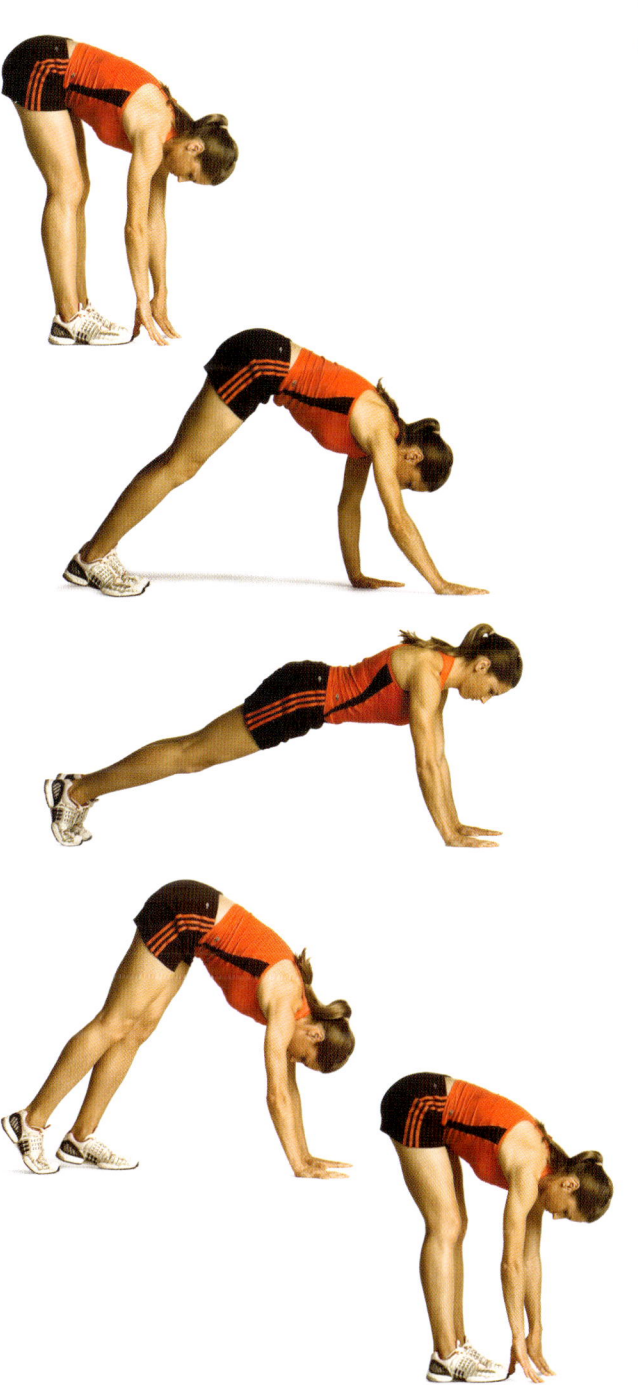

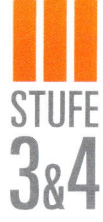

SCHRITT IN DIE KNIEBEUGE

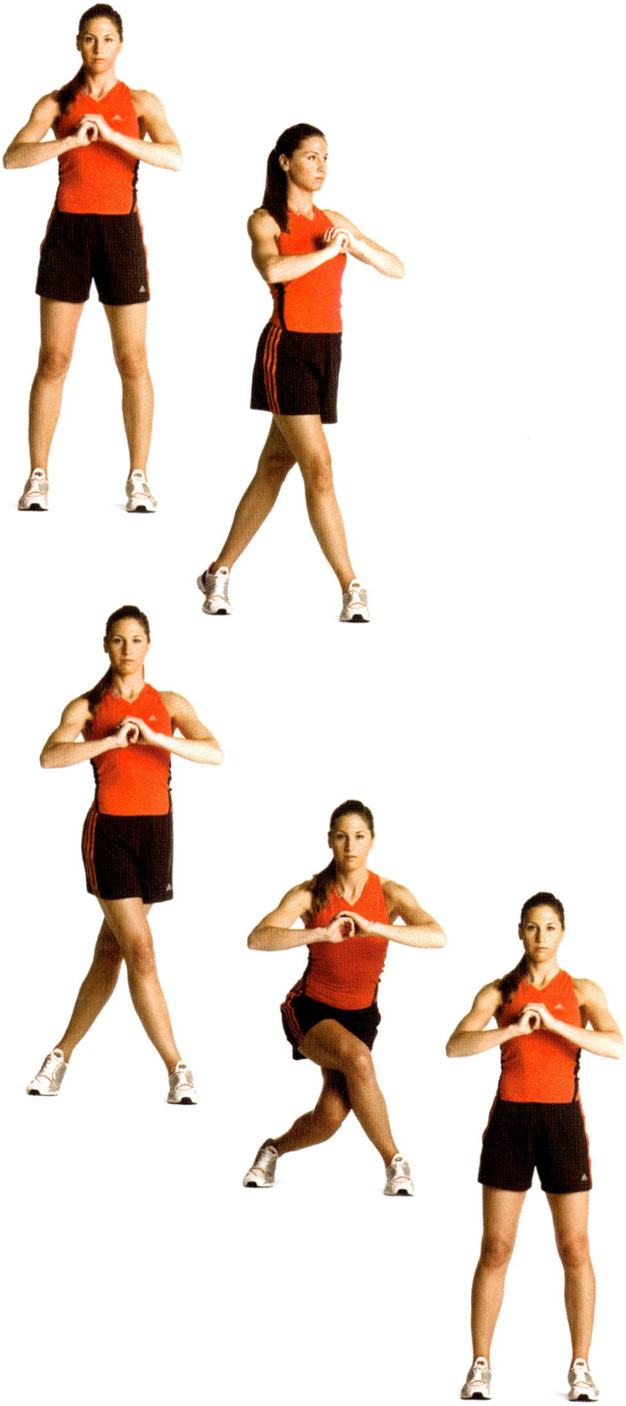

AUSFÜHRUNG:

Setzen Sie den linken Fuß 60 Zentimeter hinter den rechten. Drehen Sie die Hüften in die Ausgangsposition zurück, und gehen Sie in die Kniebeuge. Stehen Sie auf, machen Sie mit dem rechten Fuß einen Seitwärtsschritt, und wiederholen Sie die Dehnung auf derselben Seite. Fahren Sie damit fort, bis Sie die vorgeschriebene Zahl von Widerholungen auf dieser Seite erreicht haben. Wechseln Sie dann die Seiten, und wiederholen Sie die Übung.

HINWEISE:

Der Brustkorb bleibt oben. Schieben Sie die Hüften nach hinten, wenn Sie in die Kniebeuge gehen. Das Gewicht bleibt auf der Ferse des vorderen Fußes. Da Sie sich bei dieser Übung im Zimmer herumbewegen, brauchen Sie reichlich Platz.

DAS SOLLTEN SIE SPÜREN:

eine Dehnung an den Außenseiten beider Hüften.

PILLAR BRIDGE FRONT (KNIEND)

AUSFÜHRUNG:

Sie liegen auf dem Bauch und ziehen die Unterarme unter den Brustkorb. Stemmen Sie den Rumpf mit den Ellbogen hoch, und stützen Sie sich dabei mit den Unterarmen und Knien ab. Bleiben Sie so lange wie vorgeschrieben in dieser statischen Position. Stemmen Sie den Hals und das Brustbein so weit wie möglich nach oben, weg von den Unterarmen.

HINWEISE:

Der Bauch bleibt angespannt.

HIER SOLLTEN SIE ES SPÜREN:

in den Schultern und im Rumpf.

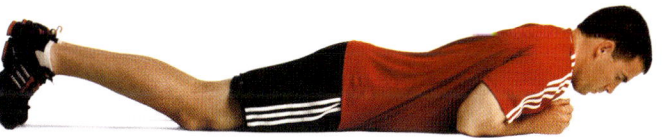

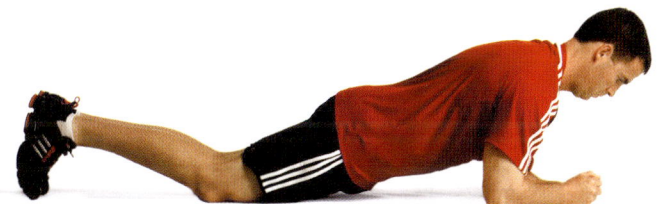

PILLAR BRIDGE FRONT

AUSFÜHRUNG:

Wie auf Stufe 1, aber hier liegen die Knie zum Schluss nicht auf dem Boden, sondern Sie bleiben im Liegestütz und berühren den Boden nur mit den Unterarmen und Zehen. Drücken Sie den Brustkorb so weit wie möglich nach oben. Bleiben Sie so lange wie vorgeschrieben in dieser Stellung.

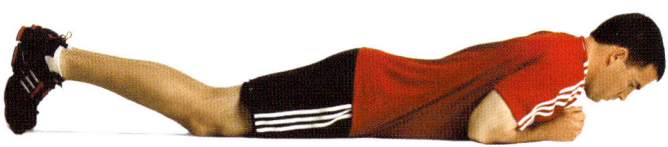

HINWEISE:

Der Bauch bleibt angespannt. Kopf und Wirbelsäule liegen auf einer Linie, die vom Ohr bis zum Knöchel reichen sollte, ohne Delle oder Knick.

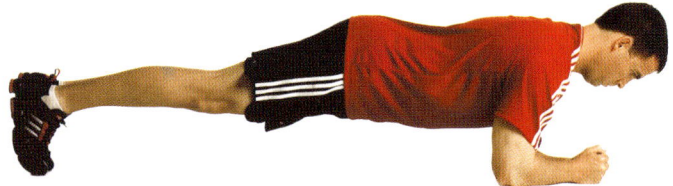

PILLAR BRIDGE FRONT (BREITBEINIG)

AUSFÜHRUNG:

Sie befinden sich in der Position Pillar Bridge Front, heben einen Arm und halten die Position zwei Sekunden. Wechseln Sie dann den Arm. Spreizen Sie, wenn nötig, die Beine, um die Übung zu vereinfachen.

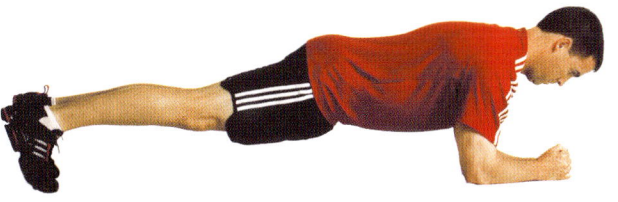
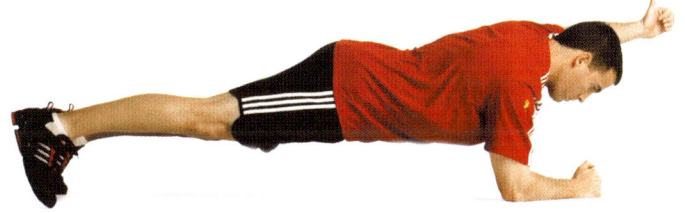
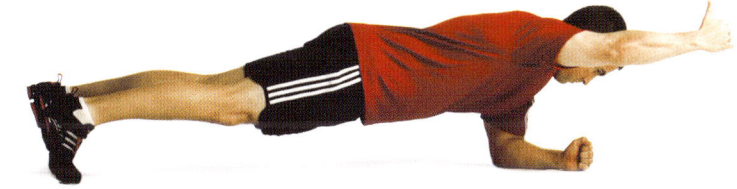
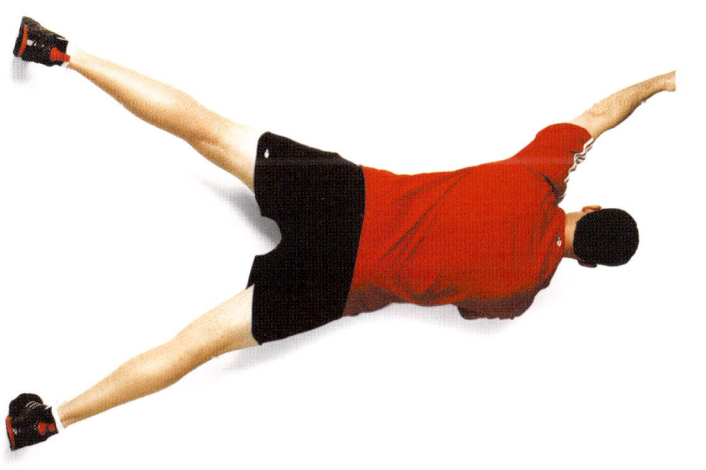

PILLAR BRIDGE FRONT (FÜSSE ENG)

AUSFÜHRUNG:

Wie auf Stufe 3. Diesmal sind die Füße aber enger zusammen, damit die Übung schwieriger wird.

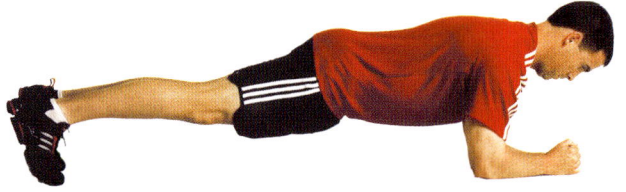

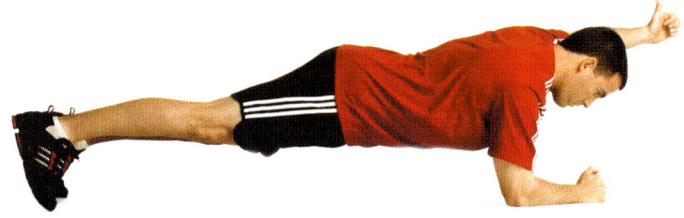

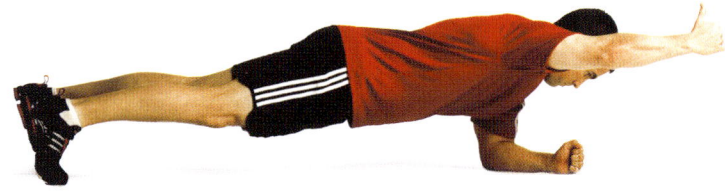

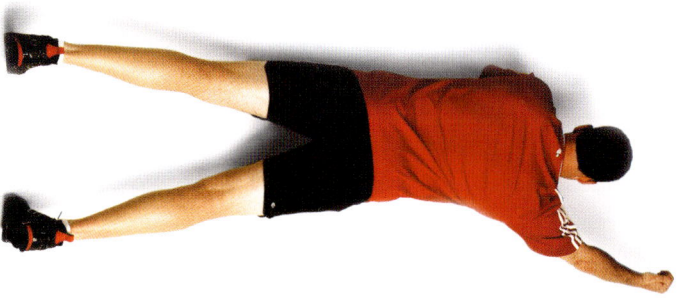

PILLAR BRIDGE LATERAL (KNIEND)

AUSFÜHRUNG:
Sie liegen auf der Seite. Der Unterarm stützt sich auf dem Boden ab, der Ellbogen befindet sich unter der Schulter. Die Knie sind um 90° gebeugt. Stemmen Sie sich mit dem Unterarm hoch, so dass die Hüften sich heben. Das Gewicht ruht auf dem Unterarm und den Knien. Bleiben Sie so lange wie vorgeschrieben in dieser statischen Position. Beenden Sie die Serie, und wechseln Sie dann zur anderen Seite.

HINWEISE:
Der Körper bleibt gerade, der Bauch angespannt. Wenn das zu schwierig ist, machen Sie einzelne Wiederholungen, eine Wiederholung in zwei Sekunden.

HIER SOLLTEN SIE ES SPÜREN:
in den Schultern und im Rumpf.

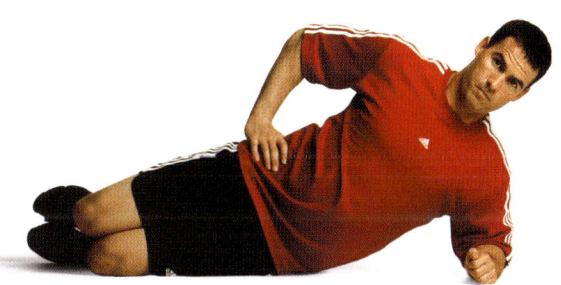
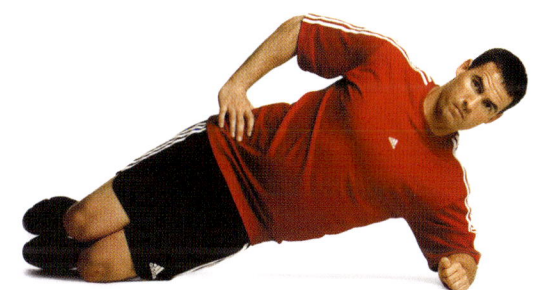

PILLAR BRIDGE LATERAL

AUSFÜHRUNG:

Sie liegen auf der Seite. Der Unterarm befindet sich unter der Schulter auf dem Boden. Das obere Bein liegt etwas vor dem unteren, so dass die Füße getrennt sind. Lassen Sie den Unterarm unter der Schulter, und heben Sie die Hüfte hoch, bis Ihr Körper vom Knöchel bis zur Schulter und zum Kopf eine Gerade bildet. Bleiben Sie so lange wie vorgeschrieben in dieser Position.

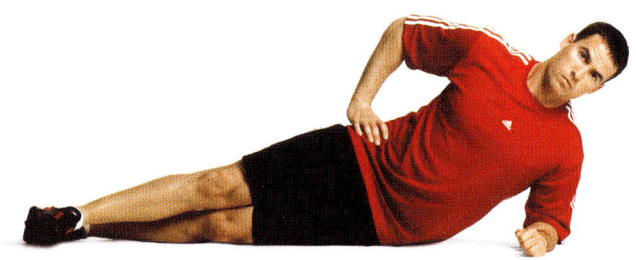

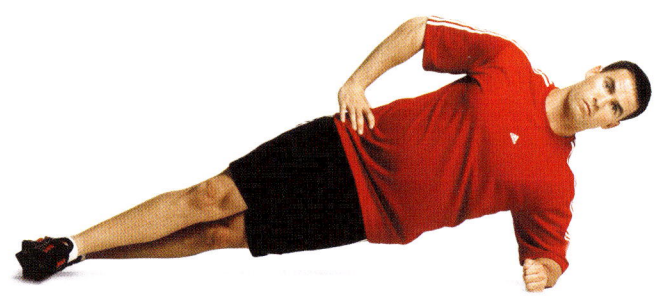

PILLAR BRIDGE LATERAL (FÜSSE AUFEINANDER)

AUSFÜHRUNG:

Anstatt die Füße ein wenig zu spreizen wie auf Stufe 2, legen Sie hier einen Fuß auf den anderen.

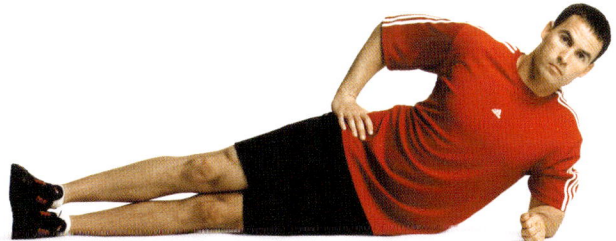

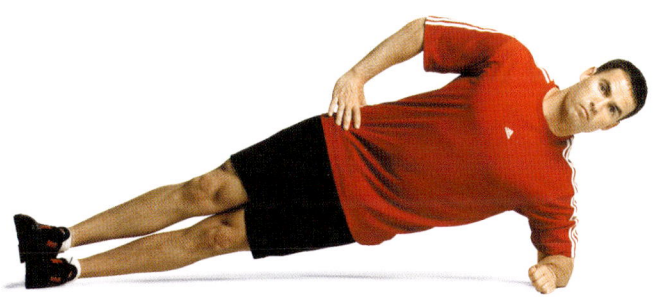

PILLAR BRIDGE LATERAL (HAMPELMANN)

AUSFÜHRUNG:

In der Brückenstellung heben Sie das obere Bein hoch wie ein auf der Seite liegender Hampelmann.

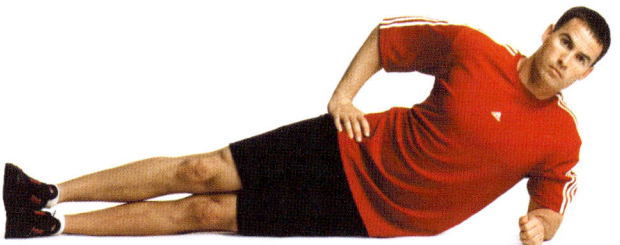

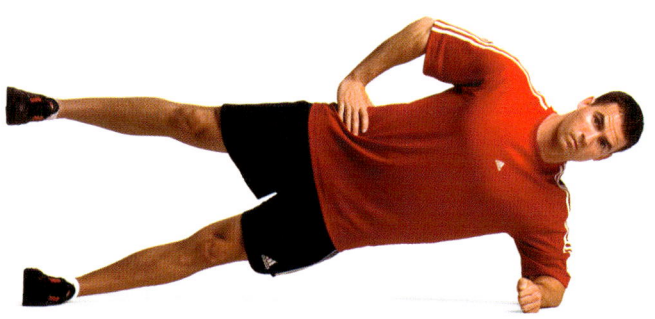

SCHULTERBRÜCKE (MINI-BAND)

AUSFÜHRUNG:

Spannen Sie ein Mini-Band knapp oberhalb der Knie um die Beine. Legen Sie sich rücklings auf den Boden. Die Arme befinden sich an den Seiten, die Knie sind gebeugt, die Fersen liegen auf dem Boden. Heben Sie nun die Hüften hoch, bis Knie, Hüften und Schultern eine Gerade bilden. Bleiben Sie so lange wie vorgeschrieben in dieser Position. Wenn es zu schwierig ist, teilen Sie die Zeit in Zwei- bis Drei-Sekunden-Intervalle, kehren dann in die Ausgangsstellung zurück und wiederholen die Übung, bis die Zeit abgelaufen ist.

HINWEIS:

Spannen Sie die Gesäßmuskeln an.

HIER SOLLTEN SIE ES SPÜREN:

in den Gesäßmuskeln und etwas schwächer in der hinteren Oberschenkelmuskulatur und im Kreuz.

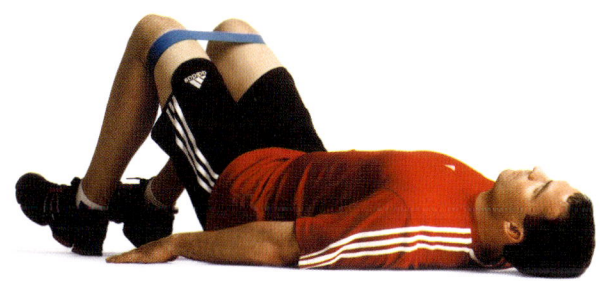

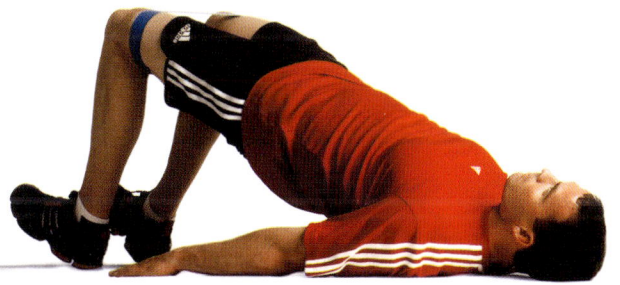

SCHULTERBRÜCKE (MIT POLSTER)

AUSFÜHRUNG:

Klemmen Sie ein zusammengerolltes Handtuch, ein umgebogenes Thera-Band-Polster oder einen Ball zwischen die Knie. Heben Sie die Hüften hoch, und kehren Sie anschließend in die Ausgangsstellung zurück. Wiederholen Sie diese Übung so oft wie vorgeschrieben.

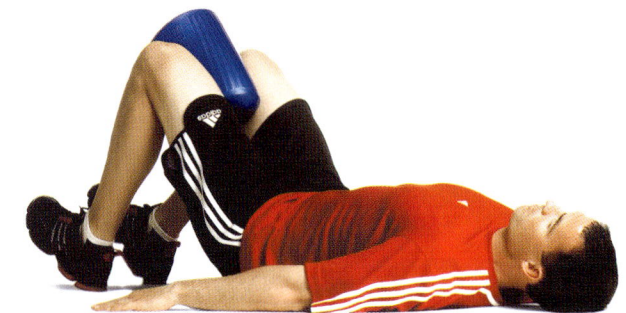

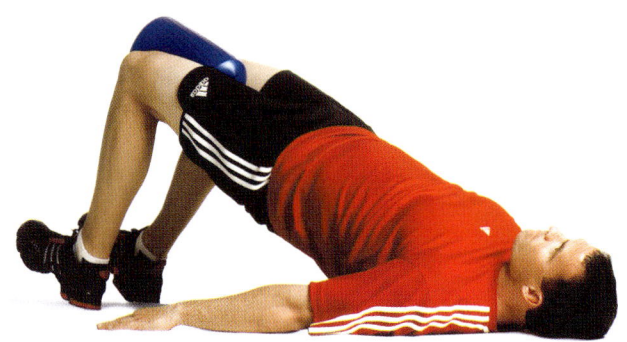

SCHULTERBRÜCKE (MARSCHIEREND)

AUSFÜHRUNG:

Versuchen Sie, mit einem Bein zur Zeit zu »marschieren«.

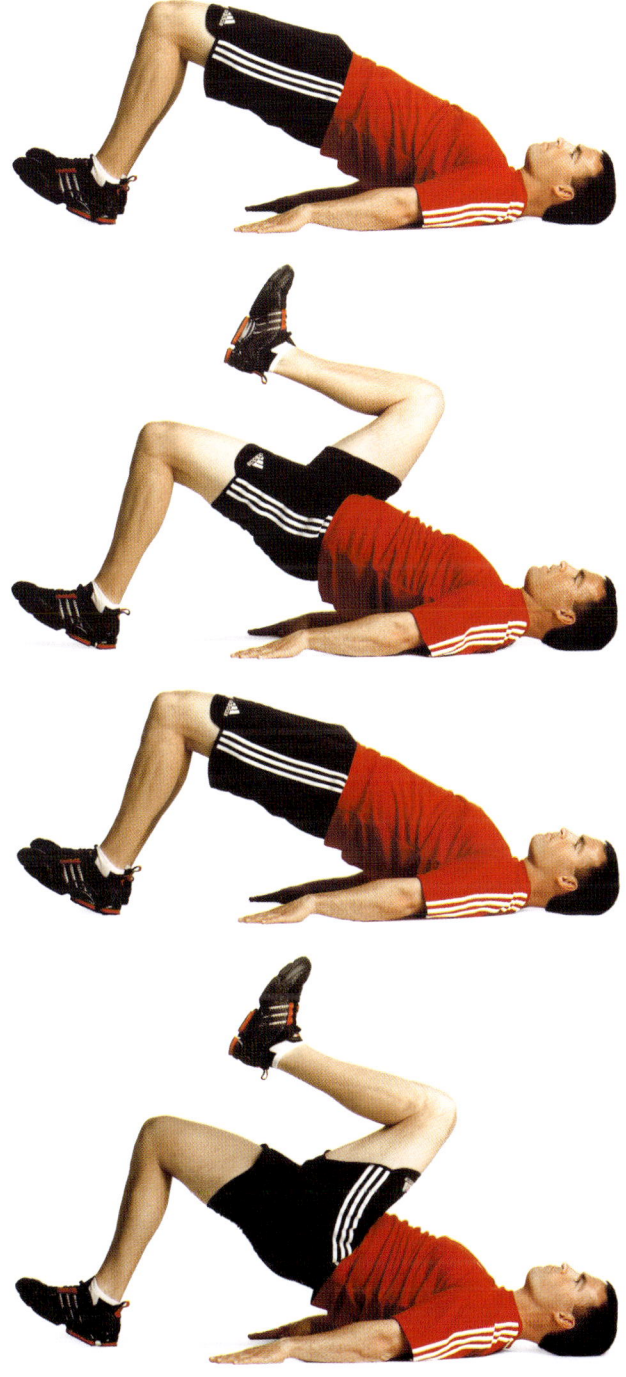

SCHULTERBRÜCKE (KNIE GEBEUGT)

AUSFÜHRUNG:

Versuchen Sie, die Schulterbrücke zu halten, während Sie ein Bein an den Brustkorb drücken. Ihr Gewicht ist auf das andere Bein gestützt. Wechseln Sie die Beine, und wiederholen Sie die Übung.

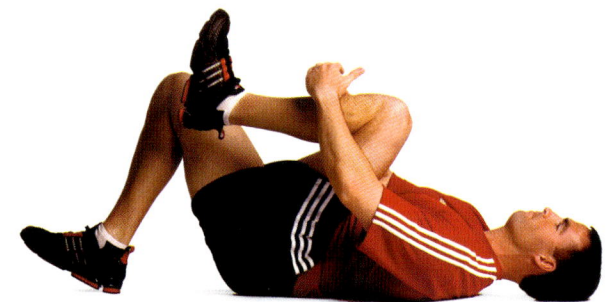

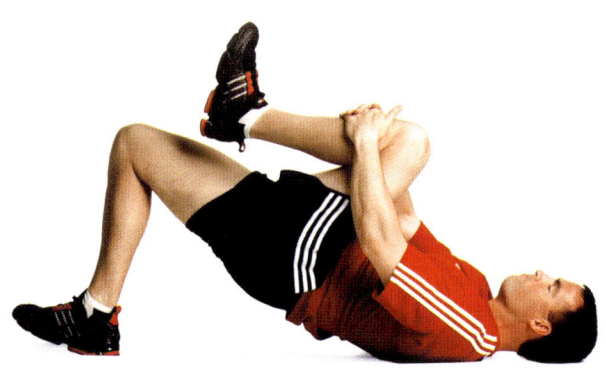

STEHEN MIT MINI-BAND

AUSFÜHRUNG:

Diese Übung beginnt im Stand. Die Füße stehen etwas außerhalb der Hüften. Spannen Sie ein Mini-Band über den Knien um die Beine. Machen Sie nun eine halbe Kniebeuge. Lassen Sie das rechte Knie so oft wie vorgeschrieben rotieren, ohne das linke Bein zu bewegen. Wechseln Sie dann die Beine, und wiederholen Sie die Übung auf der anderen Seite.

HINWEISE:

Beide Füße bleiben flach auf dem Boden, das Becken bleibt stabil. Lassen Sie das Knie des stationären Beines nicht nach innen sinken.

HIER SOLLTEN SIE ES SPÜREN:

in den Gesäßmuskeln.

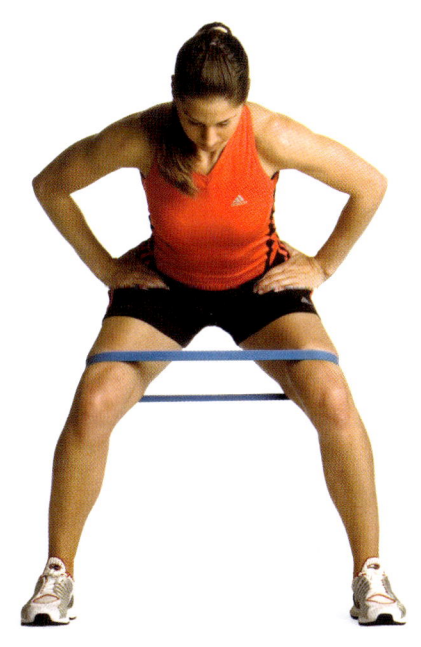

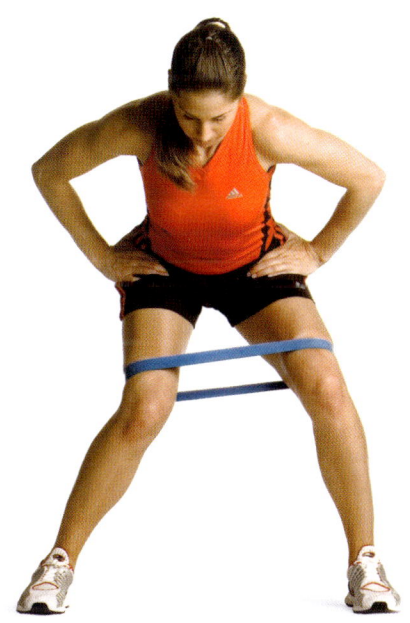

STUFE 3

GEHEN MIT MINI-BAND

AUSFÜHRUNG:

Drücken Sie die Hüfte mit dem linken Bein nach rechts, um Widerstand zu erzeugen, während Sie mit dem rechten Bein einen Seitwärtsschritt machen. Ziehen Sie den rechen Fuß zurück in die Ausgangsstellung, und machen Sie weiter, bis Sie mit Ihren Wiederholungen auf dieser Seite fertig sind. Die Knie bleiben immer auseinander. Wiederholen Sie die Übung auf der anderen Seite.

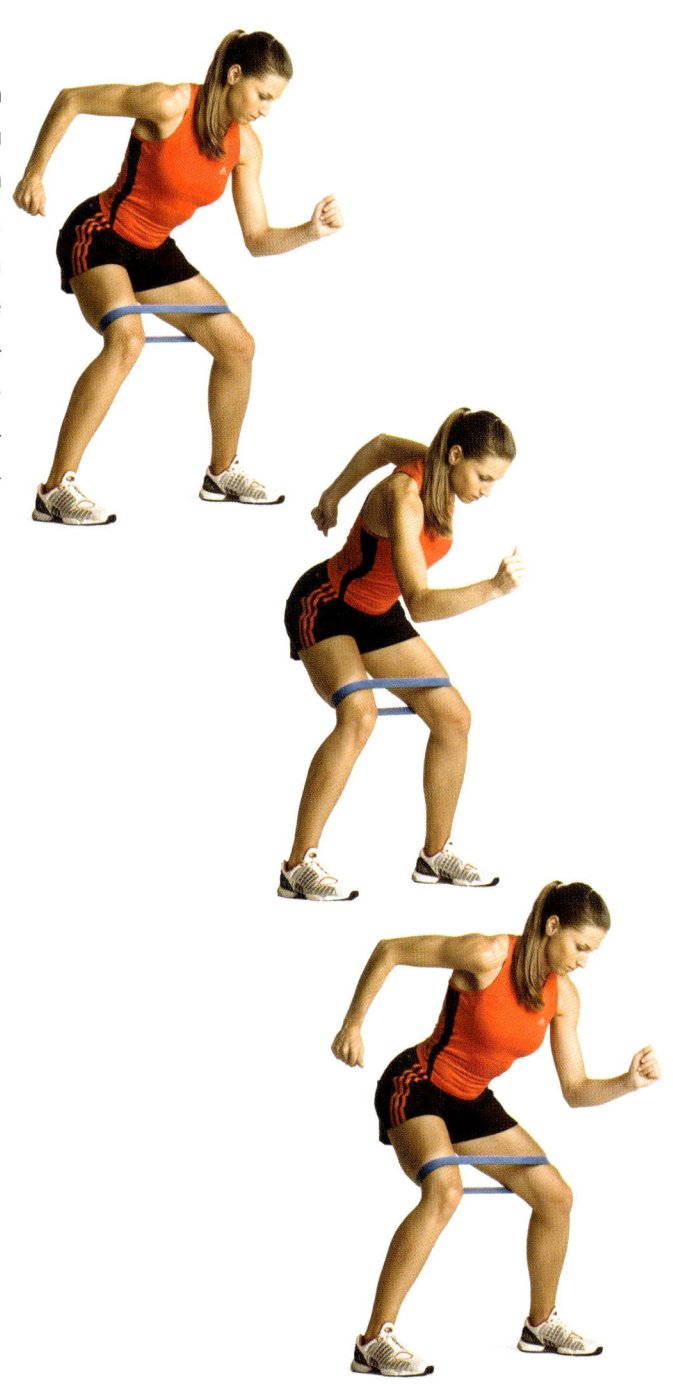

GEHEN MIT MINI-BAND (MEHR WIDERSTAND)

AUSFÜHRUNG:

Steigern Sie den Widerstand, indem Sie ein stärkeres Band benutzen.

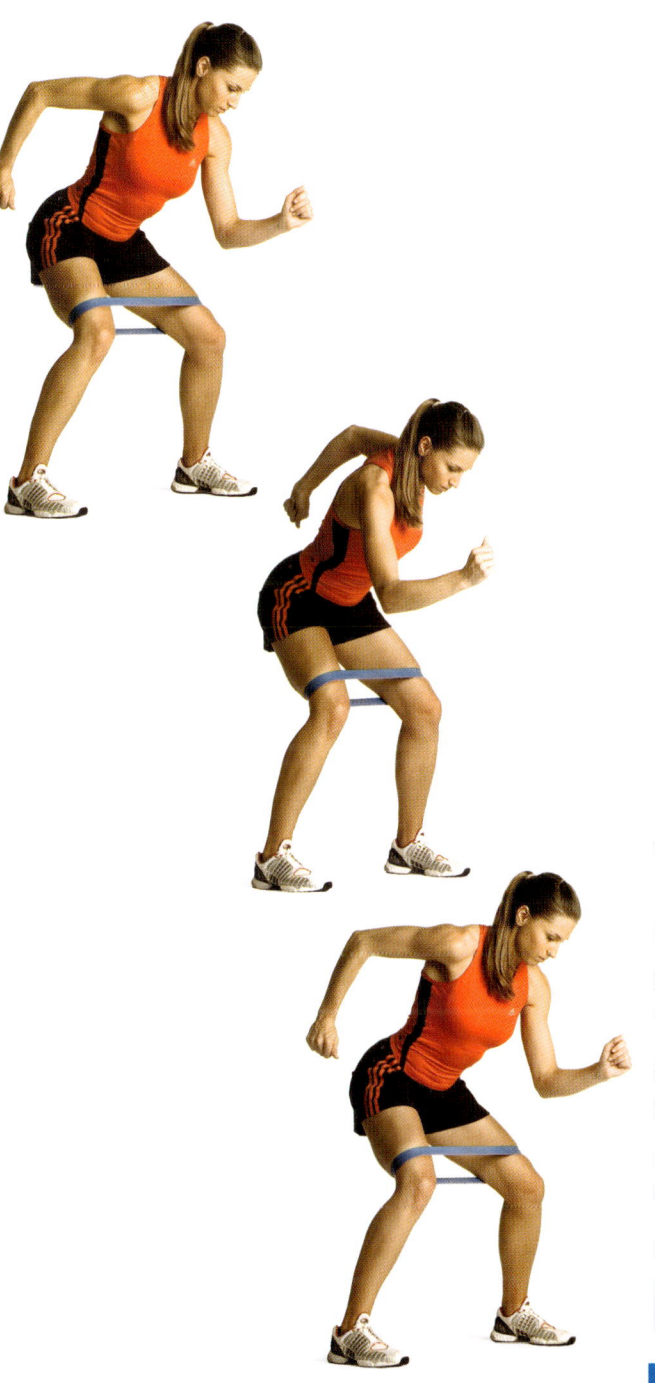

STUFE 1

Y'S & T'S AUF DEM BODEN

AUSFÜHRUNG:

Sie liegen bäuchlings auf dem Boden. Rumpf und Arme bilden ein Y, die Daumen zeigen nach oben. Lassen Sie die Schulterblätter zur Wirbelsäule hin gleiten, und heben Sie die Arme hoch. Kehren Sie in die Ausgangsposition zurück, und wiederholen Sie die Übung so oft wie vorgeschrieben. Für das T ziehen Sie die Schulterblätter nach innen zur Wirbelsäule und strecken die Arme seitwärts, so dass sie mit dem Rumpf ein T bilden.

HINWEISE:

Der Bauch bleibt angespannt, die Daumen zeigen nach oben. Die Bewegung geht von den Schulterblättern aus, nicht von den Armen. Während der ganzen Übung bleiben Schultern und Hände ausgestreckt.

HIER SOLLTEN SIE ES SPÜREN:

im oberen Rücken und in den Schultern.

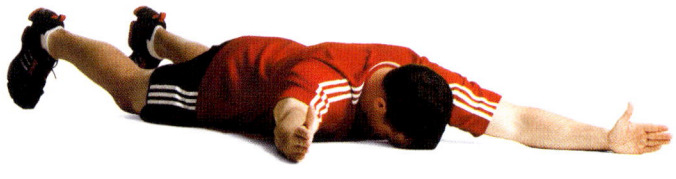

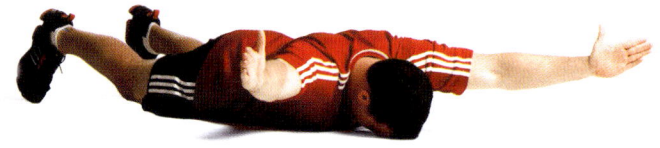

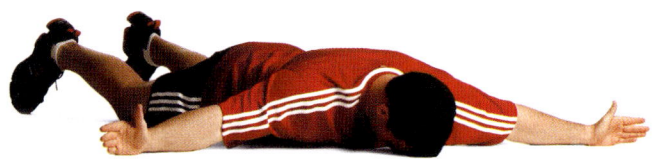

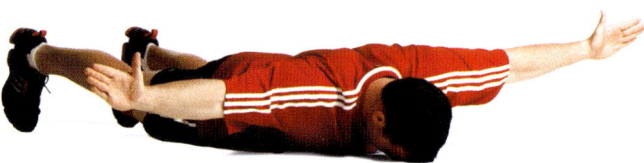

Y'S UND T'S MIT GYMNASTIKBALL (ARME GEBEUGT)

AUSFÜHRUNG:

Machen Sie die gleiche Übung mit gebeugten Ellbogen auf einem Gymnastikball. Legen Sie sich bäuchlings so auf den Ball, dass der Rücken gerade ist und der Brustkorb in der Luft schwebt.

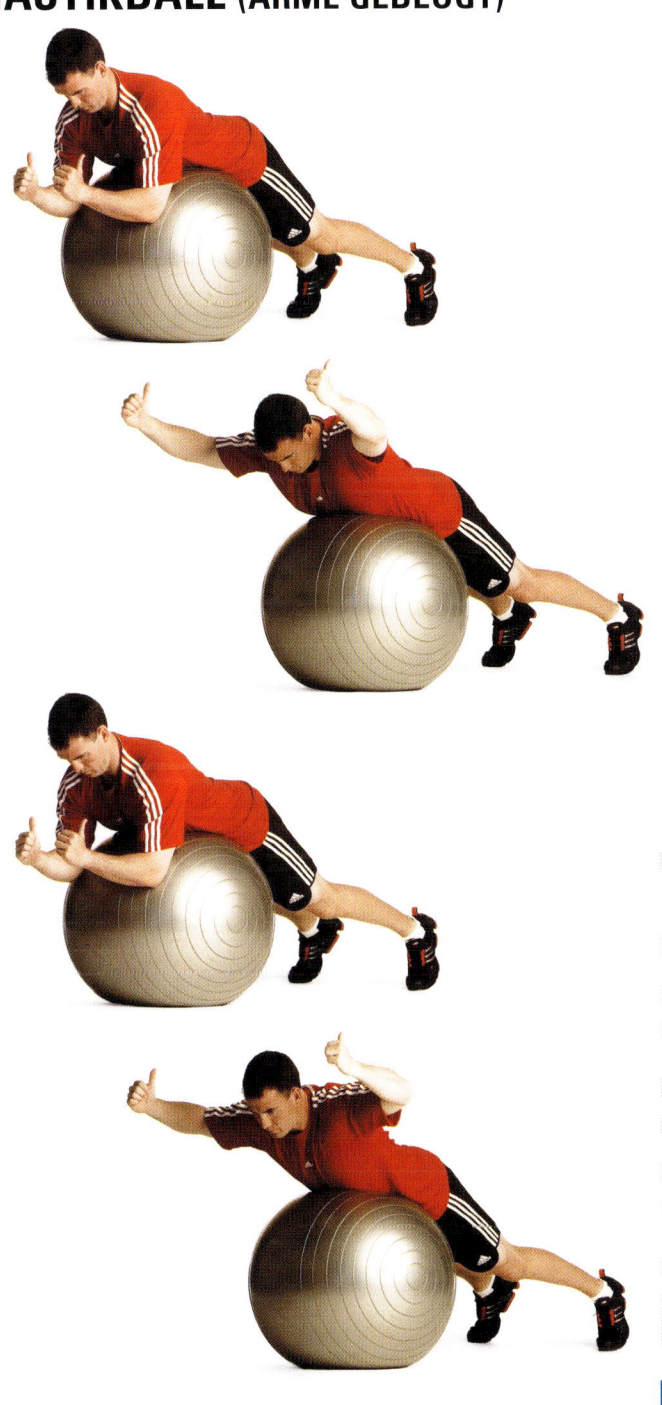

Y'S UND T'S MIT GYMNASTIKBALL (ARME GESTRECKT)

AUSFÜHRUNG:

Machen Sie die gleiche Übung wie auf Stufe 2, aber mit vollständig gestreckten Armen.

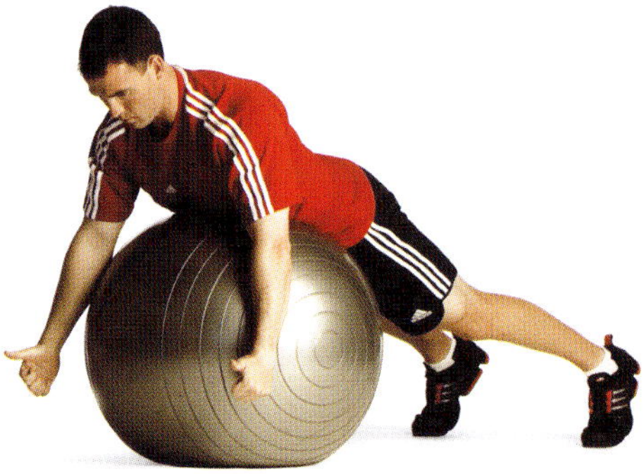

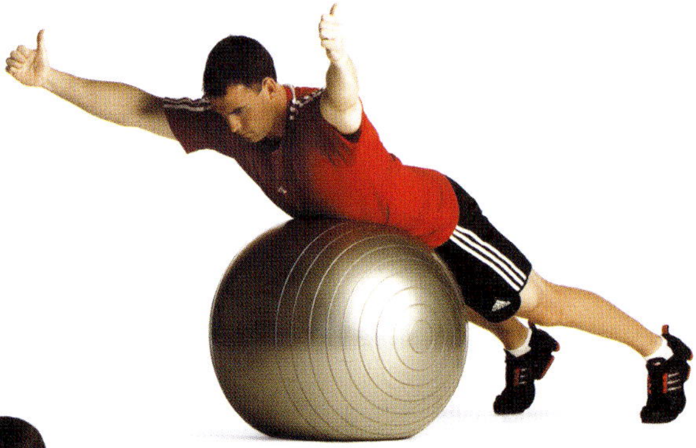

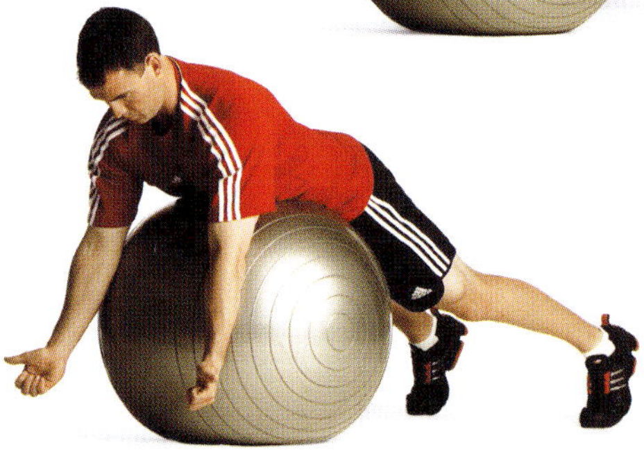

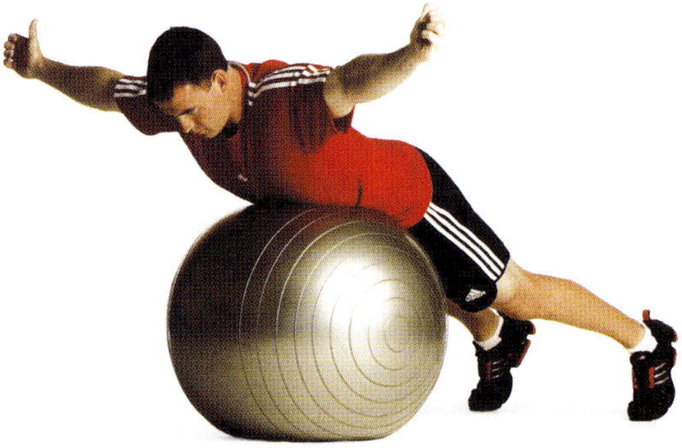

Y'S UND T'S MIT GYMNASTIKBALL (MIT GEWICHT)

AUSFÜHRUNG:

Halten Sie zwei leichte Gewichte (500 Gramm bis 1,5 Kilo) in den Händen.

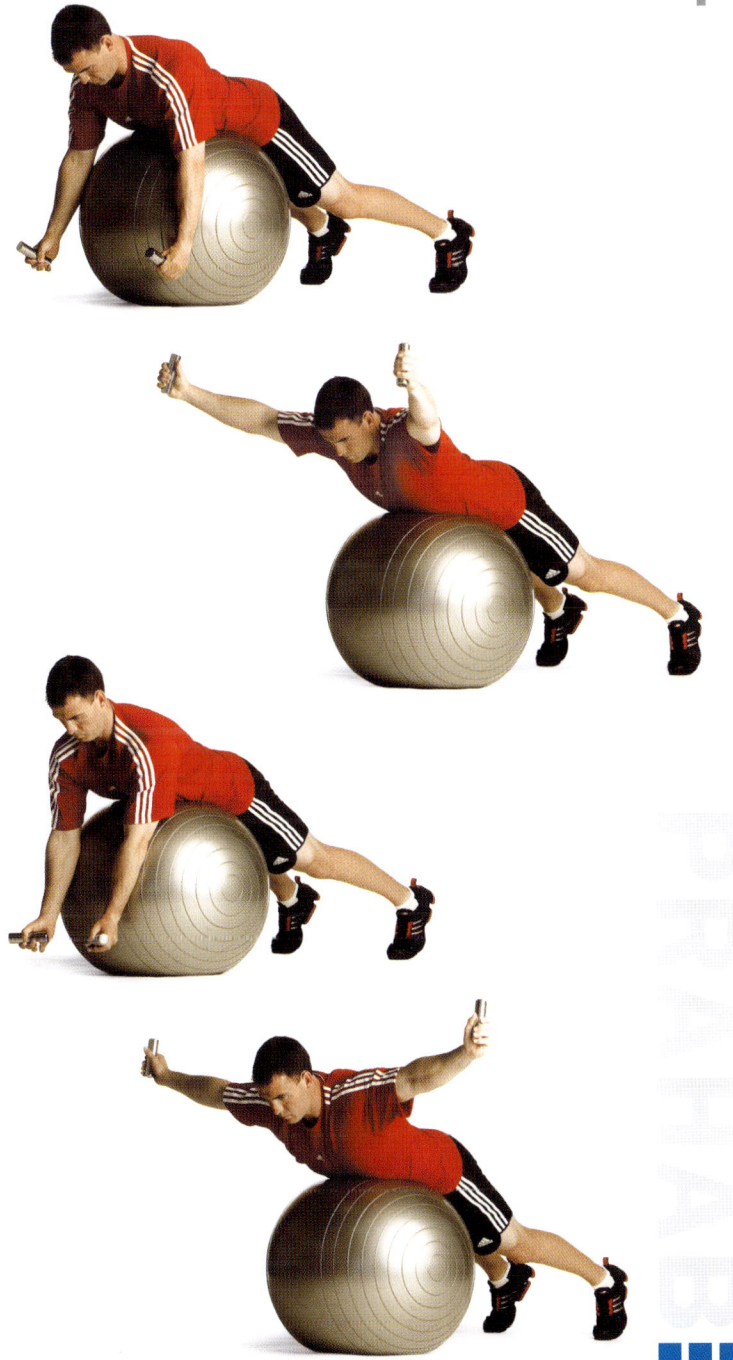

STUFE 3

SUMO SQUAT TO HAMSTRING STRETCH

AUSFÜHRUNG:

Diese Übung beginnt im Stand. Die Füße sind schulterbreit auseinander. Beugen Sie sich aus der Taille vor, und greifen Sie nach den Zehen. Senken Sie die Hüften zum Boden, heben Sie den Brustkorb hoch, und ziehen Sie dann die Hüften nach vorne, bis der Rumpf senkrecht steht. Schieben Sie die Hüften mit gestrecktem Rücken nach oben und hinten, bis Sie die Dehnung in der hinteren Oberschenkelmuskulatur spüren. Lassen Sie die Hüften wieder zum Boden sinken, und wiederholen Sie die Übung, bis Sie alle Wiederholungen geschafft haben.

HINWEISE:

Der Brustkorb bleibt oben, der Rücken gerade. Die Fersen bleiben auf dem Boden, die Ellbogen liegen innen an den Knien. Einfacher wird die Übung, wenn Sie einen ein bis fünf Zentimeter hohen Klotz unter die Fersen schieben. Wenn Sie beweglicher und stabiler werden, verwenden Sie nach und nach immer dünnere Klötze.

DAS SOLLTEN SIE SPÜREN:

eine Dehnung in den hinteren Oberschenkeln, in den Lenden, im Kreuz und in der vorderen Beinmuskulatur.

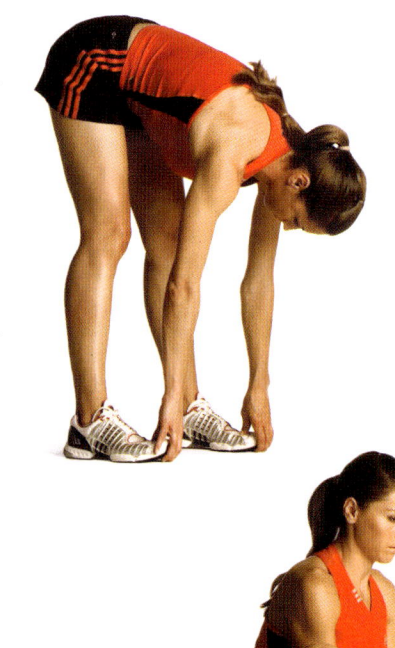
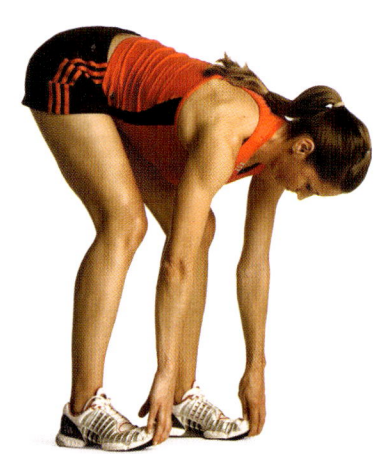

PHYSIOBALL PLATE CRUNCH

AUSFÜHRUNG:

Halten Sie eine Hantelscheibe mit beiden Händen, legen Sie sich auf den Ball, und biegen Sie den Rumpf nach hinten. Versuchen Sie, mit den Schulterblättern, dem Rücken und dem Gesäß den Ball zu berühren, so dass der Bauch ganz gestreckt ist. Halten Sie die Scheibe hinter dem Kopf. Rollen Sie die Hüften und den Brustkorb gleichzeitig nach oben, während Sie den Nabel einziehen. Richten Sie sich vom oberen Teil des Rumpfes her auf, und lassen Sie dann die Hüften und den Brustkorb in die Ausgangsposition zurücksinken.

HINWEIS:

Biegen Sie den ganzen Rumpf nach hinten.

DAS SOLLTEN SIE SPÜREN:

eine Dehnung in den Bauchmuskeln und in Ihrem Kern.

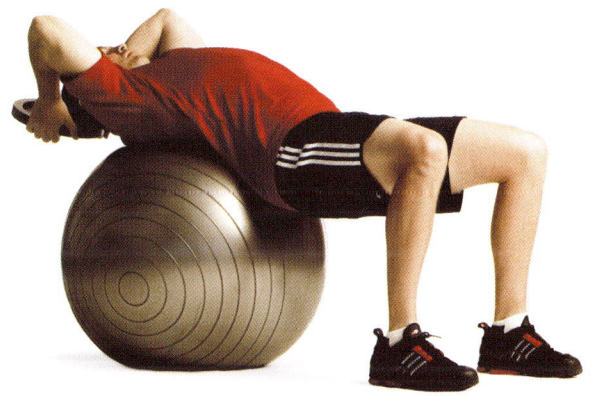
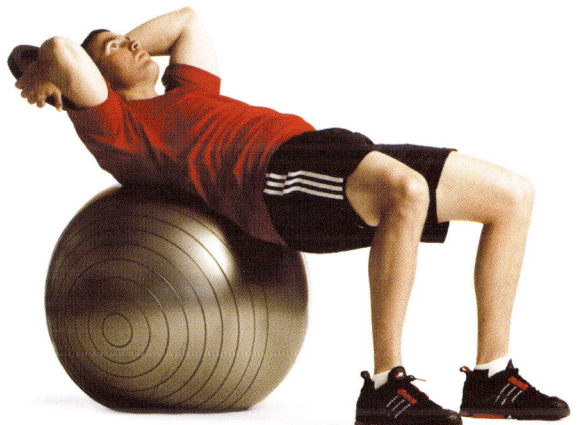

STUFE 2

LIEGESTÜTZE (KNIEND ODER KLASSISCH)

AUSFÜHRUNG:
Nehmen Sie eine Liegestütz-Position ein. Hände und Knie sind auf dem Boden. Lassen Sie den Körper fast auf den Boden sinken, ohne dass der Rumpf den Boden berührt, und stemmen Sie sich dann wieder hoch. Der ganze Körper bildet eine Gerade. Wenn Sie schon trainiert sind und nicht knien müssen, machen Sie normale Liegestützen.

HINWEIS:
Stemmen Sie den Brustkorb am Ende der Bewegung so hoch wie möglich.

HIER SOLLTEN SIE ES SPÜREN:
im Brustkorb, in den Armen und im Rumpf.

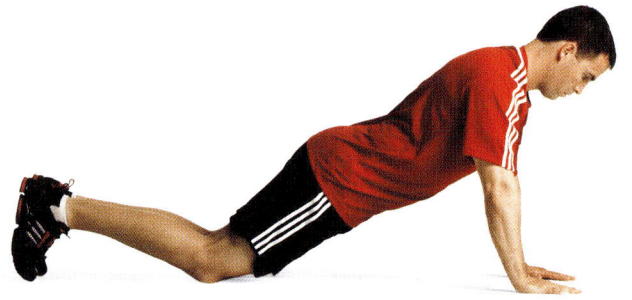
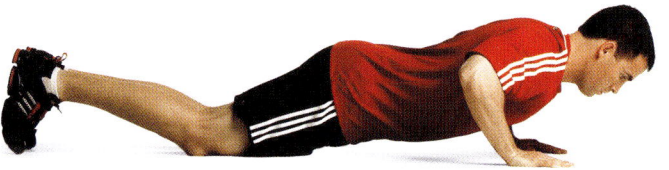
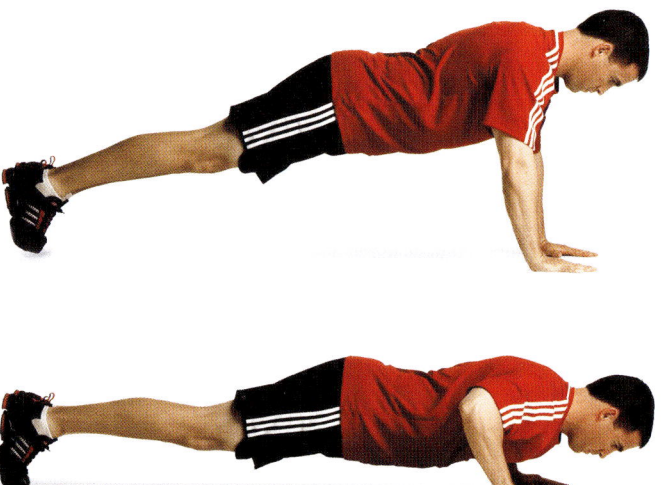

LIEGESTÜTZE (MIT GYMNASTIKBALL)

AUSFÜHRUNG:

Nehmen Sie wieder eine Liegestütz-Position ein. Die Hände liegen jetzt allerdings auf einem Gymnastikball. Ziehen Sie den Nabel ein, und lassen Sie sich sinken, bis der Brustkorb den Ball ganz leicht berührt. Der Ball sollte sich nicht bewegen, während Sie sich wieder hochstemmen. Der Nabel bleibt eingezogen. Drücken Sie den Brustkorb so weit wie möglich vom Ball weg. Schieben Sie die Schulterblätter auseinander (so weit nach vorne wie möglich), wenn der Rumpf den höchsten Punkt erreicht. Die Finger zeigen an den Seiten des Balls nach unten.

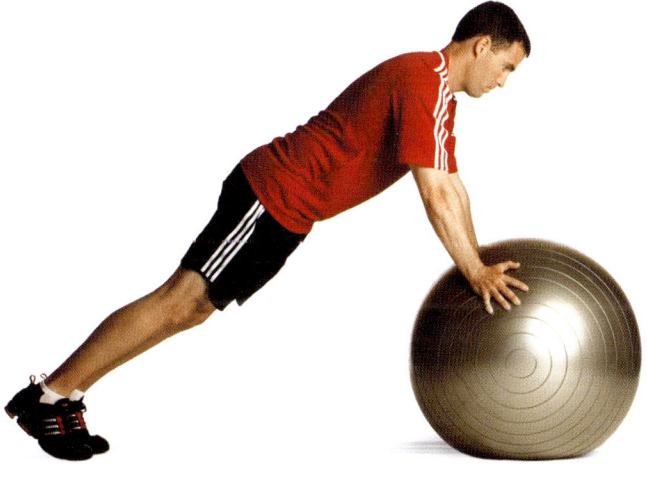

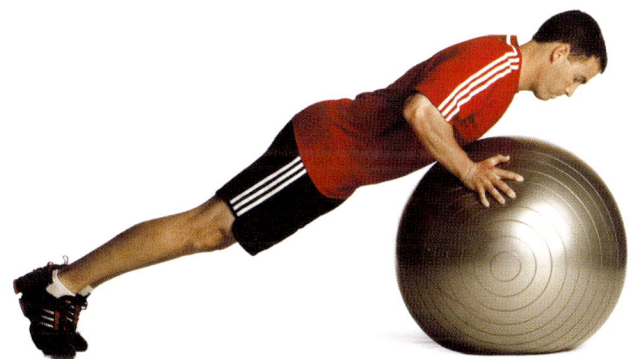

STUFE 2

SCHULTERBRÜCKE (MIT GYMNASTIKBALL)

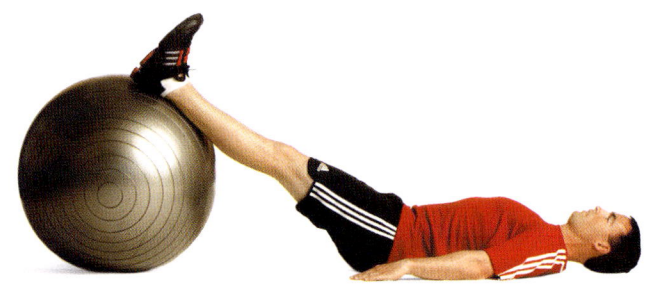

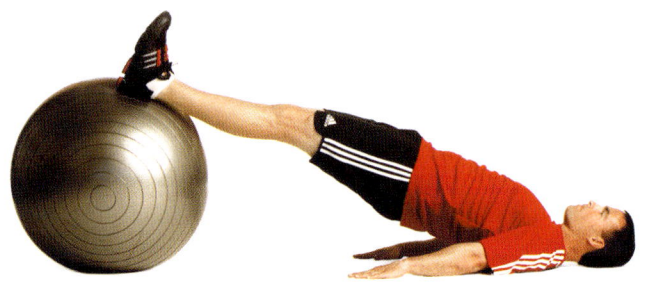

AUSFÜHRUNG:

Sie liegen mit angespanntem Bauch rücklings auf dem Boden. Die Füße liegen auf dem Ball (oder auf einer Bank oder einem Sofa). Die Beine sollten gestreckt sein. Ziehen Sie die Zehen nach oben zu den Schienbeinen hin und die Schulterblätter nach hinten und unten. Kontrahieren Sie die Gesäßmuskeln, um die Hüften zu heben, bis der Körper von den Knöcheln bis zu den Schultern eine Gerade bildet, so dass nur Kopf, Schultern und Arme den Boden berühren. Bleiben Sie zwei bis drei Sekunden in dieser Position, und wiederholen Sie die Übung so oft wie vorgeschrieben.

HINWEISE:

Die Bewegung beginnt mit der Kontraktion der Gesäßmuskeln, die auch am höchsten Punkt der Bewegung angespannt bleiben. Wenn es Ihnen schwer fällt, das Gleichgewicht zu halten, spreizen Sie die Arme seitlich. Um die Übung zu erschweren, verschränken Sie die Arme vor der Brust.

HIER SOLLTEN SIE ES SPÜREN:

im Gesäß, in der hinteren Oberschenkelmuskulatur und im Kreuz.

SCHULTERBRÜCKE (MIT BEINBEUGEN AUF GYMNASTIKBALL)

AUSFÜHRUNG:

Kontrahieren Sie die Gesäßmuskeln, um die Hüften anzuheben. Ziehen Sie dann die Fersen zum Körper hin. Lassen Sie die Hüften nicht sinken, wenn der Ball auf Sie zurollt. Strecken Sie die Beine wieder, und wiederholen Sie das Beinbeugen so oft wie vorgeschrieben, ohne dass die Hüften den Boden berühren.

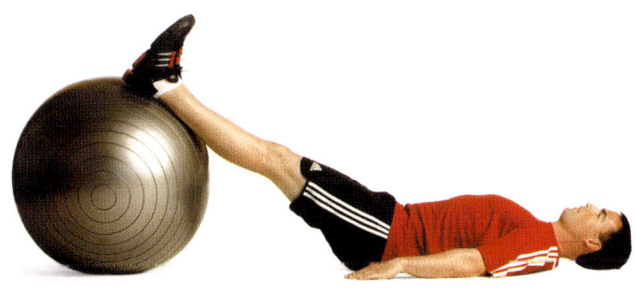

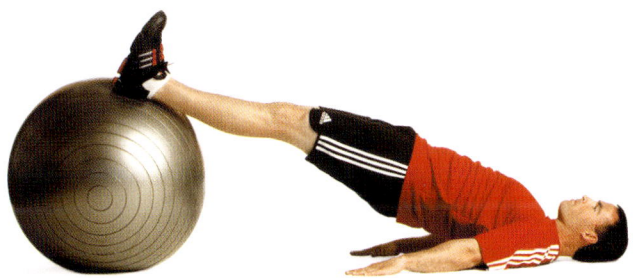

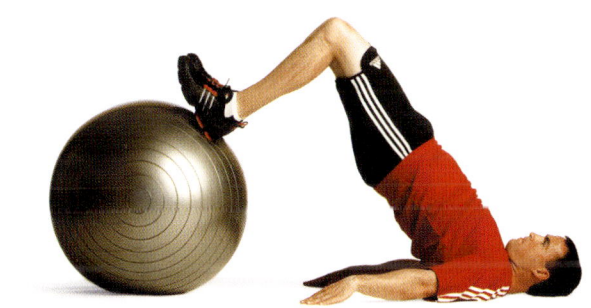

STUFE 2

CRUNCH

AUSFÜHRUNG:

Sie liegen mit angezogenen Knien auf dem Rücken. Schieben Sie ein kleines Polster oder ein Handtuch unter das Kreuz, um die Bauchmuskeln leichter dehnen zu können. Die Hände stützen den Kopf im Nacken. Richten Sie den Rumpf auf, bis die Schulterblätter den Boden verlassen haben, und bewegen Sie gleichzeitig den Nabel zum Becken hin. Kehren Sie dann langsam in die Ausgangsstellung zurück. Wiederholen Sie die Übung so oft wie vorgeschrieben.

HINWEISE:

Ziehen Sie mit den Händen nicht am Kopf. Sie sollten spüren, wie jeder Abschnitt der Wirbelsäule sich biegt, während Sie sich aufrichten oder auf dem Polster dehnen.

HIER SOLLTEN SIE ES SPÜREN:

in den Bauchmuskeln.

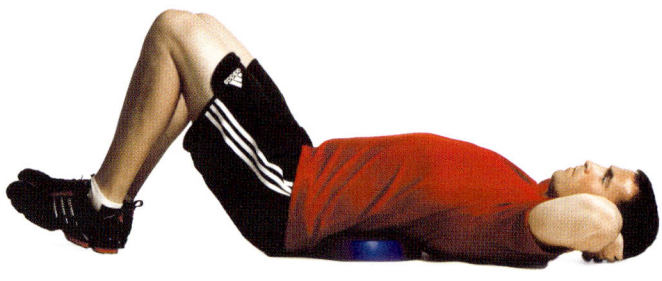

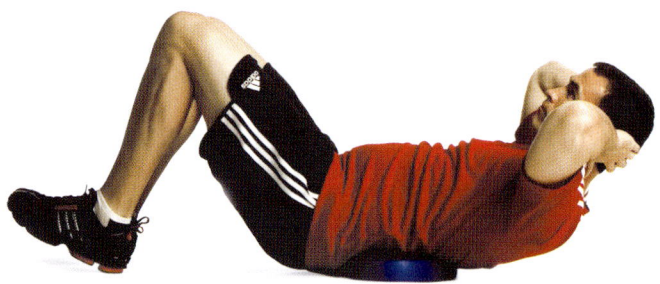

GYMNASTIKBALL-CRUNCH

AUSFÜHRUNG:

Legen Sie sich rücklings auf den Ball. Verschränken Sie die Hände im Nacken, um den Kopf zu stützen. Lassen Sie den Oberkörper sinken – Sie sollten eine leichte Dehnung in den Bauchmuskeln spüren. Nähern Sie den Rumpf nun dem Becken, und ziehen Sie dabei den Bauchnabel ein. Kehren Sie dann in die Ausgangsposition zurück, und wiederholen Sie die Übung so oft wie vorgeschrieben.

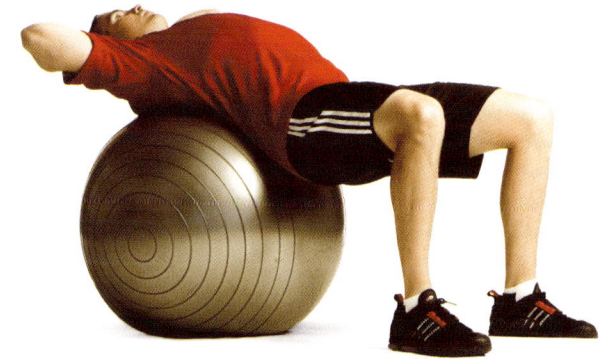

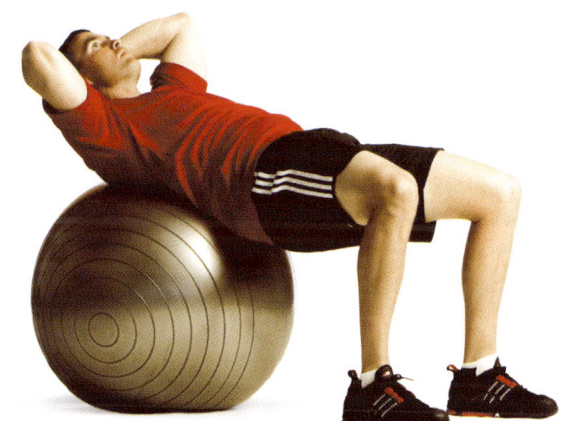

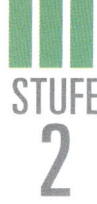

KNIEBEUGE (MIT MINI-BAND)

AUSFÜHRUNG:

Sie stehen aufrecht mit den Armen an den Seiten. Die Füße sind schulterbreit auseinander und zeigen genau nach vorne. Ein Mini-Band ist über den Knien um die Beine gespannt. Behalten Sie eine perfekte Haltung bei, und bewegen Sie sich aus den Hüften. Strecken Sie die Arme weit nach vorne, und gehen Sie in die Kniebeuge. Schieben Sie die Hüften nach hinten und unten, bis die Oberschenkel parallel zum Boden sind. Schieben Sie den Rumpf dann aus den Hüften wieder nach oben bis in den aufrechten Stand; die Knie bleiben dabei auseinander. Wiederholen Sie die Übung so oft wie vorgeschrieben.

HINWEISE:

Während der ganzen Übung bleiben die Knie hinter den Zehen. Die Knie drücken ständig gegen das Band nach außen und berühren sich nie. Wenn Sie die Arme nach vorne strecken, können Sie leichter in die Hocke gehen. Der Brustkorb bleibt oben, der Rücken gestreckt.

HIER SOLLTEN SIE ES SPÜREN:
in den Gesäßmuskeln.

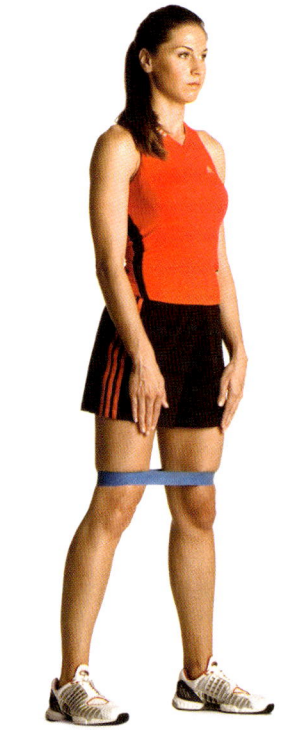

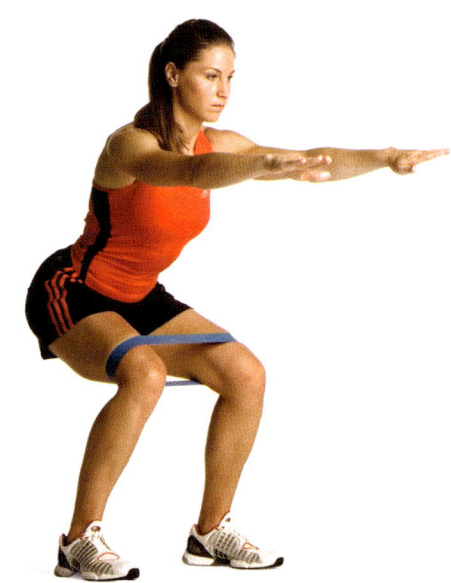

KNIEBEUGE (AUF EINEM BEIN)

STUFE 3

AUSFÜHRUNG:

Sie stehen auf einem Fuß vor einer Bank oder einem Stuhl und halten Ein- bis Zwei-Kilo-Gewichte in den Händen. Bewegen Sie sich aus den Hüften, und sinken Sie auf einem Bein nach hinten und unten, bis das Gesäß die Bank berührt. Kehren Sie dann in den Stand zurück, und benutzen Sie dabei nur das Bein, auf dem Sie balancieren. Wiederholen Sie die Übung so oft wie vorgeschrieben, und wechseln Sie dann die Beine. Achten Sie darauf, dass Ihre Knie nicht nach innen ausbrechen.

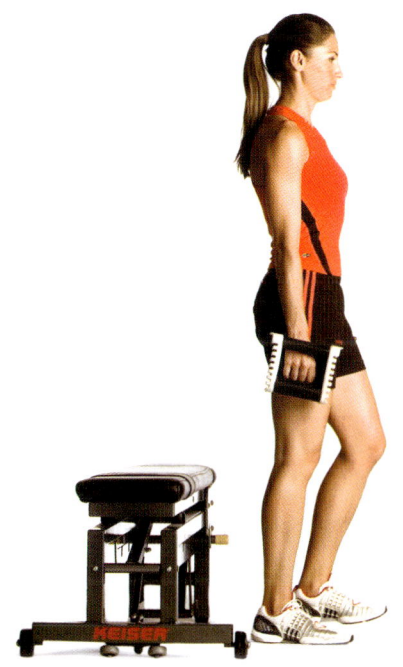

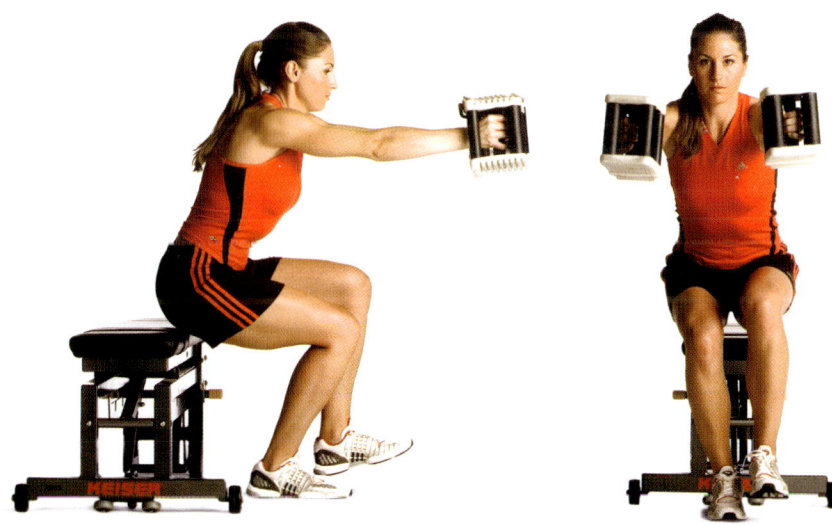

CORE-BEWEGUNGEN

KNIEBEUGE IM AUSFALLSCHRITT

AUSFÜHRUNG:

Lassen Sie die Arme an den Seiten herabhängen, und halten Sie Hanteln in den Händen. Legen Sie einen Fuß auf eine Kiste oder Bank, und machen Sie mit dem anderen Bein eine Kniebeuge, so dass die Hüften nach hinten und unten sinken. Das hintere Knie berührt den Boden nicht. Kehren Sie dann in die Ausgangsstellung zurück, indem Sie Ihr Gewicht mit dem vorderen Bein nach oben stemmen. Machen Sie die vorgeschriebenen Wiederholungen zunächst mit diesem Bein, dann mit dem anderen.

HINWEIS:

Das vordere Knie darf nicht über die Zehen hinausragen. Falls doch, setzen Sie den vorderen Fuß etwas weiter nach vorne und beginnen die Bewegung noch einmal.

HIER SOLLTEN SIE ES SPÜREN:

in den Hüften und an der Vorderseite der Beine.

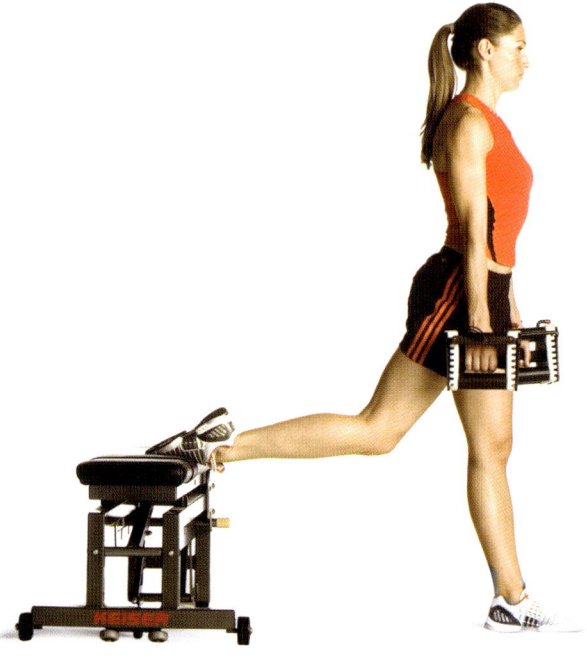
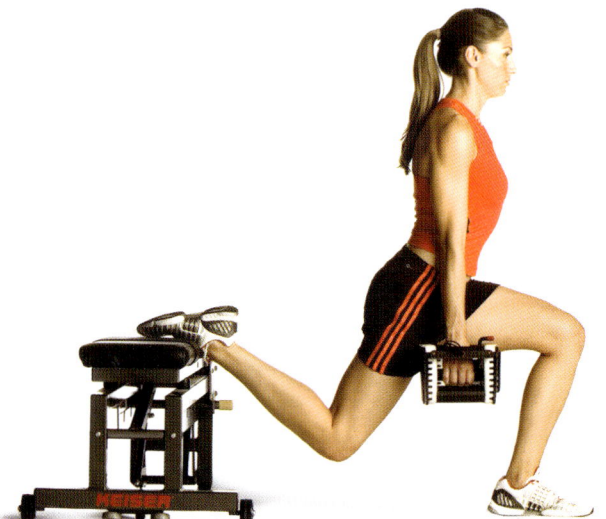

ARMBEUGE IN SCHRITTSTELLUNG

AUSFÜHRUNG:

Halten Sie im Stehen Kurzhanteln an den Seiten, und stellen Sie einen Fuß auf einen stabilen Gegenstand, dessen Höhe etwa bis zur Mitte der Oberschenkel reicht. Verlagern Sie das Gewicht nach vorne auf das vordere Bein, so dass das hintere sich dehnt. Heben Sie die Hanteln nun bis zu den Schultern hoch, und drehen Sie dabei die Handflächen, bis sie zur Decke zeigen. Die Ellbogen bewegen sich nicht mit. Kehren Sie dann in die Ausgangsstellung zurück, und wiederholen Sie die Übung so oft wie vorgeschrieben. Wechseln Sie die Beine in der Mitte der Serie.

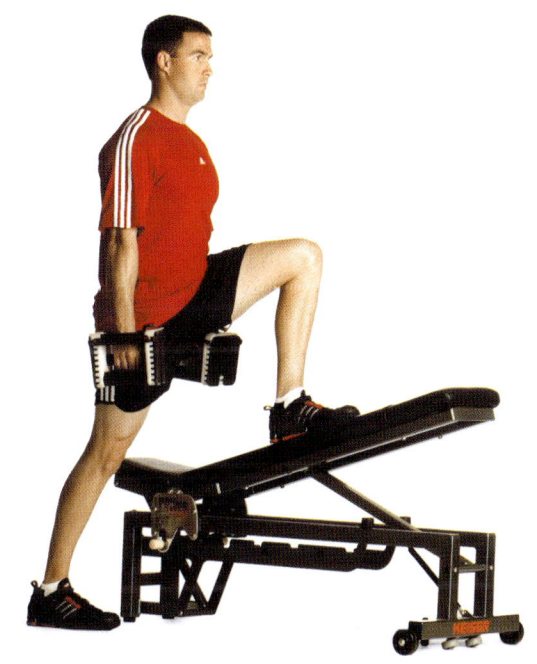

HINWEISE:

Der Bauch und die Gesäßmuskeln des hinteren Beines bleiben während der ganzen Übung angespannt. Der Rücken bewegt sich nicht. Schwanken Sie nicht nach vorne oder zurück, und bewegen Sie nicht die Ellbogen.

HIER SOLLTEN SIE ES SPÜREN:

im Bizeps, in den Gesäßmuskeln und in den Hüftbeugern.

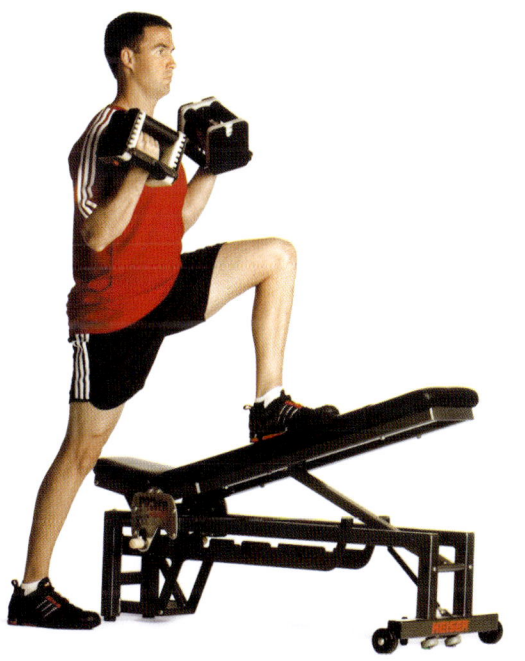

STUFE 3

ARMBEUGE IN SCHRITTSTELLUNG (MIT DRÜCKEN)

AUSFÜHRUNG:

Nach dem Heben der Unterarme drücken Sie die Hanteln über den Kopf. Am Ende der Bewegung zeigen die Handflächen nach vorne. Wechseln Sie in der Mitte der Serie die Beine.

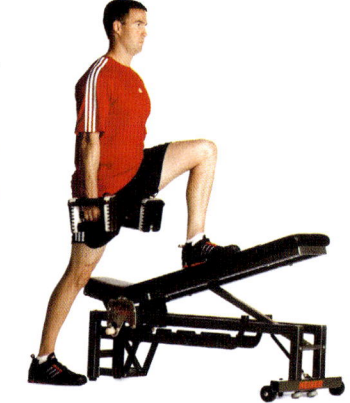

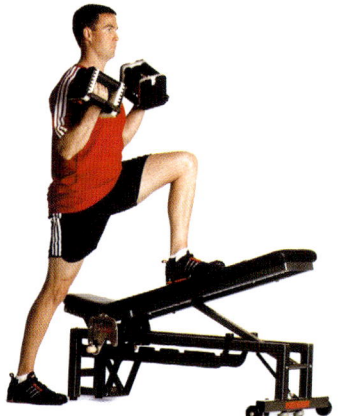

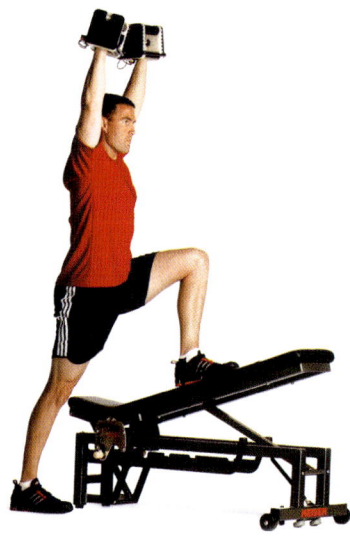

ARMBEUGE IN SCHRITTSTELLUNG (MIT ABWECHSELNDEM DRÜCKEN)

AUSFÜHRUNG:

Halten Sie im Stehen zwei Kurzhanteln in den Händen. Stellen Sie einen Fuß auf eine Bank oder eine Treppenstufe, die etwa bis zur Mitte der Oberschenkel reicht. Verlagern Sie Ihr Gewicht leicht nach vorne. Spannen Sie dabei die Gesäßmuskeln des hinteren Beines an. Heben Sie nun die Hanteln mit den Unterarmen bis zum Brustkorb hoch. Lassen Sie dann die linke Hand an die Seite sinken, und drücken Sie die rechte nach oben, bis der Arm gestreckt ist. Wenn Sie die rechte Hand senken, drücken Sie die linke nach oben. Führen Sie beide Hanteln nah am Rumpf nach oben und unten. Machen Sie die vorgeschriebene Zahl von Wiederholungen, und wechseln Sie die Beine in der Mitte der Serie. Kontrahieren Sie die Gesäßmuskeln des hinteren Beines, damit Sie stabil stehen.

HINWEISE:

Behalten Sie eine perfekte Haltung bei. Ziehen Sie den Nabel ein und die Schulterblätter nach hinten und unten. Vermeiden Sie ein Hohlkreuz.

HIER SOLLTEN SIE ES SPÜREN:

im Bizeps, in den Schultern und im ganzen Rumpf.

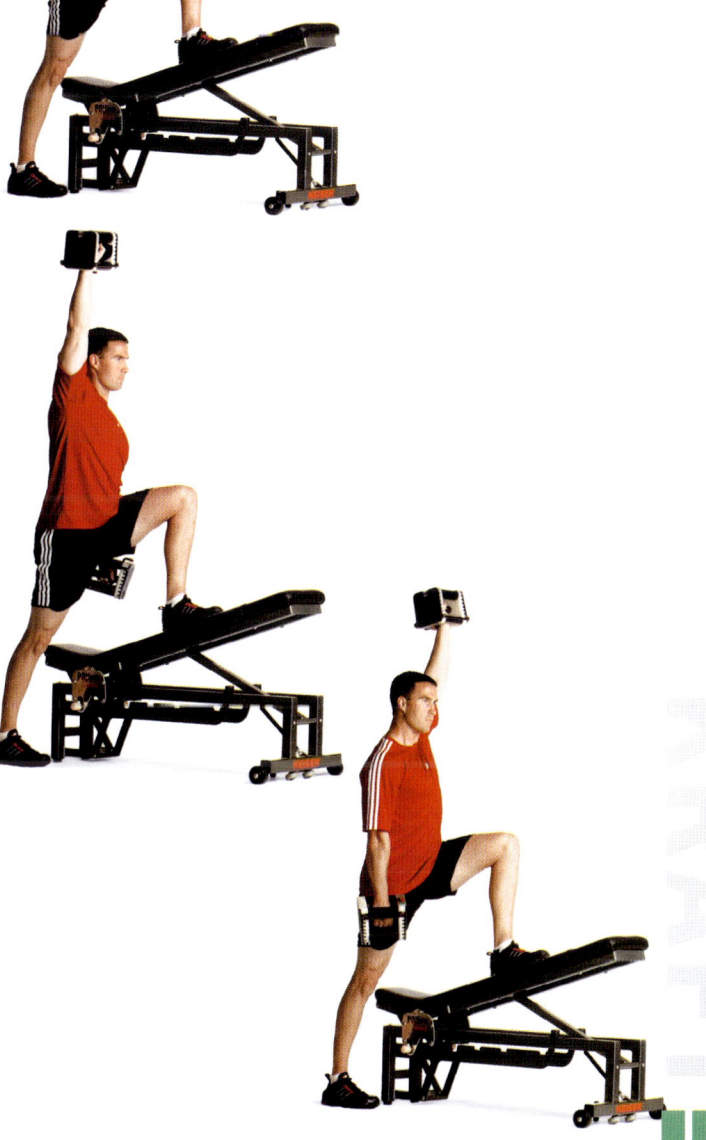

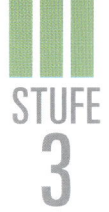

HEBEN IM STAND

AUSFÜHRUNG:

Gehen Sie in die Kniebeuge, und drehen Sie sich von rechts nach links. Halten Sie dabei eine Hantelscheibe in den Händen. Drehen Sie sich nun zurück nach rechts und richten Sie sich dabei wieder auf, bevor Sie die Drehung fortsetzen und die Scheibe über den Kopf heben.

HINWEISE:

Der Brustkorb bleibt oben, der Rücken gestreckt. Diese Übung verbindet vertraute Bewegungen (Kniebeuge, Drehung, Rudern, schräges Drücken) miteinander. Das Senken des Körpers und des Gewichtes geschieht nach dem gleichen Muster wie das Heben.

HIER SOLLTEN SIE ES SPÜREN:

in den Hüften, in den Drehmuskeln des Rumpfes, im oberen Rücken, im Brustkorb und in den Schultern.

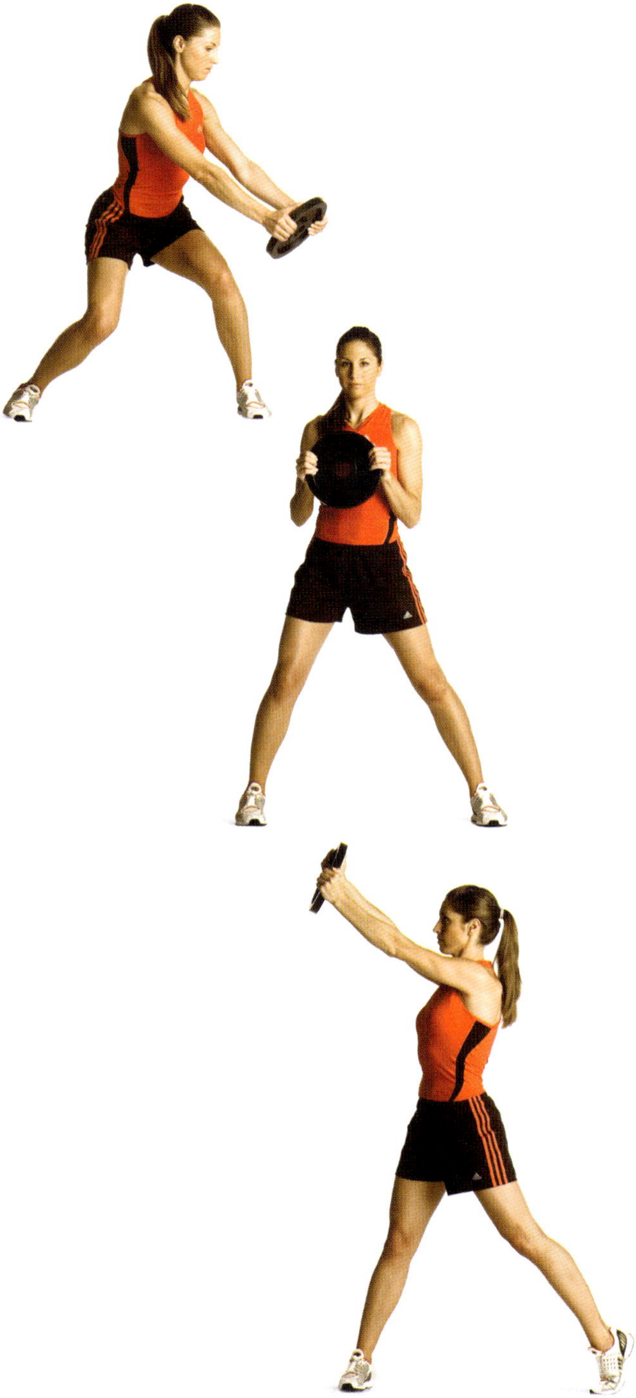

HEBEN IM STAND (AUF EINEM BEIN)

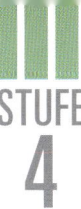

STUFE 4

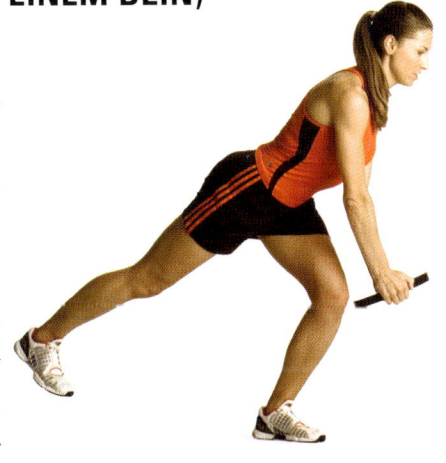

AUSFÜHRUNG:

Halten Sie im Stand eine Hantelscheibe oder Kurzhantel in einer tiefen Position, die Hüften sind gebeugt, die Bauchmuskeln angespannt. Drehen Sie Schultern und Hüfte zum vorderen Bein, das Ihr Gewicht stützt. Gehen Sie in die Kniebeuge, so dass das Gewicht sich vor diesem Bein befindet, und spannen Sie die Muskeln im Gesäß und im Rumpf an. Ziehen Sie das Gewicht an den Brustkorb, während das stützende Bein sich streckt. Drehen Sie den Rumpf vom stützenden Bein weg, während Sie die Hände nach oben drücken. Kehren Sie dann in die Ausgangsstellung zurück.

HINWEISE:

Der Brustkorb bleibt oben, der Rücken gerade. Der Rumpf dreht sich vom Anfang bis zum Schluss. Diese Übung verbindet vertraute Bewegungen (Kniebeuge, Drehung, Rudern, schräges Drücken) miteinander. Das Senken des Körpers und des Gewichtes geschieht nach dem gleichen Muster wie das Heben.

HIER SOLLTEN SIE ES SPÜREN:

in den Hüften, in den Drehmuskeln des Rumpfes, im oberen Rücken, im Brustkorb und in den Schultern.

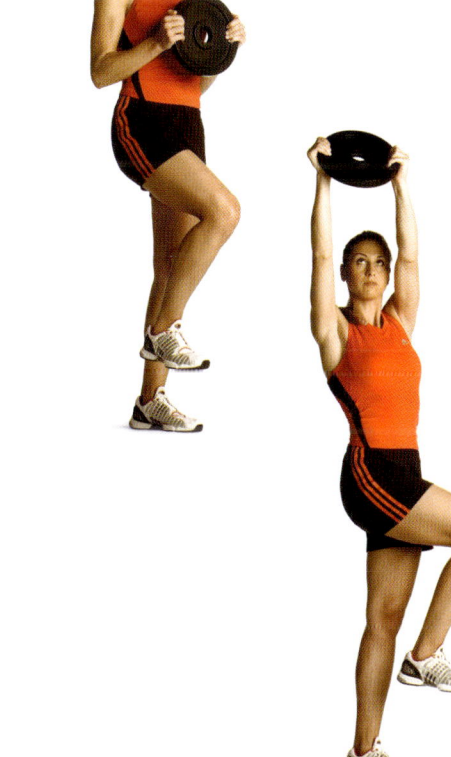

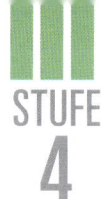

ABWECHSELNDES KURZHANTELDRÜCKEN

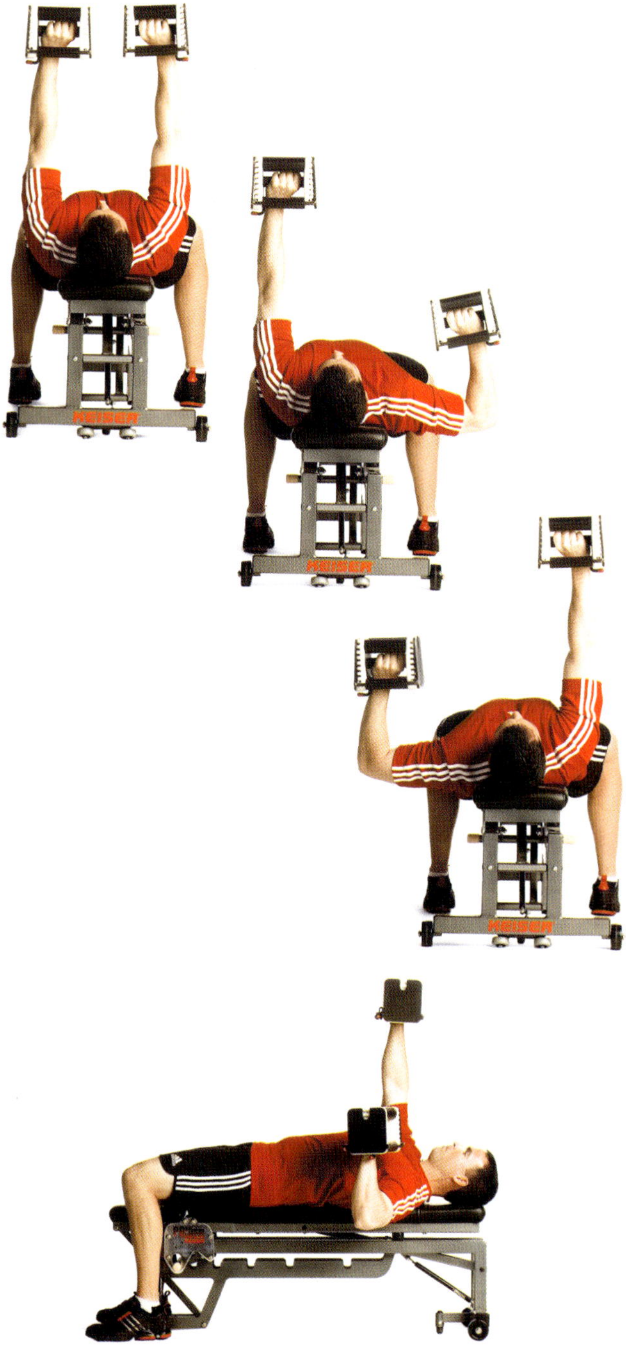

AUSFÜHRUNG:

Sie liegen rücklings auf einer Bank und halten an den Außenseiten der Schultern Kurzhanteln in den Händen. Die Handflächen zeigen zu den Oberschenkeln. Stemmen Sie die Hanteln über dem Brustkorb hoch. Lassen Sie einen Arm gestreckt, senken Sie die andere Hantel, berühren Sie damit die Außenseite der Schulter, und stemmen Sie die Hantel erneut hoch. Wechseln Sie dann die Arme, bis Sie die vorgeschriebene Zahl von Wiederholungen erreicht haben.

HINWEISE:

Der nicht arbeitende Arm bleibt gestreckt. Die Füße bleiben auf dem Boden, Hüften und Schultern auf der Bank. Ziehen Sie den Bauch ein, um Ihren Kern zu stabilisieren.

HIER SOLLTEN SIE ES SPÜREN:

im Brustkorb, in den Schultern und im Trizeps.

RUMÄNISCHER TODESLIFT (ZWEI ARME, EIN BEIN)

STUFE 4

AUSFÜHRUNG:

Sie stehen auf einem Bein und halten in jeder Hand eine Kurzhantel im Obergriff (Handflächen zeigen nach unten). Beugen Sie sich über die Taille nach vorne, und senken Sie dabei die Hanteln, während das nicht stützende Bein sich hinter dem Rumpf hebt. Kehren Sie dann in den Stand zurück, indem Sie die hintere Oberschenkelmuskulatur und die Gesäßmuskeln kontrahieren. Machen Sie die vorgeschriebene Zahl von Wiederholungen, und wechseln Sie dann die Beine.

HINWEISE:

Machen Sie kein Hohlkreuz. Rumpf und Bein sollten sich als Einheit bewegen. Kontrahieren Sie die Gesäßmuskeln des gestreckten Beines, damit es gerade bleibt. Die Schulterblätter bleiben während der ganzen Übung hinten und unten. Halten Sie die Hanteln nahe am Schienbein.

HIER SOLLTEN SIE ES SPÜREN:

in den Gesäßmuskeln, in der hinteren Oberschenkelmuskulatur und im Rücken.

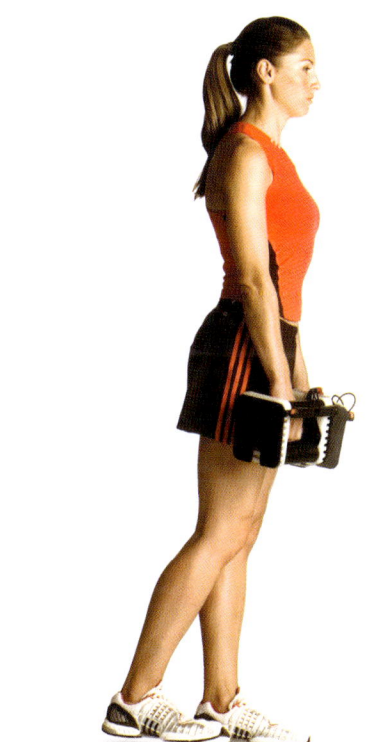
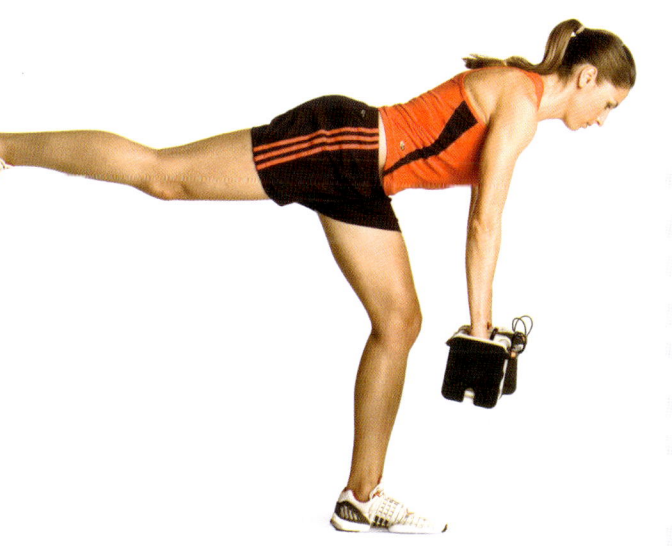

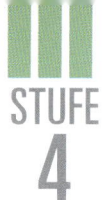

RUDERN MIT KURZHANTEL (EIN ARM, EIN BEIN)

AUSFÜHRUNG:

Sie stehen auf dem rechten Bein und beugen sich aus der Taille vor. In der rechten Hand halten Sie eine Kurzhantel, mit der linken halten Sie sich an einem stabilen, hüfthohen Gegenstand fest. Heben Sie das linke Bein, so dass der Körper ein T bildet. Schieben Sie das rechte Schulterblatt zur Wirbelsäule hin, und ziehen Sie dann die Hantel an den Brustkorb, indem Sie den Ellbogen heben. Kehren Sie in die Ausgangsposition zurück, machen Sie die vorgeschriebene Zahl von Wiederholungen, und wechseln Sie dann die Seiten.

HINWEISE:

Bewegen Sie sich mit der Schulter, nicht mit dem Arm, um die Ruderbewegung einzuleiten. Der Rücken bleibt gerade, die Schultern bleiben parallel zum Boden. Kontrahieren Sie die Gesäßmuskeln des gestreckten Beines, damit das Bein parallel zum Boden bleibt. Strecken Sie das linke Bein, wenn Sie in der rechten Hand die Hantel halten.

HIER SOLLTEN SIE ES SPÜREN:

in den Rückenmuskeln und Schultern.

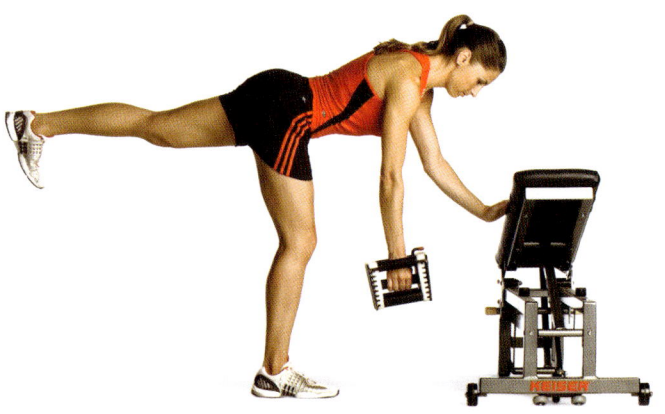

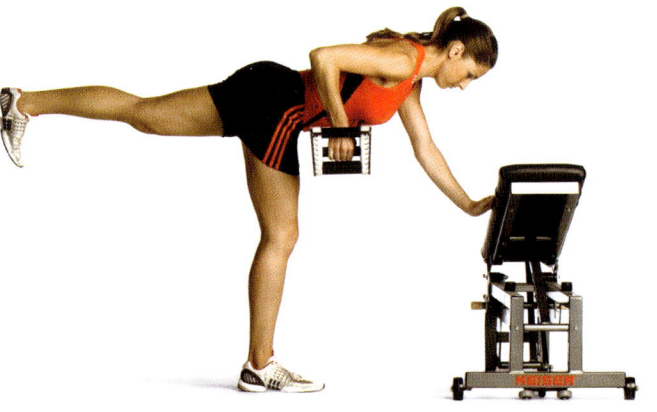

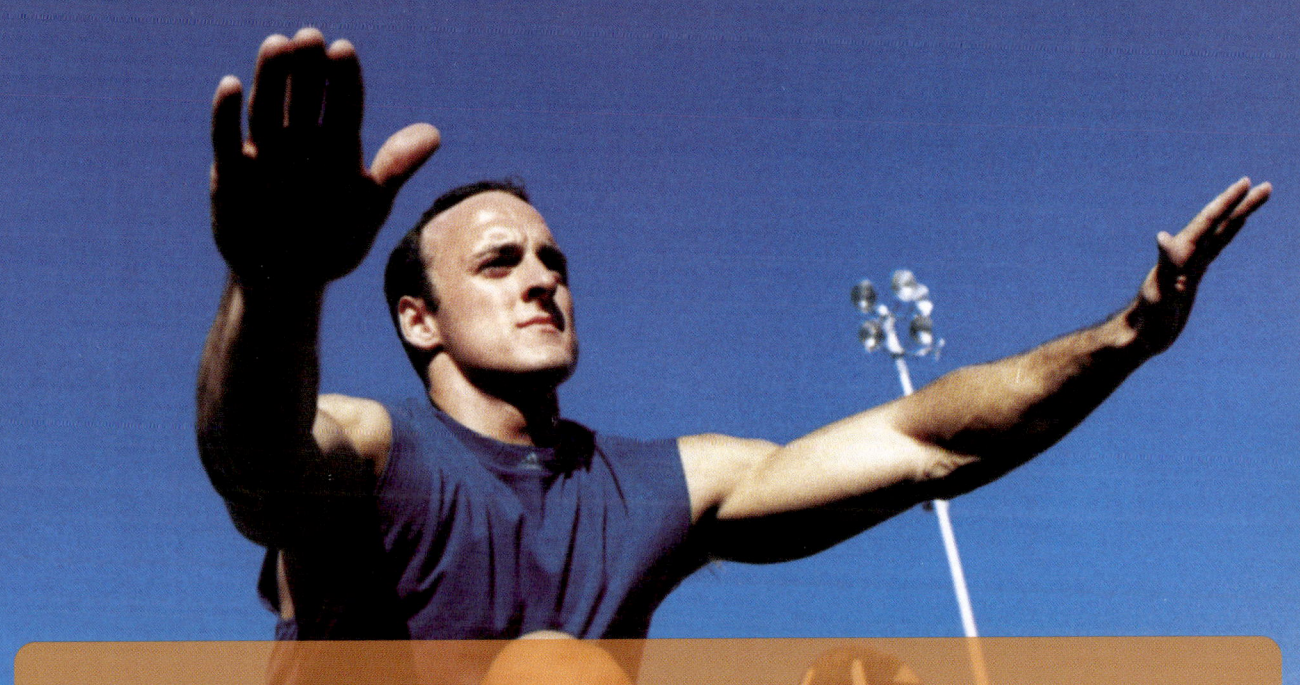

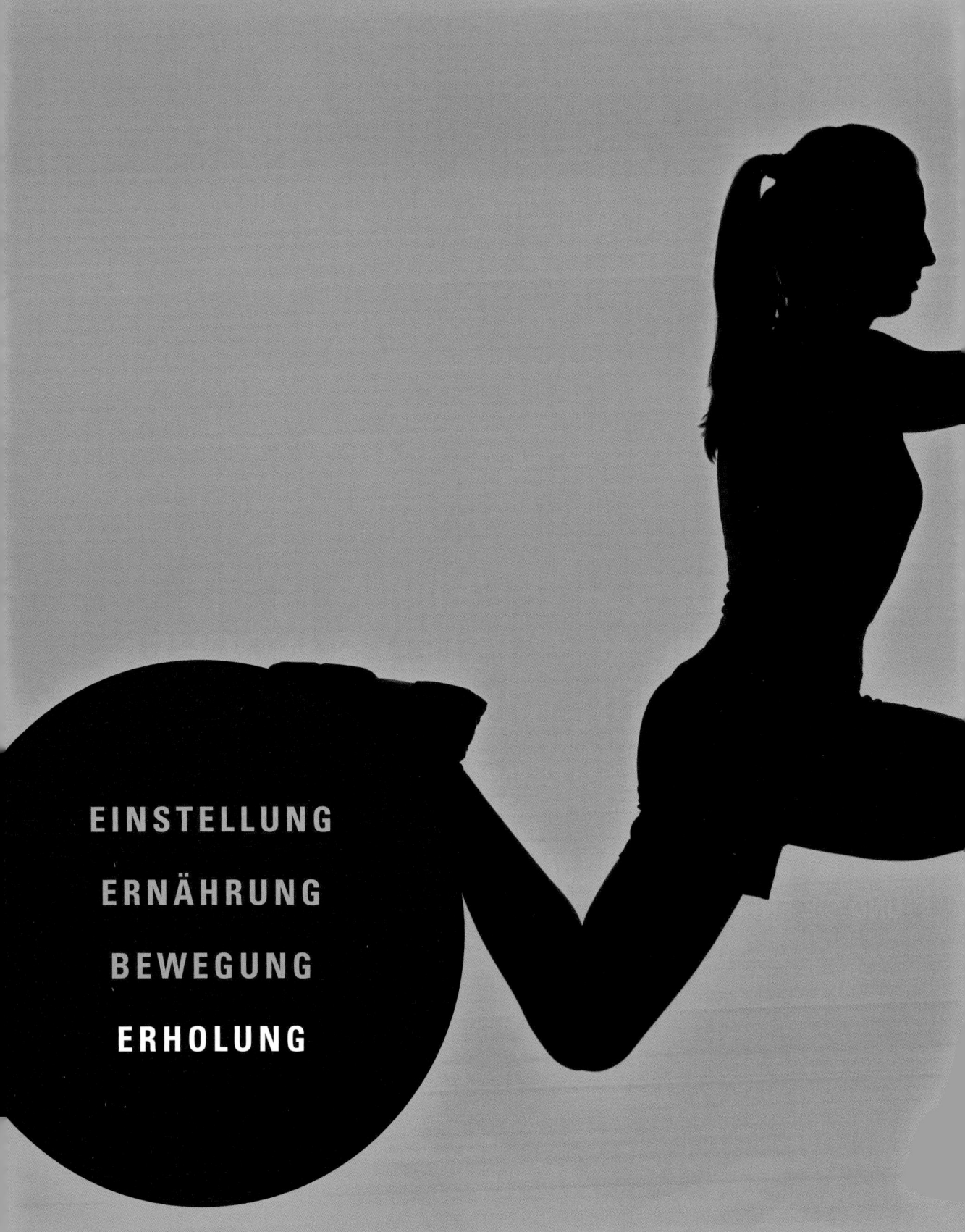

Teil
4

CORE-
ERHOLUNG

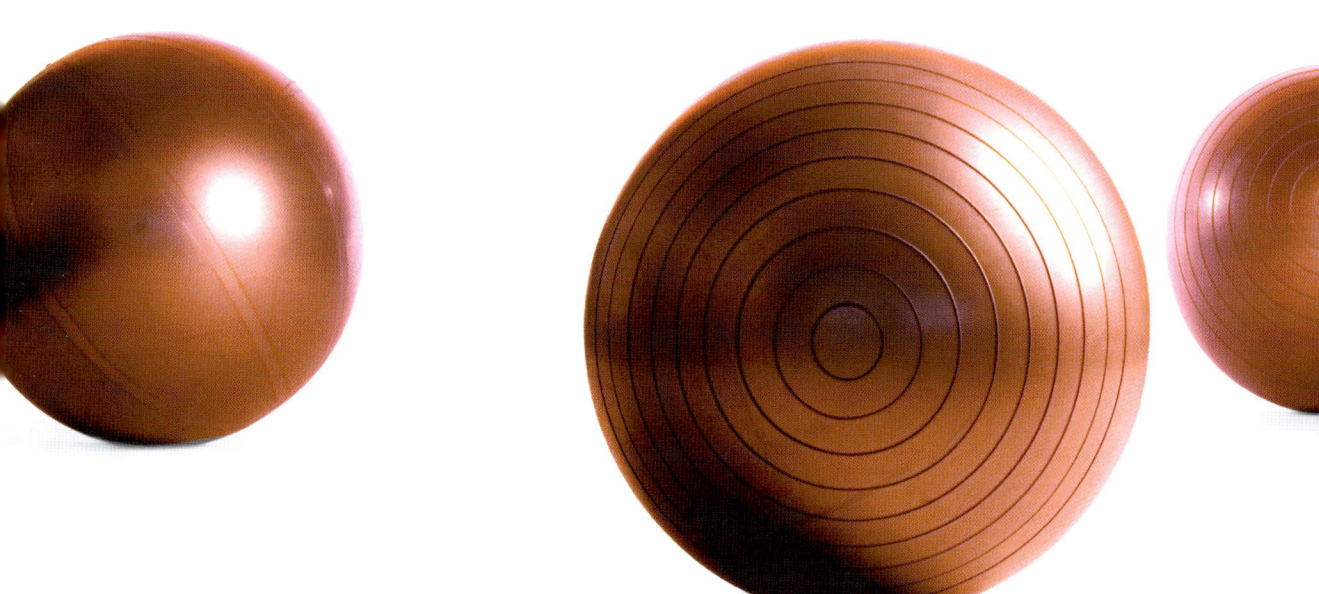

KAPITEL 11

REGENERATION

Egal, ob Sie trainieren oder im Büro oder zu Hause arbeiten – ohne Pause halten Sie nicht durch. Sie brauchen Zeit, um sich zu erholen. Diesen Prozess nenne ich Regeneration. Regeneration ist eine Lebenseinstellung, die Erkenntnis, dass Sie in allen Lebensbereichen körperliche und seelische Erholungsphasen einplanen müssen. Im Grunde ernten Sie die Früchte Ihrer harten Arbeit, wenn Sie sich ausruhen und den Körper regenerieren.

Es besteht ein großer Unterschied zwischen Ruhe im Sinne von Nichtstun und »aktiver Ruhe«. Bei diesem Programm arbeiten Sie am Montag, Mittwoch und Freitag hart und widmen den Dienstag und den Donnerstag dem Kardiotraining. Es ist in Ordnung, wenn Ihr Terminplan keinen weiteren Spielraum zulässt – dieses Programm wurde ja für arbeitende Menschen geschaffen. Zweifellos ist es schwierig, an Wochentagen Zeit für ein Training zu finden, und wahrscheinlich haben Sie keine Zeit oder keine Lust, am Wochenende zu trainieren.

Ich verstehe das und gratuliere Ihnen zu Ihren Bemühungen. Aber wenn Sie mit diesem Programm Fortschritte gemacht haben, wollen Sie vielleicht mehr tun. Sie können dienstags, donnerstags, samstags und sonntags Pausen einschieben und dennoch etwas für den Kör-

ARBEIT + RUHE = ERFOLG

Haben Sie Erholungsphasen in Ihren Tagesplan und in Ihren Jahresplan eingearbeitet?
Haben Sie Erholungsphasen in Ihren wöchentlichen Trainingsplan eingearbeitet?
Wissen Sie, wie Sie sich gründlich erholen können? Geben Sie Ihrem Körper ständig die Möglichkeit, sich zu regenerieren, um den Anforderungen des Lebens gewachsen zu sein?

per tun, zum Beispiel Golf, Tennis oder Fußball spielen. Das ist zwar kein Training, aber Sie sind trotzdem aktiv, und es macht Spaß.

Regeneration ist unerlässlich, damit der Körper vom Training profitieren kann. Darum trainieren wir nicht an jedem Wochentag bis zur völligen Erschöpfung, und darum warten wir 48 Stunden, bevor wir ein Element des Core-Trainings wiederholen.

Beantworten Sie zunächst die drei Fragen oben (»Arbeit + Ruhe = Erfolg«).

»Regeneration« ist mehr als ein körperliches Phänomen. Wenn wir uns ausruhen, genießen wir die Früchte unserer Arbeit; wir laden unsere Batterien auf und kehren gestärkt zurück, um noch größere Höhen zu erreichen.

Wenn Sie pausenlos hart arbeiten, erholen Sie sich nie – Sie sind fleißig, aber nicht vernünftig. Und mit der Zeit sind Sie körperlich und seelisch so erschöpft, dass Sie längst nicht mehr so viel leisten, wie Sie glauben. Sie werden mit diesem Programm nur mäßigen Erfolg haben, wenn Ihre Lebensweise ungesund ist. Viele Menschen schlafen zum Beispiel nicht ausreichend, doch Schlaf ist ein notwendiger Teil der Regeneration.

Ich beobachte das sogar bei Spitzensportlern, vor allem bei jüngeren. Sie haben unbegrenzte Energie, feiern bis zum Morgengrauen Partys und schlafen wenig. Doch selbst wenn sie nicht sehr viel trinken, stören ein paar Gläser Bier oder Wein den Schlaf und fördern die Gewichtszunahme.

Dass Rotwein in *moderaten* Mengen gesundheitliche Vorteile hat, habe ich bereits erwähnt. Aber Sie werden von diesem Programm nicht optimal profitieren, wenn Sie mehr als ein bis zwei Gläser am Tag trinken. Dass Rauchen gesundheitsschädlich ist, versteht sich von selbst.

Schlaf wird als Bestandteil einer gesunden Lebensweise am meisten unterschätzt. Neuere Studien deuten darauf hin, dass die Gefahr, fettleibig zu werden, um so größer wird, je weniger Sie schlafen. Schlafmangel senkt die Produktion des sättigenden Hormons Leptin und vergrößert die Bildung des Hungerhormons Ghrelin. Das ist wieder einmal ein tückischer

EINE ERFOLGSGESCHICHTE
»Jetzt kann ich tun, was ich immer wollte«

NAME: SOREN ORLEY
ALTER: 49
BERUF: BILANZBUCHHALTER

Soren Orley hat immer ein aktives Leben geführt. Er ist begeisterter Bergsteiger und arbeitet an vielen Wochenenden für die Bergwacht. Früher war er stolz auf seine gute Kondition, obwohl er in den Vierzigerjahren etwas zugenommen hatte.

Im Juni 2004 schenkte ihm seine Frau zum 48. Geburtstag ein Fahrrad. Er begann, häufig Rad zu fahren und nahm dennoch in weniger als einer Woche 5,5 Kilo zu – es war ein Rätsel. Soren litt an Kurzatmigkeit und Übelkeit und machte seine Katzenallergie dafür verantwortlich.

Dennoch suchte er einen Arzt auf, der bei ihm Herzerweiterung und Lungenhochdruck diagnostizierte und einen Geburtsfehler vermutete. Sorens Körper speicherte Wasser. Zwei Wochen später ließ er sich an der Aorta operieren.

Während der Rehabilitation in der Klinik – die Ärzte hatten ihm geraten, sich sieben Wochen nicht anzustrengen – las Soren *Core Performance* und fand, dass es genau das Richtige für ihn war. Bestärkt wurde er in dieser Überzeugung, als er fortgeschrittene Reha-Patienten bei ihrem Training beobachtete, das er »ziemlich schlapp« fand.

Nachdem die Ärzte ihm grünes Licht gegeben hatten, ging sein Gewicht innerhalb von drei Monaten auf 87 Kilo zurück. Vor der Operation hatte er noch 110 Kilo gewogen. Er kaufte Hosen mit einer 85-Zentimeter-Taille, zehn Zentimeter enger als früher. Wichtiger war allerdings, dass er nun flexibler war und sein Gleichgewicht besser halten konnte, vor allem beim Bergsteigen.

»Wenn wir früher einen Verletzten unter schwierigen Bedingungen auf einer Trage getragen hatten, brauchte ich manchmal eine Pause. Jetzt halte ich durch. Die kleinen Dinge sind an diesem Programm am auffälligsten.«

Soren arbeitet wieder bei der Bergwacht und legt bisweilen lange Strecken mit einem 24 Kilo schweren Rucksack zurück. »Wenn man bei einem Sturm an einer Bergwand hängt und versucht, Leben zu retten, braucht man alle Kraft, Balance und Flexibilität, die man aufbringen kann.«

Den größter Lohn bekam Soren aber, als eine seiner Töchter den Hochschulabschluss im Jahr 2005 machte. Er lud sie zu einer Rad- und Klettertour ein. Im Laufe einer Woche fuhren sie 320 Kilometer und erkletterten einen 1220 Meter hohen Berg. Nicht schlecht für einen Mann, der vor weniger als einem Jahr am offenen Herzen operiert worden war!

»Es geht nicht nur darum, wie viel Gewicht man stemmen kann oder wie viele Pfunde man verliert«, erklärt Soren. »Wichtiger ist, dass ich dank dieses Programms tun kann, was ich immer tun wollte.«

Kreislauf: Weniger Schlaf macht dick, und Dickleibigkeit stört den Schlaf. Man schätzt, dass 63 Prozent der Erwachsenen nicht auf die empfohlenen acht Stunden Schlaf pro Nacht kommen. Schlafmangel und Schlafstörungen verringern die Arbeitsleistung. Viele Betroffene brauchen ärztliche Behandlung oder werden sogar krank geschrieben. Das alles kostet jährlich Millionen.

Wir reden viel über bessere Ernährung und mehr Bewegung, aber den gesunden Schlaf ignorieren wir häufig. Ich möchte, dass Sie Ihre Zeit optimal nutzen und von diesem Programm maximal profitieren, beim Training, beim Essen und sogar im Schlaf. Wahrscheinlich wissen Sie, dass Sie jede Nacht acht Stunden schlafen sollten; aber Sie wissen vielleicht nicht, dass Sie die Qualität Ihres Schlafes verbessern können, wenn Sie die 90-Minuten-Zyklen beachten.

Je länger Sie schlafen, desto länger befinden Sie sich in einer Phase, die man REM-Schlaf nennt. Sie ist gekennzeichnet durch schnelle Augenbewegungen (engl. *rapid eye movements*), erhöhte Gehirntätigkeit und Muskelentspannung. Schlafzyklen dauern etwa 90 Minuten, und am Ende eines Zyklus fangen Sie an zu erwachen, es sei denn, der Körper merkt, dass er noch einen weiteren Zyklus braucht.

Wenn Sie mitten in einem Schlafzyklus vom Wecker, einem Traum oder lautem Lärm geweckt werden, sind Sie eine Weile verwirrt und den ganzen Tag lang schläfrig. Aber wenn es Ihnen gelingt, auf dem Gipfel eines Zyklus aufzuwachen – sei es durch den Wecker, sei es durch das Tageslicht –, fühlen Sie sich wach und erfrischt.

In diesem Fall können sechs Stunden Schlaf erholsamer sein als sieben Stunden. Im Idealfall sollten Sie siebeneinhalb bis acht Stunden schlafen. Da es viele Menschen aber nur mit Mühe auf sechs Stunden bringen, wollen wir akzeptieren, dass auch ein sechsstündiger Schlaf gut sein kann, vorausgesetzt, er wurde nicht durch Alkohol oder Süßigkeiten vor dem Schlafengehen gestört.

Auf den folgenden Seiten finden Sie einige wirksame regenerative Übungen, die Sie mit dem Core-Training verbinden können. Mit zwei einfachen Gegenständen – einer Schaumrolle und einem Gummiseil – können Sie erstaunliche Resultate erzielen.

Die Schaumrolle verabreicht Ihnen eine Massage. Sie massiert bis tief ins Gewebe und lockert Verkrampfungen der Muskulatur, die sich mit der Zeit entwickeln. Das Seil verbessert vor allem die Flexibilität. Rolle und Seil sind jedoch kein zusätzliches Training. Benutzen Sie diese Hilfsmittel beim Fernsehen oder vor dem Zubettgehen.

Sorgen Sie dafür, dass Sie sich regelmäßig – täglich, wöchentlich und jährlich – ausruhen und regenerieren können, damit Sie den zahlreichen Herausforderungen des Lebens gewachsen sind. Sie werden erstaunt sein, wie sehr Ihre Lebensqualität davon profitiert.

Zusammenfassung von Kapitel 11: Achten Sie darauf, dass Sie sich in allen Lebensbereichen erholen können, nicht nur auf der körperlichen Ebene. Auf diese Weise können Sie den Lohn der harten Arbeit genießen, die Sie an Trainingstagen leisten. Denken Sie daran: Arbeit + Ruhe = Erfolg. Ausruhen bedeutet, dass Sie einen klaren Kopf bekommen, Ihre Batterien aufladen und erfrischt und stärker zurückkehren, bereit, noch mehr zu leisten. Der Schlaf ist ein wichtiger Bestandteil der Regeneration. Gute Ernährung ist ebenfalls unerlässlich, weil sie dem Körper hilft, sich schnell zu regenerleren.

SELBSTMASSAGE

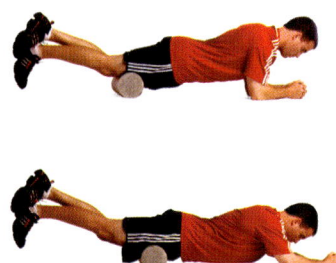
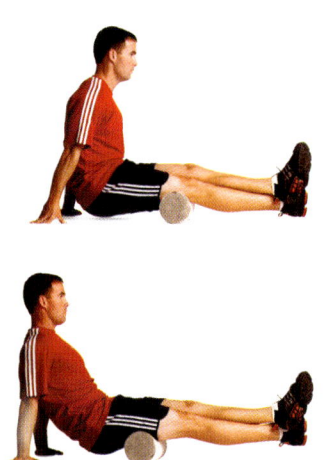
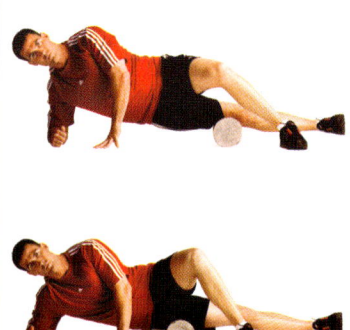

SCHAUMROLLE QUADRIZEPS/HÜFTBEUGER

Legen Sie sich bäuchlings auf den Boden, und schieben Sie eine Schaumrolle unter die Oberschenkel. Rollen Sie nun auf den Oberschenkelmuskeln von den Hüften bis kurz vor die Knie hin und her. Um die Wirkung zu steigern, kreuzen Sie die Beine und verlagern Ihr ganzes Körpergewicht auf die Vorderseite eines Schenkels. Halten Sie die Position auf schmerzenden Stellen möglichst lange, um die Beschwerden zu lindern. Rollen Sie auch auf den Außen- und Innenseiten der Schenkel leicht hin und her.

SCHAUMROLLE HINTERE OBERSCHENKEL

Setzen Sie sich auf den Boden, schieben Sie eine Schaumrolle unter einen Oberschenkel, und kreuzen Sie die Beine. Rollen Sie nun auf der Rückseite der Oberschenkel hin und her. Wenn das unangenehm ist, legen Sie die Beine nebeneinander und rollen auf beiden Schenkeln gleichzeitig. Bearbeiten Sie schmerzende Stellen länger, um die Beschwerden zu lindern, als würden Sie sich massieren lassen.

SCHAUMROLLE MAISSIAT-BAND

Legen Sie sich auf die Seite, und schieben Sie eine Schaumrolle unter die Oberschenkel. Rollen Sie von den Hüften bis kurz vor die Knie hin und her. Je unangenehmer das ist, desto nötiger hat der Muskel die Massage. Halten Sie auf schmerzenden Stellen länger durch, um die Beschwerden zu lindern, als würden Sie sich massieren lassen.

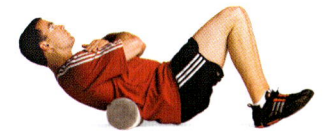
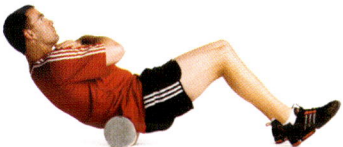

SCHAUMROLLE KREUZ

Schieben Sie eine Schaumrolle unters Kreuz, und verschränken Sie die Arme auf der Brust. Rollen Sie nun vom Kreuz bis zum Steißbein, und wiederholen Sie diese Übung. Je unangenehmer das ist, desto nötiger hat der Muskel die Massage. Halten Sie die Position auf schmerzenden Stellen möglichst lange, um die Beschwerden zu lindern.

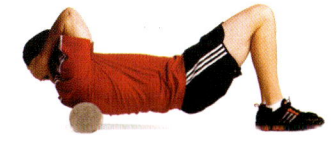
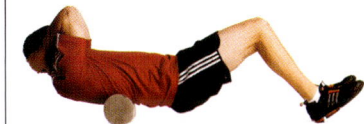

SCHAUMROLLE OBERER RÜCKEN

Schieben Sie eine Schaumrolle unter den oberen Rücken. Verschränken Sie die Hände so im Nacken, dass die Ellbogen nach oben zeigen. Rollen Sie nun von den Schultern bis zum mittleren Rücken hin und her, und wiederholen Sie diese Übung. Je unangenehmer das ist, desto nötiger hat der Muskel die Massage. Halten Sie die Position auf schmerzenden Stellen möglichst lange, um die Beschwerden zu lindern.

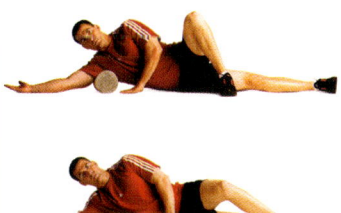

SCHAUMROLLE RÜCKENMUSKELN

Legen Sie sich auf die Seite, und schieben Sie eine Schaumrolle unter die Achselhöhle. Rollen Sie nun vom unteren Rücken bis zur Achselhöhle hin und her. Je unangenehmer das ist, desto nötiger hat der Muskel die Massage. Halten Sie die Position auf schmerzenden Stellen möglichst lange, um die Beschwerden zu lindern.

SELBSTMASSAGE (FORTS.) FÜR DIE FLEXIBILITÄT

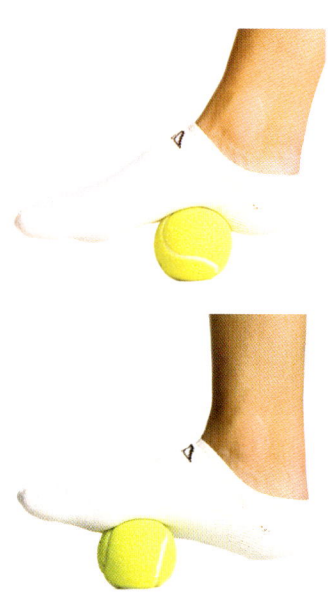
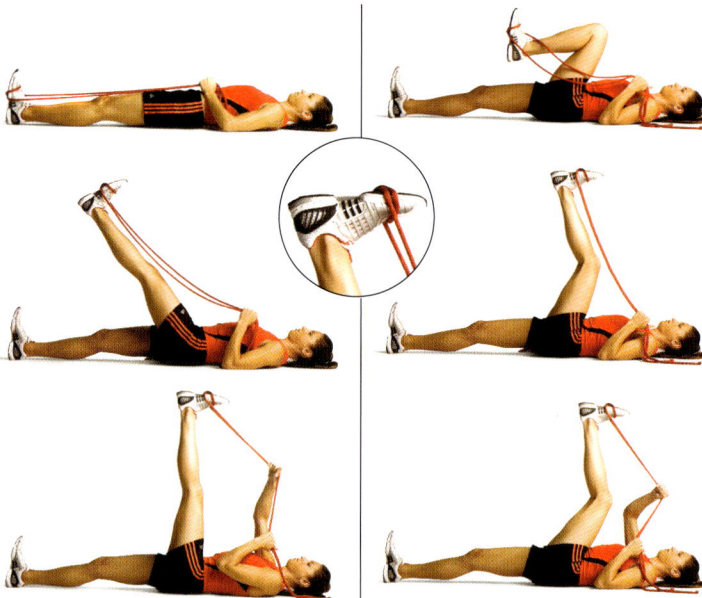

FUSSSOHLENMASSAGE (mit Tennisball)

Ziehen Sie die Schuhe aus, und stellen Sie einen Fuß auf einen Tennisball. Rollen Sie nun den Fuß auf dem Ball hin und her. Je unangenehmer das ist, desto nötiger hat der Muskel die Massage. Halten Sie die Position auf schmerzenden Stellen möglichst lange, um die Beschwerden zu lindern. Rollen Sie unter verschiedenen Winkeln, um die gesamte Fußsohle zu bearbeiten, als würden Sie sich massieren lassen.

DEHNUNG MIT SEIL – GESTRECKTES BEIN

Befestigen Sie ein Seil am linken Fuß, legen Sie sich auf den Rücken, und strecken Sie das Bein. Heben Sie das Bein so hoch wie möglich, und helfen Sie dabei mit dem Seil behutsam nach, bis Sie die Dehnung spüren. Halten Sie die Position zwei Sekunden, und entspannen Sie sich dann. Drücken Sie den anderen Fuß fest auf dem Boden, indem Sie die Ferse möglichst weit vom Kopf wegschieben und dabei die Gesäßmuskeln anspannen.

DEHNUNG MIT SEIL – GEBEUGTES BEIN

Befestigen Sie ein Seil am linken Fuß, legen Sie sich auf den Rücken, und ziehen Sie das Knie an die Brust. Strecken Sie das linke Knie so weit wie möglich, ohne es vom Brustkorb zu entfernen. Ziehen Sie dabei das Seil über den Kopf. Es schadet nicht, wenn das Knie sich nicht ganz strecken lässt. Ziehen Sie sanft am Seil, bis Sie die Dehnung spüren, zwei Sekunden halten und dann entspannen.

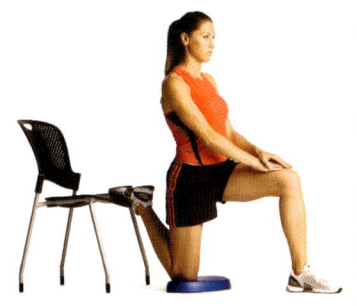

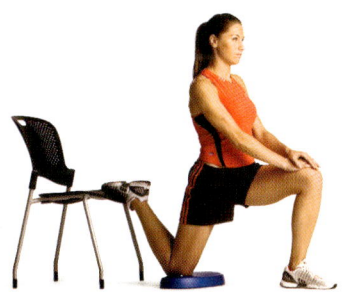

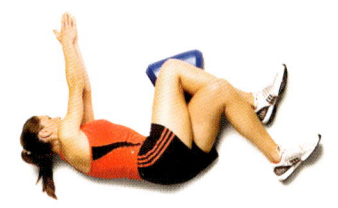

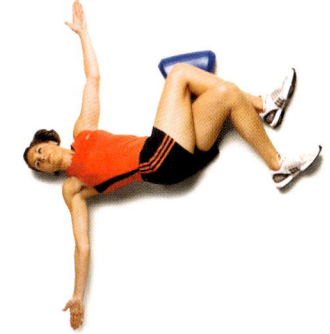

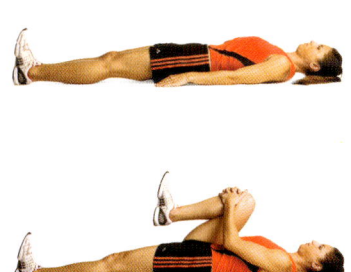

DEHNUNG QUADRI-ZEPS/HÜFTBEUGER (kniend, hinterer Fuß oben)

Sie knien auf einer Matte oder einem Polster. Ein Fuß liegt auf einem Stuhl oder Gymnastikball. Beugen Sie den Rumpf leicht vor, und spannen Sie Ihren Kern und die Gesäßmuskeln des knienden Beines an. Das Knie bleibt auf dem Boden. Bleiben Sie in dieser Stellung, und verlagern Sie den ganzen Körper ein wenig nach vorne. Atmen Sie aus, und halten Sie die Position zwei Sekunden. Entspannen und wiederholen.

90/90-STRETCH

Sie liegen rücklings mit ausgebreiteten Armen auf dem Boden. Die Knie sind um 90 Grad gebeugt, das rechte Bein liegt über dem linken. Drehen Sie sich nach links, und klemmen Sie dabei ein Polster unter das rechte Knie. Drücken Sie auf das Polster, und halten Sie die Hüften still. Drehen Sie nun den Brustkorb und den rechten Arm wieder nach rechts, und versuchen Sie, den Rücken auf den Boden zu legen. Position zwei Sekunden halten und dann in die Ausgangsstellung zurückkehren.

GESÄSSMUSKEL-DEHNUNG (rücklings)

Sie liegen rücklings auf dem Boden, ziehen ein Knie an die Brust. Helfen Sie dabei sanft mit den Händen nach. Atmen Sie aus, halten Sie die Position zwei Sekunden, und kehren Sie in die Ausgangsstellung zurück. Wiederholen, dann die Beine wechseln. Damit das andere Bein flach auf dem Boden bleibt, schieben Sie die Ferse vom Kopf weg. Sie sollten die Dehnung in den Gesäßmuskeln, der hinteren Oberschenkelmuskulatur und den Hüftbeugern spüren.

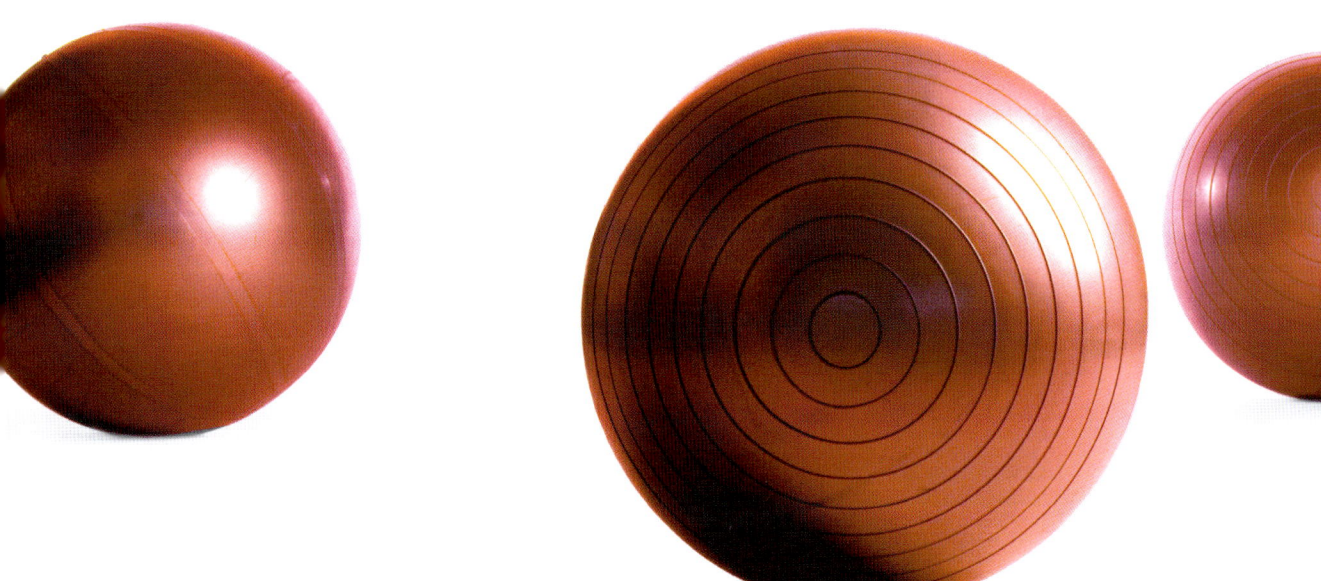

KAPITEL 12

DIE QUALITÄT DER ZEIT

Wenn Sie eine Sanduhr beobachten, werden Sie Zeuge einer optischen Täuschung. Zuerst sieht es so aus, als fließe der Sand langsam durch die schmale Öffnung. Doch je mehr Sand durchgeflossen ist, desto schneller scheint er zu werden.

Das Gleiche gilt für die Zeit. Je älter wir werden, desto schneller vergeht scheinbar die Zeit. Wir wissen, dass das nicht stimmt, aber in unserem hektischen Leben als Erwachsene verfliegt die Zeit irgendwie schneller als in der Kindheit. Damals meinten wir, die letzte Unterrichtsstunde vor den Ferien dauere ewig.

Die Zeit jedes Menschen ist begrenzt und kann das größte Hindernis sein, wenn wir gesund leben wollen. Jeder will Sport treiben, aber kaum einer hat Zeit.

Alle wollen gesünder essen, doch sie haben nur Zeit für Fastfood. Alle wollen länger schlafen und weniger Kaffee trinken – aber wer hat dafür Zeit?

Nachdem wir diese Herausforderungen benannt haben, müssen wir die Zeit aus einem breiteren Blickwinkel betrachten. Wir brauchen einen Rahmen für die neuen Strategien. Alles, was wir innerhalb des Core-Programms tun, wirkt nur, wenn wir ganzheitlich leben.

Die meisten Menschen kaufen im Dezember Tagesplaner und Schreibtischkalender und tragen die wichtigen Termine des folgenden Jahres ein. Heute geht das auch elektronisch. Theoretisch können wir unser Leben auf diese

Weise besser organisieren, und in gewissem Umfang gelingt es uns tatsächlich. Aber es führt auch dazu, dass wir kurzfristig denken – bis morgen oder bis nächste Woche – und nur noch reagieren wie ein Torhüter.

Wäre es nicht besser, das ganze Jahr auf einem Blatt Papier zu planen? Sie können Ihren Tages- oder Wochenplaner dennoch benutzen; aber jetzt ist es einfacher, sich auf die wichtigsten Termine zu konzentrieren und dafür Zeit zu finden (siehe Seite 198– 199).

Dieser Kalender zeigt Montag bis Sonntag auf einen Blick. Das hilft Ihnen, initiativ zu werden. Markieren Sie die Woche zwischen Weihnachten und Neujahr im Schulkalender, wenn Sie Kinder haben oder selbst Schüler sind.

Wenn Sie so vorgehen, können Sie nicht nur besser planen, sondern Sie sehen auch kleinere Sechs- und Acht-Wochen-Fenster, in denen Sie Trainingsziele eintragen können. Im ersten Sechs-Wochen-Block haben wir zum Beispiel bereits realistische Ziele gesetzt: dreimal in der Woche trainieren und ungesundes Essen in der Küche durch gesundes ersetzen.

Teilen Sie diesen Sechs-Wochen-Block auf, um ihn Ihrer Lebensweise anzupassen. Andernfalls denken Sie vielleicht entmutigt: »Ich mache im März eine Geschäftsreise. Im April haben die Kinder Ferien, und Ostern fahren wir in Urlaub. Die Zeit reicht einfach nicht.« Wenn Sie die sechs Wochen zerlegen, kommt Ihnen Ihr Plan nicht mehr so unmöglich vor. Dann können Sie auch die unabdingbare Erholung einplanen. Es ist unmöglich, an sieben Wochentagen zu trainieren oder zu arbeiten; Körper und Seele lassen das nicht zu. Sie halten nur durch, wenn Sie wissen, dass Sie an Wochenenden und im Urlaub belohnt werden. In den Erholungsphasen tanken Sie Kraft und kehren gestärkt zurück.

Denken Sie daran, wie hart Sie vor dem Urlaub arbeiten, um zu erledigen, was sich nicht aufschieben lässt. Sie sorgen sogar für eine Vertretung während Ihrer Abwesenheit. Zu Hause bringen Sie alles in Ordnung, geben die Haustiere in Pflege und lassen sich Post und Zeitungen nachsenden. Sie arbeiten hektisch, weil eine leckere Karotte vor Ihnen baumelt: der Urlaub.

Das Gleiche gilt für dieses Programm. Wenn Sie wissen, dass Sie zwischendurch einen trainingsfreien Tag haben, ist Ihre Motivation während der Workouts umso größer.

Wie auch immer wir unser Leben gestalten – wir müssen hart arbeiten. Vince Lombardi, ein legendärer amerikanischer Football-Trainer, sprach einmal diese berühmten Worte: »Erfolg kommt nur im Wörterbuch vor dem Training.« Das gilt für die körperliche Fitness ebenso wie für den Erfolg im Leben.

Selbst wenn wir unser Leben sorgfältig planen und strukturieren, haben wir nicht alles im Griff. Wir müssen uns jeden Tag den Anforderungen des Lebens stellen, auch wenn wir bisweilen den Torhüter spielen müssen. Ich leite mehrere erfolgreiche Unternehmen mit Ange-

EINE ERFOLGSGESCHICHTE
»Ich übertreffe die Jungs!«

NAME: JANET OJA
ALTER: 44
BERUF: MEDIZINTECHNIKERIN

Janet Oja hielt sich für eine recht gute Sportlerin. Das Core-Programm linderte einige hartnäckige Schulterbeschwerden; vor allem aber gab es ihr so viel Selbstvertrauen, dass sie Sportarten ausprobierte, die nicht nur Kraft, sondern auch Beharrlichkeit voraussetzen.

Janet wandert, liebt es zu schwimmen, erklettert Berge und seilt sich in tiefe Cañons ab. »Ich wollte immer bergsteigen; aber wie viele Frauen glaubte ich, dass meine Oberkörpermuskulatur dafür zu schwach sei.

Jetzt weiß ich, dass jede Frau diese enorme Kraft aufbauen kann, egal, auf welchem Niveau sie beginnt.«

Bald nachdem sie mit dem Programm begonnen hatte, fuhr sie ihrem Mann auf dem Fahrrad davon. Dabei fiel ihr auch auf, dass sie ihr Gleichgewicht besser bewahren konnte. Auch das Bergsteigen strengte sie viel weniger an. Am auffallendsten war jedoch, dass sie ihre männlichen Konkurrenten beim Golfspiel besiegte.

»Ich dachte immer, ich sei auf dem Golfplatz konzentriert und ausgeglichen. Aber jetzt kippe ich nicht mehr rückwärts aus den Schuhen. Ich merke den Unterschied ständig, egal, ob ich eine Einkaufstasche hebe oder beim Rad fahren rutsche. Jetzt fange ich mich sofort und beim Golf schlage ich nie daneben. Es ist, als würde ich den Sport völlig neu entdecken.

Immer wenn ich Sport treibe – unabhängig davon, ob ich ihn bereits früher ausgeübt habe oder nicht –, freue ich mich darauf, dass ich dank des Core-Programms besser geworden bin. Ich werde nie enttäuscht.«

Oja, die zu Hause im Gästezimmer trainiert, war so erfolgreich, dass sie das Programm ihren zwei Söhnen beigebracht hat, die Football und Baseball spielen. Es fehlte ihr nie an Ehrgeiz – immerhin war sie früher Triathletin und lief Marathons –, aber sie sagt, das Core-Training habe ihr noch mehr Selbstvertrauen gegeben und sie probiere jetzt alle Sportarten aus.

»Selbst in meinen Vierzigerjahren kann ich Neues lernen. Es ist wirklich erstaunlich. Dank dieses Programms kann ich mir nun größere Träume erfüllen, was den Sport anbelangt.«

stellten und Kunden, um die ich mich kümmern muss. An manchen Tagen bin ich nur damit beschäftigt, Streit zu schlichten.

Entscheidend ist, dass wir lernen, unsere Zeit besser zu nutzen und effizienter zu arbeiten. Einer meiner Freunde machte mir ein wundervolles Kompliment. Er sagte, er sei immer wieder erstaunt über meine Fähigkeit, noch mehr zu arbeiten. Zunächst fühlte ich mich gar nicht geschmeichelt; denn ich lege Wert darauf, genügend Zeit für meine Familie, meine Freunde und Hobbys zu haben. Aber mein Freund meinte, dass ich einen Weg finde, in der gleichen Zeit mehr zu tun. Ich arbeite immer effizienter – und das beginnt mit meiner Gesundheit. Egal, wie beschäftigt ich bin, ich weiß, dass ich gesund essen und mich täglich bewegen muss.

Darum plane ich diese Zeit ein wie meine Termine. Neben meinem Jahreskalender (ein Blatt) habe ich noch einen Wochenkalender, auf dem ich an Wochentagen um 6.15 Uhr meine Workouts eintrage. Ich trainiere nicht länger als 60 Minuten, meist nur 30 Minuten, aber meine Workouts werden mit der Zeit immer effizienter und daher effektiver.

Viele Menschen haben nur morgens Zeit für ein Training. Das ist ein guter Start in den Tag. Die Bewegung sorgt für einen Endorphinschwall, der die Arbeit leichter macht. Für Eltern ist dies jedoch die ungünstigste Zeit des Tages, weil die Kinder versorgt werden müssen. Vielleicht können Sie trainieren, während die Kinder in der Schule sind. Auch bieten immer mehr Fitnessstudios Kinderbetreuung an.

Auch wenn Sie sehr beschäftigt sind, es gibt immer einen Weg. Denken Sie langfristig, und setzen Sie sich realistische Ziele. Überlegen Sie, welche Tageszeit für Sie in Frage kommt, und planen Sie Ihr Training entsprechend. So mache ich es auch mit Berufssportlern: Wir schauen uns ihren Trainings- und Spielplan für das laufende Jahr an und arbeiten miteinander, wenn sie Zeit haben.

Ich weiß, wenn Sie in Topform sein müssten, weil ein aufregender, hochbezahlter Job es verlangt, wären Sie gerne bereit, härter zu trainieren. Aber ich will Ihnen ein kleines Geheimnis verraten: Die meisten Spitzensportler machen viele strapaziöse Reisen und müssen an Wettkämpfen und am Mannschaftstraining teilnehmen; deshalb haben sie wenig Zeit für unsere tägliche Konditionsarbeit. Sie sind Weltklasse, weil sie die notwendige Zeit dennoch finden. Das ist gut für mein Geschäft, denn sie kommen jährlich für vier bis sechs Wochen in mein Trainingszentrum und arbeiten intensiv. In der übrigen Zeit unterstützen wir sie mit Programmen, die ihre Kondition während der ganzen Saison bewahren.

Wenn Sie auf Ihren Jahreskalender schauen, finden Sie Perioden, in denen es unmöglich scheint, viel zu trainieren. Sie brauchen also ein Programm, das es Ihnen ermöglicht, in diesen Phasen *etwas* zu tun und in der übrigen Zeit intensiv zu trainieren. Sie brauchen Ziele, damit Sie nicht den Torhüter spielen müssen. Wir wundern uns oft darüber, wie schnell die Jahre vergehen, und fragen uns, was wir aus ihnen gemacht haben. Stellen Sie sich einen Menschen vor, der seit fünfzehn Jahren die gleiche Arbeit verrichtet. Hat er Karriere gemacht oder nur die Erfahrungen eines Jahres fünfzehnmal wiederholt?

Wir wollen nicht nur irgendwie unser Leben fristen. Wir wollen es produktiver machen und mehr genießen. Das beginnt mit der Gesundheit, denn der Körper ist das Vehikel unseres Erfolges, und es ist viel leichter, motiviert zu bleiben, wenn wir wissen, dass nicht nur wir davon profitieren. Wichtig ist auch, anderen helfen zu können und ihre Entwicklung zu fördern.

Zusammenfassung von Kapitel 12: Um das Beste aus Ihrer Zeit zu machen, sollten Sie Ihren Terminkalender nach »Fenstern« durchforsten, in denen Sie Ihr Fitnesstraining unterbringen können, ohne dass Ihre beruflichen und familiären Pflichten darunter leiden. Wichtig ist, dass Sie sich realistische Ziele setzen. Wenn Sie systematisch vorgehen, können Sie fast alles erreichen.

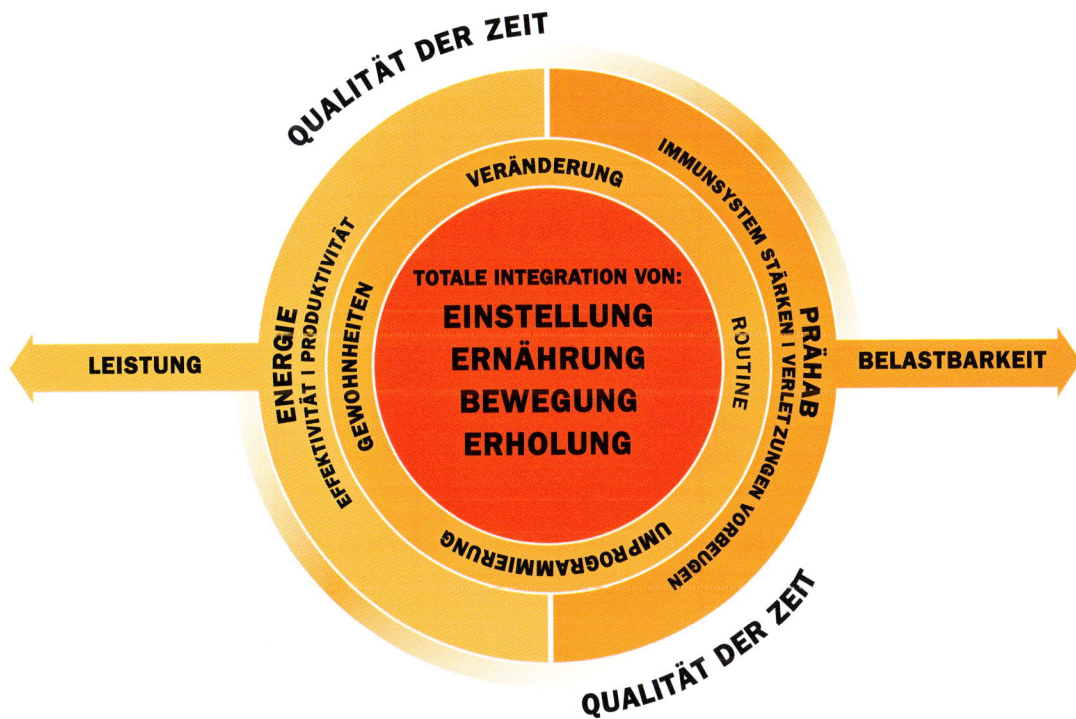

JAHRESPLANER 2007

	WOCHE	MONTAG	DIENSTAG	MITTWOCH	DONNERSTAG	FREITAG	SAMSTAG	SONNTAG
JAN	1							
	2							
	3							
	4							
	5							
FEB	6							
	7							
	8							
	9							
MÄR	10							
	11							
	12							
	13							
APR	14							
	15							
	16							
	17							
MAI	18							
	19							
	20							
	21							
	22							
JUN	23							
	24							
	25							
	26							
JUL	27							
	28							
	29							
	30							
	31							
AUG	32							
	33							
	34							
	35							
SEP	36							
	37							
	38							
	39							
OKT	40							
	41							
	42							
	43							
	44							
NOV	45							
	46							
	47							
	48							
DEZ	49							
	50							
	51							
	52							

JAHRESPLANER 2008

	WOCHE	MONTAG	DIENSTAG	MITTWOCH	DONNERSTAG	FREITAG	SAMSTAG	SONNTAG
JAN	1							
	2							
	3							
	4							
	5							
FEB	6							
	7							
	8							
	9							
MÄR	10							
	11							
	12							
	13							
APR	14							
	15							
	16							
	17							
MAI	18							
	19							
	20							
	21							
	22							
JUN	23							
	24							
	25							
	26							
JUL	27							
	28							
	29							
	30							
	31							
AUG	32							
	33							
	34							
	35							
SEP	36							
	37							
	38							
	39							
OKT	40							
	41							
	42							
	43							
	44							
NOV	45							
	46							
	47							
	48							
DEZ	49							
	50							
	51							
	52							

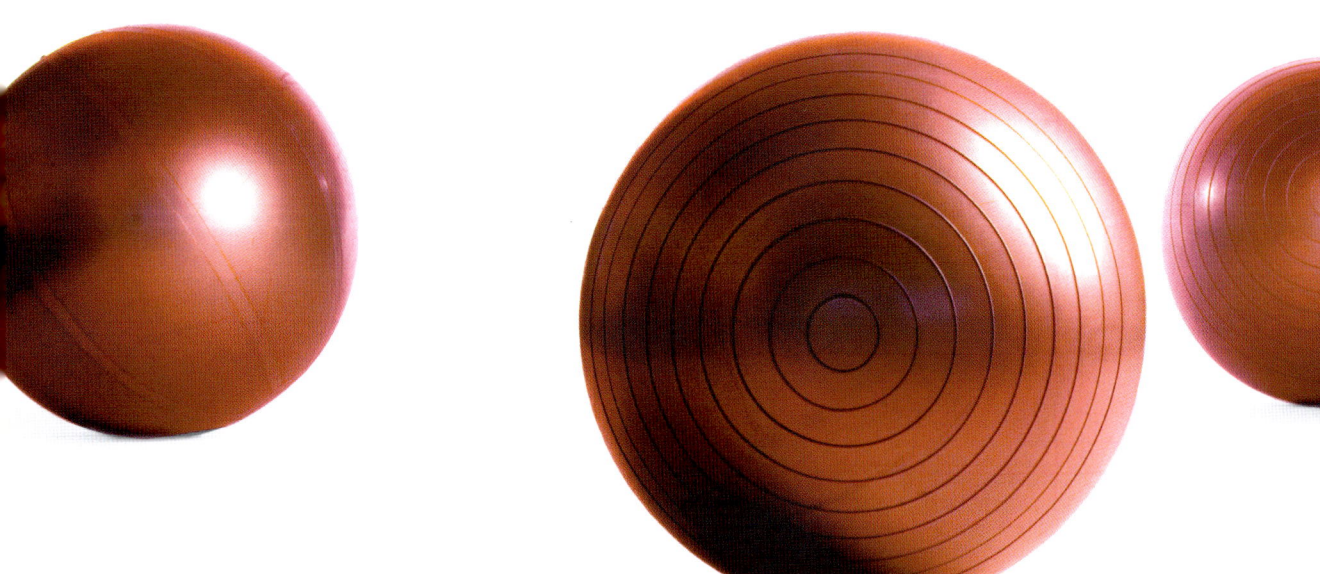

KAPITEL 13

ZIEHEN SIE BILANZ

In meinem ersten Buch, *Core Performance*, bat ich die Leser, mir über ihre Erfahrungen mit dem Programm zu berichten. Für mich als Autor war es der größte Lohn, von Menschen zu hören, die mit dem Core-Programm Schmerzen linderten, Gewicht verloren, beweglicher wurden und einen Plan erstellten, der ihnen langfristig Höchstleistungen und Gesundheit durch gute Ernährung und körperliche Bewegung ermöglichte.

Einige dieser Menschen haben Sie in diesem Buch kennen gelernt. Andere haben wir eingeladen, eine Woche in unserem Trainingszentrum in Tempe, Arizona, zu trainieren. Dadurch haben wir aus erster Hand erfahren, wie das Core-Programm ihr Leben beeinflusst hat.

Tausende von Menschen haben sich unserer Internetgemeinschaft www.coreperformance.com angeschlossen. Jede Woche beantworten wir ihre Fragen zum Core-Programm und versorgen sie mit den neusten wissenschaftlichen Erkenntnissen über Ernährung, Fitness und Leistung. Ich hoffe, dass auch Sie bald zu den Menschen gehören, die beschlossen haben, ein Leben lang gesund und fit zu bleiben.

Das ist ein Prozess, der nie aufhört. Sie werden bemerkt haben, dass wir unser Programm nicht in einen zeitlichen Rahmen gepresst haben. Es heißt nicht »Fit in zwölf Wochen« oder »In sechs Wochen zum Erfolg«. Wir präsentierten Ihnen *Core Performance* als Zwölf-Wochen-Plan, weil dies bei Fitnessbüchern so üblich ist. Aber wir wissen, dass die meisten Leser mehr wollen. Sie wollen den Zwölf-Wochenzyklus oder die höheren Stufen nicht ewig wiederholen, sondern sich auch nach diesen zwölf Wochen weiterentwickeln.

Wir haben dieses Programm mit dem Ziel geschaffen, möglichst wenig Geräte zu verwenden. Wir wollten niemandem einen Vorwand geben, inaktiv zu bleiben, sondern ein wirksames Programm anbieten, das jedem Menschen, unabhängig von seiner Geldbörse, zum Erfolg verhilft. Wenn Sie dieses Programm befolgen, gehören auch Sie zu den Gewinnern.

Aber vielleicht möchten Sie ja ein wenig Geld investieren. Dann haben wir einige Geräte für Sie, die Ihnen helfen, effektiver zu trainieren, um im Spiel des Lebens zu glänzen.

Auf unserer Website finden Sie Produkte und Programme, die wir entwickelt und getestet haben und die Ihr Core-Trainingsprogramm ergänzen können. Besuchen Sie zuerst unseren *Core Store*. Dort stellen wir mehrere Produkte vor, die sich vorzüglich für das Core-Programm eignen, unabhängig davon, ob Sie zu Hause oder im Fitnessstudio trainieren. Wir liefern auch ins Ausland und zeigen Ihnen, wonach Sie in Ihrem Sportgeschäft suchen sollten. Was Sie dort nicht finden werden, ist die DVD-Serie über das Core-Programm. Darin führe ich Sie in Ihrem Wohnzimmer durch die einzelnen 30-Minuten-Workouts.

Sie können auch laminierte Karten kaufen, die jede Stufe der Workouts mit Fotos erklären und Ihnen helfen, die Übungen zu Hause oder im Fitnessstudio korrekt zu machen.

Außerdem gibt es mehrere Paketangebote für ein Fitnessstudio zu Hause. Ich weiß, dass Sie unglaublich beschäftigt sind und vielleicht gar keine Zeit haben, ins Fitnessstudio zu gehen – oder Sie haben eine Mitgliedskarte, die Sie mangels Zeit nie benutzen. Mit einem einfachen häuslichen Fitnessstudio können Sie das Core-Programm *um ihr Leben herum* aufbauen.

Vielleicht denken Sie nun: »Das wäre großartig, aber ich habe keine Zeit und keinen Platz dafür.« Nun, unsere Ausrüstung ist kompakt und leicht anzuwenden.

Unser Ausrüstungspartner GoFit hat mehrere preiswerte Pakete zusammengestellt, die Sie im Internet-Store mit einem einzigen Klick kaufen können. Wie bereits gesagt, liefern wir international; aber Sie können natürlich ähnliche Geräte auch in den meisten Sportgeschäften erwerben.

Auf unserer Website finden Sie auch zahlreiche Core-Performance-Programme. Wenn Sie in der Core-Gemeinschaft neu sind und eben damit begonnen haben, Ihren Körper und Ihr Leben in den Griff zu bekommen, rate ich Ihnen, sich auf dieses Buch zu konzentrieren, bis Sie das Programm beherrschen. Wir haben versucht, ein umfassendes Buch zu schreiben, und wenn Sie nicht mehr wollen, als in Ihren

30-Minuten-Workouts immer mehr unterzubringen, brauchen Sie außer diesem Buch nichts weiter.

Wenn Sie jedoch etwas mehr Zeit opfern möchten oder vom »Core-Virus« angesteckt sind und noch höhere Stufen erreichen wollen, sollten Sie die angebotenen Programme auf unseren Website prüfen.

Zu diesen Programmen gehören auch das Buch *Core Performance* und die ergänzende CD-ROM nebst sportspezifischen DVD-Trainingsprogrammen für Golf, Football, Tennis und andere Sportarten. Jede dieser DVDs enthält ein Programm mit mehr als 60 Übungen, die Ihnen helfen, in diesen Sportarten Erfolg zu haben. Es sind hervorragende Produkte für Wettkampf- und Freizeitsportler, und ich habe sie sogar mit großem Erfolg Profis empfohlen, die nicht in unser Trainingszentrum kommen können.

Ich rate Ihnen außerdem, unsere interaktive Plattform zu nutzen. Sie erreichen sie unter *www.coreperformance.com.* Wir haben sie auf Wunsch der Leser meines ersten Buches geschaffen, die über das grundlegende Zwölf-Wochen-Programm hinausgehen wollten. Dieses Forum bietet Core-Programme für jede Fitnessstufe und jede wichtige Sportart an. Meine Mitarbeiter und ich haben diese Programme in einer großen Datenbank erfasst und auf Ihre Ziele, Interessen und Lebensgewohnheiten zugeschnitten. Sie brauchen nur ein paar einfache Fragen zu beantworten.

Die Website enthält auch ein vollständiges Ernährungsprogramm, das Ihr maßgeschneidertes Trainingsprogramm ergänzt und Sie mit Empfehlungen zum Timing von Mahlzeiten und zur Auswahl von Lebensmitteln versorgt. So können Sie selbst Ihren »perfekten Tag« gestalten. Ihre Fortschritte können Sie auf dem Bildschirm verfolgen. Es gibt Video-Clips zu jeder Übung sowie tägliche Tipps, welche die neusten Forschungsergebnisse und unsere Erfahrungen im Trainingszentrum widerspiegeln. Wenn Sie nicht hier bei uns sein können, ist unsere Website die zweitbeste Lösung.

Ich wünsche mir, dass Sie Ihr Leben lang ein Mitglied der Core-Performance-Gemeinschaft bleiben. Darum kostet die Mitgliedschaft für ein Jahr weniger als eine Monatskarte im Fitnessstudio. Das heißt, dass Sie für sehr wenig Geld Zugang zu progressiven Programmen haben, die auf Ihren Leistungen basieren und sich mit Ihren Zielen und Ihren zeitlichen Möglichkeiten ändern können.

Da Sie bereits jetzt zu uns gehören, biete ich Ihnen sogar eine dreiwöchige Probemitgliedschaft an. Klicken Sie einfach auf »Enter Your Access Code«, und geben Sie CPE20495 ein. Dann können Sie drei Wochen lang alle Angebote prüfen und entscheiden, ob Sie Vollmitglied werden wollen.

Ein weiterer Vorteil der interaktiven Website ist der Zugang zu unserer Videothek. Dort können Sie Video-Clips zu jeder Übung des Core-Programms sehen, und zwar aus zwei verschiedenen Blickwinkeln. Das ist sehr hilfreich, wenn Sie wie ich visuell lernen. Wie Sie wissen, ist es wichtig, die Übungen korrekt auszuführen, damit sie optimal wirken.

Wie immer Sie jetzt weitermachen, ich hoffe, Sie bleiben ein Mensch mit Kernwerten und betrachten die Gesundheit als höchstes Ziel. Dann wird Ihr Körper zum Vehikel für Ihren Erfolg in der Familie, am Arbeitsplatz und in allem, was Sie tun. Denken Sie immer daran, dass Sie ein Sportler sind und am Spiel des Lebens teilnehmen.

Betrachten Sie diese neue Lebensweise nicht als kurzfristige Lösung. Es geht hier nicht um die Renovierung Ihres Hauses, die einen Anfang und ein Ende hat.

Wenn Sie diese Investition in sich selbst machen, verbessern Sie nicht nur Ihre Gesundheit, sondern auch Ihre seelische und geistige Einstellung.

Sie werden ein besserer Ehemann oder eine bessere Ehefrau, ein besserer Vater oder eine bessere Mutter, ein besserer Bruder oder eine bessere Schwester. Das bedeutet, dass auch das Leben Ihrer Angehörigen besser wird.

Janet Oja sagte, dieses Programm erfülle ihr »größere Träume«. Wenn Sie die Übungen beherrschen, Schmerzen beseitigen, Ihren Energiepegel erhöhen und Ihrem Körper die richtige Nahrung geben, steigt auch Ihr Selbstvertrauen. Sie gleiten durchs Leben und haben das Gefühl, mit allem fertig zu werden.

Für Janet bedeutet das, sich in Cañons abzuseilen und mit der notwendigen Ausrüstung Berge zu besteigen. Wie sehen Ihre Träume aus? Welche Herausforderungen möchten Sie bestehen?

Ich habe vielen Menschen geholfen, ihre Träume zu verwirklichen. Manche von ihnen sind bekannte Sportler, andere sind Menschen wie Sie, die spektakuläre Ziele erreicht haben. Das ist für mich die größte Freude.

Wir neigen dazu, unseren Erfolg am Geld zu messen. Wer mit dem dicksten Konto stirbt, hat gewonnen. Das ist ein Irrtum. Gesiegt hat, wer in hohem Alter als aktiver Mensch stirbt, wer anderen geholfen hat, sich weiterzuentwickeln, und wer tiefe Beziehungen geknüpft hat. Ich hoffe, Sie messen Ihren Erfolg mit diesem Programm nicht nur daran, wie viel Sie abgenommen haben oder wie Sie im Spiegel aussehen, sondern auch daran, wie Ihre Lebensqualität sich verbessert hat. In diesem Buch haben Sie von Menschen gelesen, die abgenommen haben; aber das Wichtigste ist, dass sie jetzt mehr Energie für ihre Kinder und Partner haben. Wir kennen Menschen, die mit dem Core-Programm so viel Selbstvertrauen aufbauen konnten, dass sie ein Unternehmen gründeten, eine Weltreise machten oder mit einer Sportart begannen, die sie sich früher nicht zugetraut hatten.

Ich bin von diesem neuen Buch begeistert, weil ich mehr von Leuten wie Ihnen hören möchte – das inspiriert mich. Viele Leser empfehlen dieses Programm weiter, und darüber freue ich mich sehr. Es ist wundervoll, wenn Mike Dixey berichtet, dass er mit diesem Programm seine Schwindelanfälle überwunden hat. Mike schloss seinen Brief mit den Worten: »Mark, du hast mein Leben enorm verändert. Bitte lies diesen Brief jedes Mal, wenn du einen schlechten Tag hast und eine Aufmunterung brauchst.«

Das werde ich tun, Mike, verlass dich darauf.

Ich möchte wissen, wie dieses Buch Ihr Leben verändert hat – nicht nur in körperlicher Hinsicht. Berichten Sie mir, welche Herausforderungen Sie bewältigt und welche Träume Sie erfüllt haben. Welche Probleme haben Sie gelöst, welche Hindernisse überwunden? Erzählen Sie der ganzen Core-Gemeinschaft, was entschlossenes Handeln im Leben bewirken kann. Schreiben Sie uns unter *mark@coreperformance.com*. Wir werden die interessantesten Geschichten veröffentlichen und ihre Autoren einladen, bei uns zu trainieren – mit einigen der besten Athleten der Welt.

Helfen wir einander, durch unsere Website motiviert zu bleiben. Dort werde ich Ihre Fortschritte anhand Ihrer Ziele verfolgen. Ihre Leistungen und Ihr Mut geben mir Kraft. Sie können mir persönlich schreiben, wie Sie Ihr Leben transformiert und Ihre Ziele erreicht haben; leider können wir aber nicht alles im Internet veröffentlichen.

Ich hoffe, Sie schließen sich unserer Internet-Gemeinschaft an und diskutieren mit der wachsenden Zahl von Menschen, die jeden Tag als sportliches Ereignis feiern und sich sorgfältig auf den Wettkampf vorbereiten, den wir Spiel des Lebens nennen.

Willkommen im Kern.

Ihr Trainer

Mark Verstegen

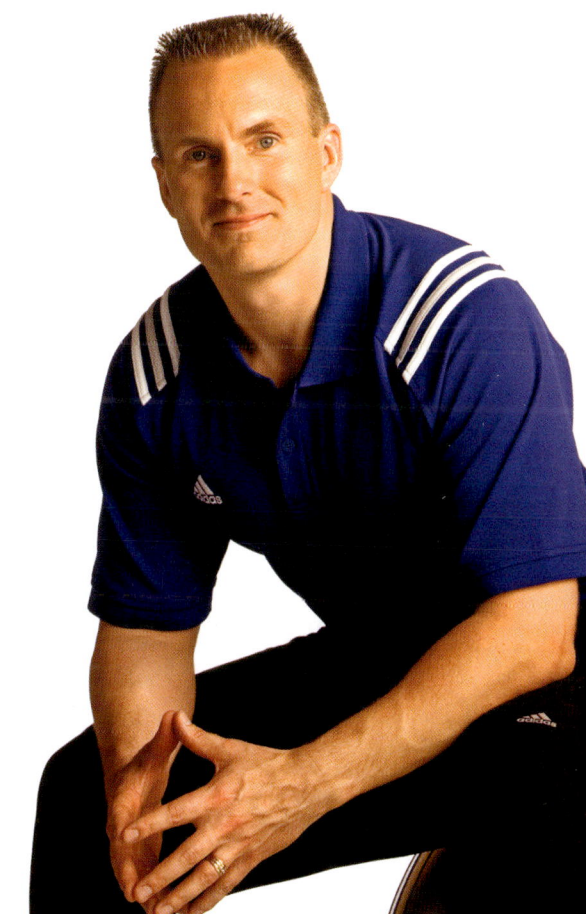

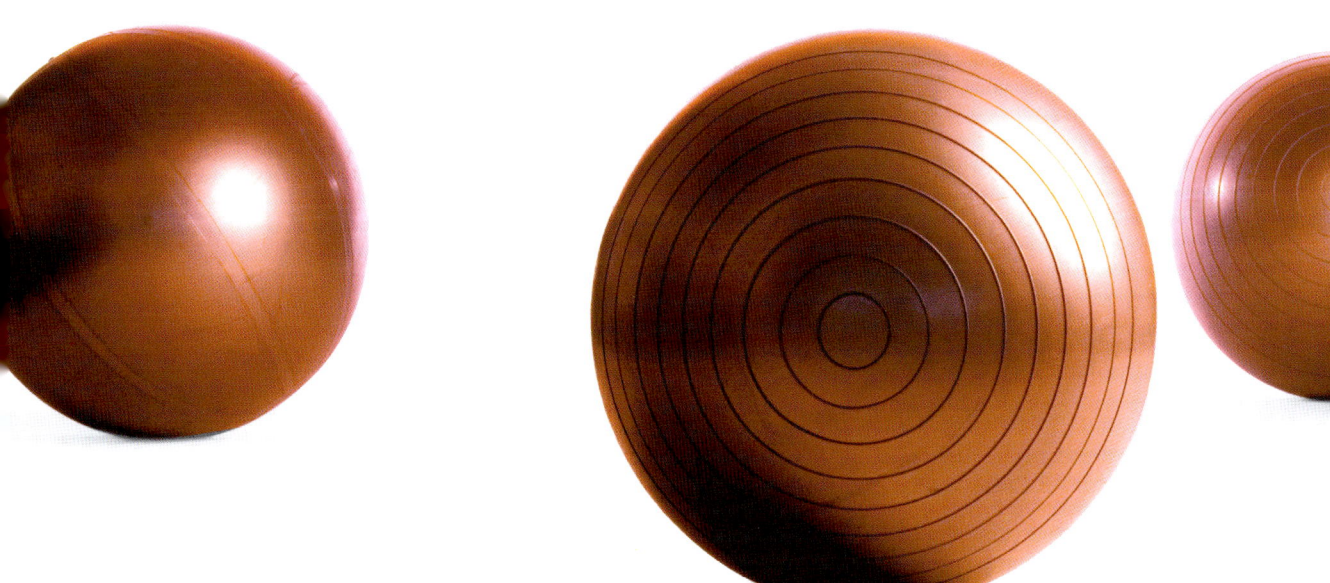

ANHANG

DAS CORE-TRAINING AUF EINEN BLICK

Nach meinem ersten Buch, *Core Performance*, haben wir viele Anregungen von Lesern erhalten, die sich eine andere Darstellung der Übungen wünschten. Da wir wissen, dass die Menschen Informationen unterschiedlich aufnehmen und verarbeiten, haben wir drei verschiedene Darstellungsweisen gewählt.

Wir haben den Core-Workout auf Seite 118 bis 125 Stufe für Stufe und auf Seite 126 bis 178 Übung für Übung beschrieben.

Dieser Anhang verbindet beides und vermittelt Ihnen einen anderen Blick auf den ganzen Core-Workout. In allen drei Versionen wird Ihnen vermutlich auffallen, dass die Zahl der Übungen eigentlich nicht sehr groß, aber die möglichen Varianten und Steigerungen unbegrenzt sind.

MOVEMENT PREP: HÜFTSCHWUNG

STUFE 1

90/90-STRETCH

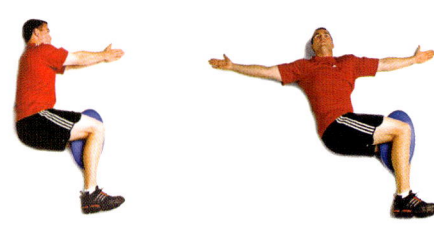

AUSFÜHRUNG: Sie liegen auf der linken Seite in Fötusstellung auf dem Boden. Die angezogenen Oberschenkel bilden mit dem Rumpf einen Winkel von 90 Grad. Schieben Sie ein Polster oder ein zusammengerolltes Handtuch zwischen die Knie. Beide Arme sind gestreckt und bilden mit dem Rumpf einen Winkel von 90 Grad. Drehen Sie nun den Brustkorb und den rechten Arm nach rechts. Die Knie bleiben zusammen und auf dem Boden. Versuchen Sie, sich flach auf den Rücken zu legen. Ausatmen und die Position zwei Sekunden halten, dann in die Ausgangsposition zurückkehren.

STUFE 2

90/90-STRETCH MIT GEKREUZTEN BEINEN

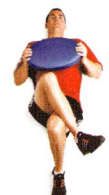 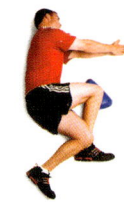 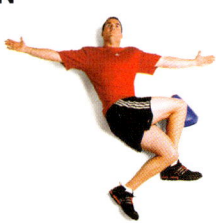

AUSFÜHRUNG: Sie liegen rücklings auf dem Boden und halten ein Polster oder ein zusammengerolltes Handtuch in den Händen. Das linke Knie ist gebeugt, so dass Ober- und Unterschenkel einen Winkel von 90 Grad bilden. Das rechte Bein kreuzt das linke. Drehen Sie sich auf die linke Seite, und klemmen Sie das Polster unter das rechte Knie. Nun den Brustkorb und den rechten Arm zurück nach rechts drehen. Dabei weiter Druck auf das Polster ausüben und die Hüften stillhalten. Versuchen Sie, den Rücken flach auf den Boden zu legen. zwei Sekunden ruhig liegen, dann in die Ausgangsposition zurückkehren.

STUFE 3

HÜFTSCHWUNG

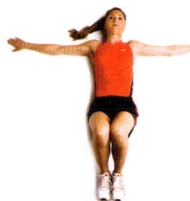 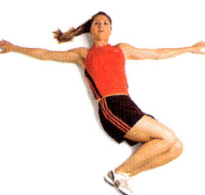 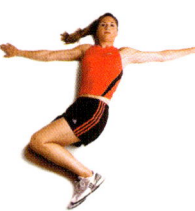

AUSFÜHRUNG: Sie liegen mit seitlich gestreckten Armen rücklings auf dem Boden. Die Knie sind gebeugt, die Füße stehen flach auf dem Boden. Drehen Sie die gebeugten Beine nach links bis knapp über den Boden, dann nach rechts.

STUFE 4

HÜFTSCHWUNG (FÜSSE OBEN)

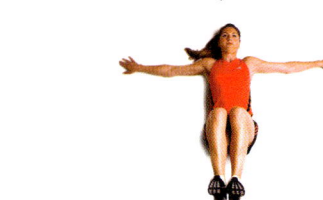 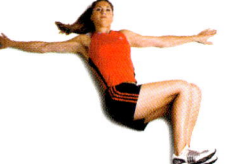 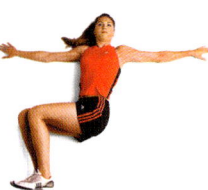

AUSFÜHRUNG: Versuchen Sie diese Übung, wenn Hüfte und Knie einen Winkel von 90 Grad bilden und die Füße den Boden nicht berühren. Sobald das gelingt, probieren Sie die Bewegung mit gestreckten Beinen.

MOVEMENT PREP: AUSFALLSCHRITT

STUFE 1

AUSFALLSCHRITT

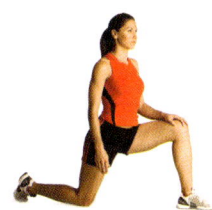 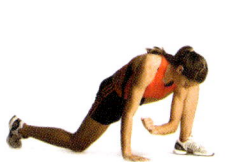 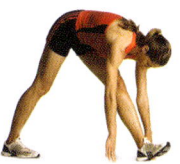

AUSFÜHRUNG: Machen Sie mit dem linken Fuß einen halben Schritt vorwärts. Stützen Sie sich dabei mit der rechten Hand auf dem Boden ab. Schieben Sie den linken Ellbogen innen am vorderen Bein entlang nach unten, bis Sie die Dehnung spüren. Stützen Sie sich dann auch mit der linken Hand ab, und schieben Sie die Hüften nach oben, während Sie das vordere Bein strecken. Danach in die Ausgangsposition zurückkehren und wiederholen. **HINWEISE:** Den Gesäßmuskel des hinteren Beines anspannen. **DAS SOLLTEN SIE SPÜREN:** eine Dehnung in den Lenden, im Hüftbeuger des hinteren Beines sowie im Gesäßmuskel und in der Kniesehne des vorderen Beines.

STUFE 2

AUSFALLSCHRITT RÜCKWÄRTS

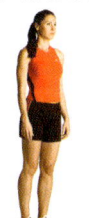 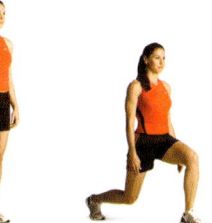 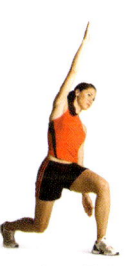 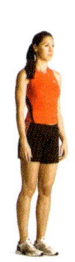

AUSFÜHRUNG: Schließen Sie die Beine. Machen Sie dann mit dem rechten Bein einen Ausfallschritt nach hinten. Strecken Sie die rechte Hand nach oben, und beugen Sie den Rumpf nach links. Strecken Sie den Rumpf, und machen Sie einen Schritt nach vorne in die Ausgangsposition. Dann die Seiten wechseln und wiederholen, bis die vorgeschriebene Zahl von Wiederholungen erreicht ist.

STUFE 3 & 4

AUSFALLSCHRITT (GEHEND)

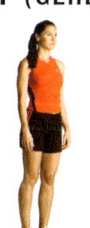 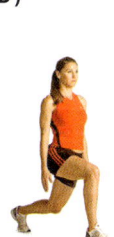 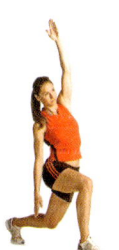 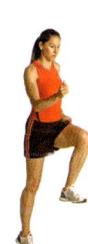

AUSFÜHRUNG:
Anstatt in die Ausgangsposition zurückzukehren wie auf Stufe 2, gehen Sie nach vorne in die nächste Position.

DAS CORE-TRAINING AUF EINEN BLICK

MOVEMENT PREP: STANDWAAGE

STUFE 1&2

STANDWAAGE (OHNE SCHRITT)

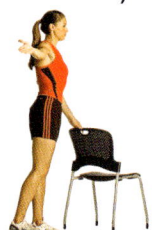 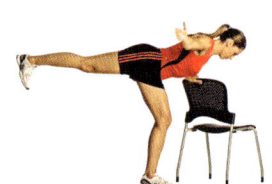

AUSFÜHRUNG: Stehen Sie in perfekter Haltung auf einem Bein. Halten Sie sich mit einer Hand an der Wand, einem Stuhl oder einem Tisch fest, und strecken Sie die andere Hand seitwärts. Die Schulterblätter bleiben hinten und unten. Bleiben Sie vom Ohr bis zum Knöchel gerade, beugen Sie sich aus der Taille vor, und heben Sie dabei die gegenüberliegende Ferse hoch. Wenn Sie die Dehnung spüren, kehren Sie in den Stand zurück, indem Sie die Oberschenkel-, Gesäß- und Rückenmuskeln anspannen. Beenden Sie die Serie auf dieser Seite, und wechseln Sie dann zur anderen Seite. **HINWEISE:** Halten Sie den Rücken gerade und die Hüften und Schultern parallel zum Boden. Bleiben Sie vom Ohr über die Hüfte und die Knie bis zum Knöchel gerade. Versuchen Sie, das Gleichgewicht ohne Abstützen mit der Hand zu bewahren, und lassen Sie den gegenüberliegenden Fuß oben. **DAS SOLLTEN SIE SPÜREN:** eine Dehnung der Rückseite der Oberschenkel.

STUFE 3&4

STANDWAAGE (RÜCKWÄRTS)

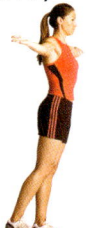 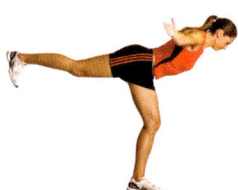

AUSFÜHRUNG: Machen Sie die Übung, ohne sich abzustützen. Treten Sie dann zurück in den nächsten Schritt, und wiederholen Sie die Übung mit dem anderen Bein. Wechseln Sie die Beine ab, bis Sie alle Wiederholungen geschafft haben.

MOVEMENT PREP: SEITWÄRTSSCHRITT

STUFE 1

SEITWÄRTSSCHRITT

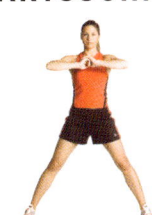 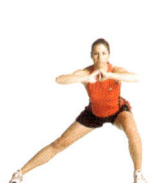 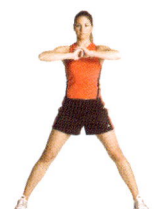 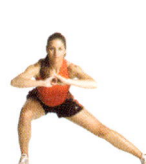

AUSFÜHRUNG: Spreizen Sie die Füße über die Schulterbreite hinaus, und verlagern Sie die Hüften nach links unten, indem Sie das linke Knie beugen und das rechte gestreckt lassen. Die Füße zeigen gerade nach vorne und stehen flach auf dem Boden. Drücken Sie sich durch die linke Hüfte hoch in die Ausgangsposition. Wechseln Sie dann die Seiten, und wiederholen Sie die Übung. **HINWEISE:** Die Knie auf der »Arbeitsseite« bleiben hinter den Zehen. Das andere Bein bleibt gestreckt, der Rücken gerade und der Brustkorb oben. **DAS SOLLTEN SIE SPÜREN:** eine Dehnung und Kräftigung der Gesäßmuskeln, der Lenden sowie der vorderen und hinteren Oberschenkelmuskulatur.

STUFE 2

SEITWÄRTSSCHRITT (SCHRITT UND ZURÜCK)

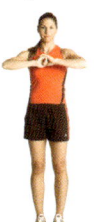 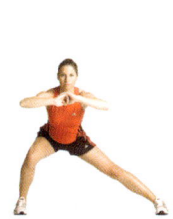 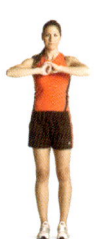

AUSFÜHRUNG: Machen Sie mit dem rechten Fuß einen weiten Seitwärtsschritt. Die Zehen zeigen weiter nach vorne, die Füße stehen flach auf dem Boden. Gehen Sie durch die rechte Hüfte in die Hocke, und lassen Sie dabei das linke Bein gestreckt. Sinken Sie so tief wie möglich, und halten Sie diese Position zwei Sekunden. Wiederholen Sie die Übung auf der anderen Seite.

STUFE 3 & 4

SEITWÄRTSSCHRITT (IN BEWEGUNG)

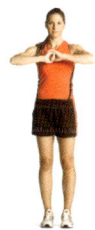 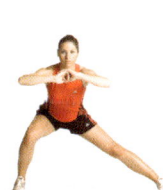 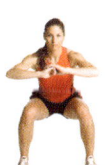 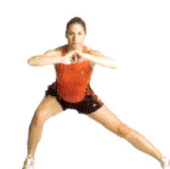

AUSFÜHRUNG: Anstatt in die Ausgangsposition zurückzukehren, machen Sie einen Schritt zurück in die Hocke und dann in den nächsten Seitwärtsschritt. Machen Sie die vorgeschriebene Zahl von Wiederholungen, und wechseln Sie dann die Seiten. Achten Sie darauf, dass Sie bei dieser Übung genügend Platz haben.

DAS CORE-TRAINING AUF EINEN BLICK

MOVEMENT PREP: GEHEN AUF HÄNDEN

GEHEN AUF HÄNDEN (RÜCKWÄRTS)

STUFE 2

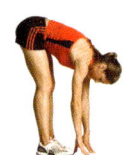 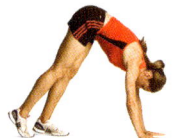 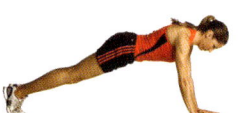 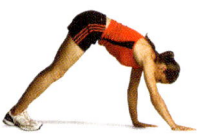 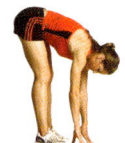

AUSFÜHRUNG: Beugen Sie sich aus der Taille vor, und gehen Sie rückwärts in eine Liegestütz-Position. Folgen Sie dann den Füßen mit den Händen. Die Knie bleiben durchgedrückt. Wenn Sie die Dehnung spüren, gehen Sie mit den Füßen zurück in den Liegestütz. Machen Sie die vorgeschriebene Zahl von Wiederholungen. **HINWEISE:** Die Knie bleiben durchgedrückt, der Bauch angespannt. Gehen Sie mit den Händen weiter über den Kopf hinaus, um die Übung zu erschweren. Bei der Variante auf Stufe 3 und 4 folgen Sie dann mit kurzen »Knöchelschritten« den Händen. Das heißt, machen Sie Babyschritte, bei denen Sie nur die Knöchel benutzen – nicht die Knie, Hüften oder Oberschenkelmuskeln. **DAS SOLLTEN SIE SPÜREN:** eine Streckung in der hinteren Oberschenkelmuskulatur, im Kreuz, in den Gesäßmuskeln und in den Waden.

GEHEN AUF HÄNDEN

STUFE 3 & 4

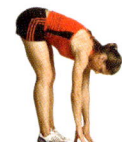 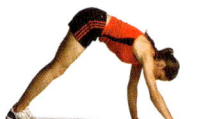 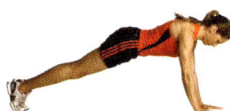 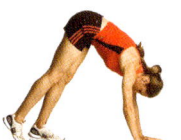 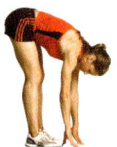

AUSFÜHRUNG: Anstatt mit den Füßen rückwärts, gehen Sie mit den Händen vorwärts in die Liegestütz-Position. Lassen Sie die Knie gestreckt, und folgen Sie den Händen mit den Füßen, bis Sie die Dehnung in der hinteren Oberschenkelmuskulatur spüren. Gehen Sie dann mit den Händen vorwärts, um die nächste Wiederholung zu beginnen. Da Sie sich bei dieser Übung im Zimmer herumbewegen, brauchen Sie reichlich Platz.

MOVEMENT PREP: SCHRITT IN DIE KNIEBEUGE

STUFE 3 & 4

SCHRITT IN DIE KNIEBEUGE

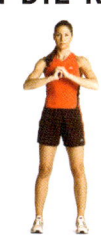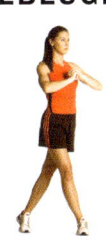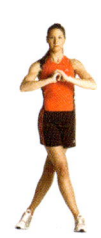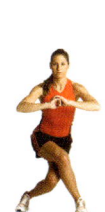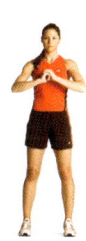

AUSFÜHRUNG: Setzen Sie den linken Fuß 60 Zentimeter hinter den rechten. Drehen Sie die Hüften in die Ausgangsposition zurück, und gehen Sie in die Kniebeuge. Stehen Sie auf, machen Sie mit dem rechten Fuß einen Seitwärtsschritt, und wiederholen Sie die Dehnung auf derselben Seite. Fahren Sie damit fort, bis Sie die vorgeschriebene Zahl von Wiederholungen auf dieser Seite erreicht haben. Wechseln Sie dann die Seiten, und wiederholen Sie die Übung. **HINWEISE:** Der Brustkorb bleibt oben. Schieben Sie die Hüften nach hinten, wenn Sie in die Kniebeuge gehen. Das Gewicht bleibt auf der Ferse des vorderen Fußes. Da Sie sich bei dieser Übung im Zimmer herumbewegen, brauchen Sie reichlich Platz. **DAS SOLLTEN SIE SPÜREN:** eine Dehnung an den Außenseiten beider Hüften.

PRÄHAB: PILLAR BRIDGE FRONT

STUFE 1

PILLAR BRIDGE FRONT (KNIEND)

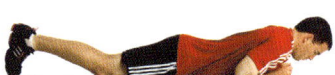 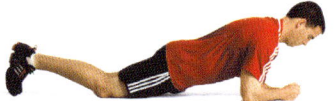

AUSFÜHRUNG: Sie liegen auf dem Bauch und ziehen die Unterarme unter den Brustkorb. Stemmen Sie den Rumpf mit den Ellbogen hoch, und stützen Sie sich dabei mit den Unterarmen und Knien ab. Bleiben Sie so lange wie vorgeschrieben in dieser statischen Position. Stemmen Sie den Hals und das Brustbein so weit wie möglich nach oben, weg von den Unterarmen.
HINWEISE: Der Bauch bleibt angespannt. **DAS SOLLTEN SIE SPÜREN:** in den Schultern und im Rumpf.

STUFE 2

PILLAR BRIDGE FRONT

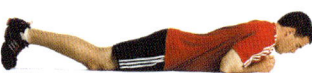 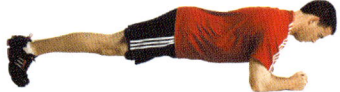

AUSFÜHRUNG: Wie auf Stufe 1, aber hier liegen die Knie zum Schluss nicht auf dem Boden, sondern Sie bleiben im Liegestütz und berühren den Boden nur mit den Unterarmen und Zehen. Drücken Sie den Brustkorb so weit wie möglich nach oben. Bleiben Sie so lange wie vorgeschrieben in dieser Stellung. **HINWEISE:** Der Bauch bleibt angespannt. Kopf und Wirbelsäule liegen auf einer Linie, die vom Ohr bis zum Knöchel reichen sollte, ohne Delle oder Knick.

STUFE 3

PILLAR BRIDGE FRONT (BREITBEINIG)

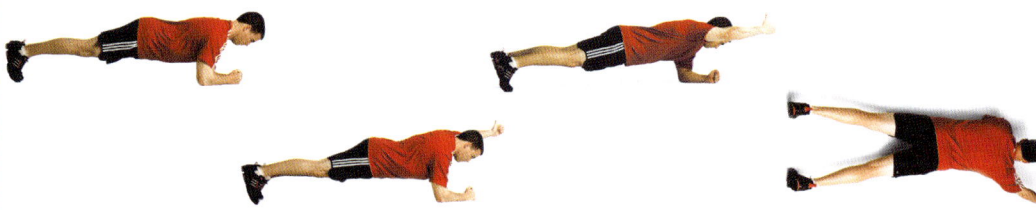

AUSFÜHRUNG: Heben Sie einen Arm, zwei Sekunden halten, Armwechsel. Spreizen Sie, wenn nötig, die Beine.

STUFE 4

PILLAR BRIDGE FRONT (FÜSSE ENG)

AUSFÜHRUNG: Wie auf Stufe 3. Diesmal sind die Füße aber enger zusammen, damit die Übung schwieriger wird.

PRÄHAB: PILLAR BRIDGE LATERAL

PILLAR BRIDGE LATERAL (KNIEND)

STUFE 1

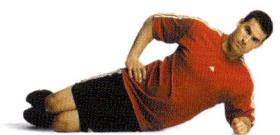 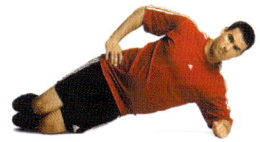

AUSFÜHRUNG: Sie liegen auf der Seite. Der Unterarm stützt sich auf dem Boden ab, der Ellbogen befindet sich unter der Schulter. Die Knie sind um 90° gebeugt. Stemmen Sie sich mit dem Unterarm hoch, so dass die Hüften sich heben. Das Gewicht ruht auf dem Unterarm und den Knien. Bleiben Sie so lange wie vorgeschrieben in dieser statischen Position. Beenden Sie die Serie, und wechseln Sie dann zur anderen Seite. **HINWEISE:** Der Körper bleibt gerade, der Bauch angespannt. Wenn das zu schwierig ist, machen Sie einzelne Wiederholungen, eine Wiederholung in zwei Sekunden. **HIER SOLLTEN SIE ES SPÜREN:** in den Schultern und im Rumpf

PILLAR BRIDGE LATERAL

STUFE 2

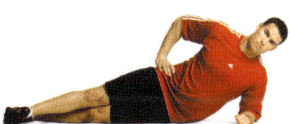 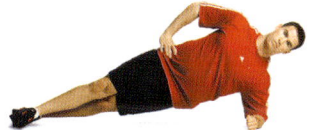

AUSFÜHRUNG: Sie liegen auf der Seite. Der Unterarm befindet sich unter der Schulter auf dem Boden. Das obere Bein liegt etwas vor dem unteren, so dass die Füße getrennt sind. Heben Sie die Hüfte hoch, bis Ihr Körper vom Knöchel bis zur Schulter und zum Kopf eine Gerade bildet. Bleiben Sie so lange wie vorgeschrieben in dieser Position.

PILLAR BRIDGE LATERAL (FÜSSE AUFEINANDER)

STUFE 3

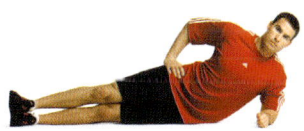 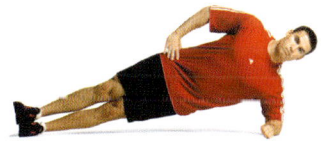

AUSFÜHRUNG: Anstatt die Füße ein wenig zu spreizen wie auf Stufe 2, legen Sie hier einen Fuß auf den anderen.

PILLAR BRIDGE LATERAL (HAMPELMANN)

STUFE 4

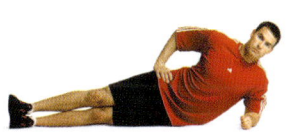 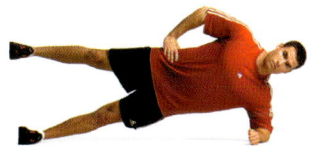

AUSFÜHRUNG: In der Brückenstellung heben Sie das obere Bein hoch wie ein auf der Seite liegender Hampelmann.

PRÄHAB: SCHULTERBRÜCKE

STUFE 1

SCHULTERBRÜCKE (MINI-BAND)

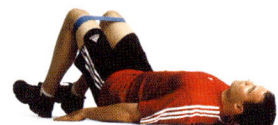 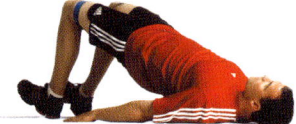

AUSFÜHRUNG: Spannen Sie ein Mini-Band knapp oberhalb der Knie um die Beine. Legen Sie sich rücklings auf den Boden. Die Arme befinden sich an den Seiten, die Knie sind gebeugt, die Fersen liegen auf dem Boden. Heben Sie nun die Hüften hoch, bis Knie, Hüften und Schultern eine Gerade bilden. Bleiben Sie so lange wie vorgeschrieben in dieser Position. Wenn es zu schwierig ist, teilen Sie die Zeit in Zwei- bis Drei-Sekunden-Intervalle, kehren dann in die Ausgangsstellung zurück und wiederholen die Übung, bis die Zeit abgelaufen ist. **HINWEISE:** Spannen Sie die Gesäßmuskeln an. **HIER SOLLTEN SIE ES SPÜREN:** in den Gesäßmuskeln und etwas schwächer in der hinteren Oberschenkelmuskulatur und im Kreuz.

STUFE 2

SCHULTERBRÜCKE (MIT POLSTER)

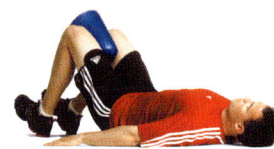 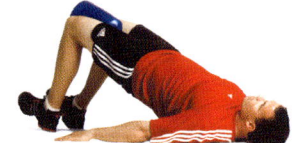

AUSFÜHRUNG: Klemmen Sie ein zusammengerolltes Handtuch oder einen Ball zwischen die Knie. Heben Sie die Hüften hoch, und kehren Sie anschließend in die Ausgangsstellung zurück. Wiederholen Sie diese Übung so oft wie vorgeschrieben.

STUFE 3

SCHULTERBRÜCKE (MARSCHIEREND)

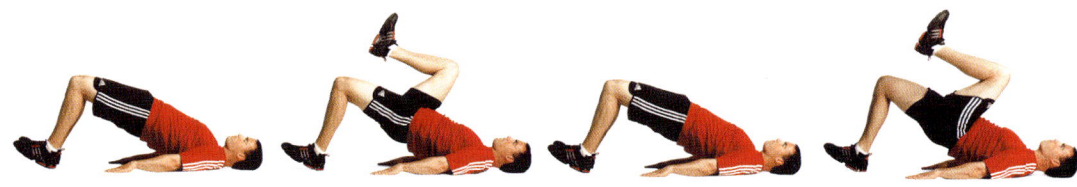

AUSFÜHRUNG: Versuchen Sie, mit einem Bein zur Zeit zu »marschieren«.

STUFE 4

SCHULTERBRÜCKE (KNIE GEBEUGT)

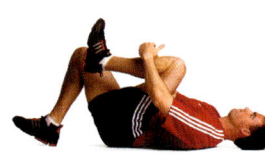 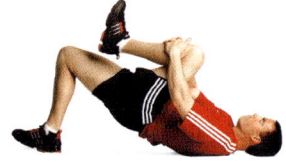

AUSFÜHRUNG: Versuchen Sie, die Schulterbrücke zu halten, während Sie ein Bein an den Brustkorb drücken. Ihr Gewicht ist auf das andere Bein gestützt. Wechseln Sie die Beine, und wiederholen Sie die Übung.

PRÄHAB: MINI-BAND

STUFE 2

STEHEN MIT MINI-BAND

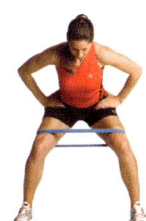 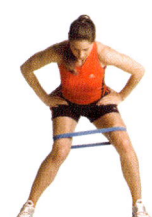

AUSFÜHRUNG: Diese Übung beginnt im Stand. Die Füße stehen etwas außerhalb der Hüften. Spannen Sie ein Mini-Band über den Knien um die Beine. Machen Sie nun eine halbe Kniebeuge. Lassen Sie das rechte Knie so oft wie vorgeschrieben rotieren, ohne das linke Bein zu bewegen. Wechseln Sie dann die Beine, und wiederholen Sie die Übung auf der anderen Seite. **HINWEISE:** Beide Füße bleiben flach auf dem Boden, das Becken bleibt stabil. Lassen Sie das Knie des stationären Beines nicht nach innen sinken. **DAS SOLLTEN SIE SPÜREN:** in den Gesäßmuskeln.

STUFE 3

GEHEN MIT MINI-BAND

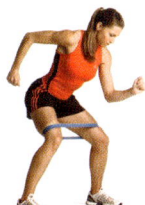 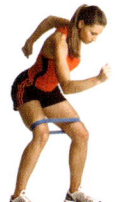 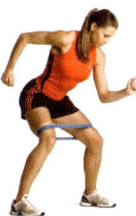

AUSFÜHRUNG: Drücken Sie die Hüfte mit dem linken Bein nach rechts, um Widerstand zu erzeugen, während Sie mit dem rechten Bein einen Seitwärtsschritt machen. Ziehen Sie den rechen Fuß zurück in die Ausgangsstellung, und machen Sie weiter, bis Sie mit Ihren Wiederholungen auf dieser Seite fertig sind. Die Knie bleiben immer auseinander.

STUFE 4

GEHEN MIT MINI-BAND (MEHR WIDERSTAND)

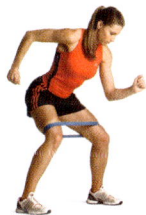 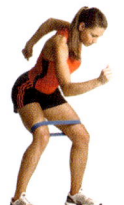 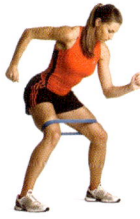

AUSFÜHRUNG: Steigern Sie den Widerstand, indem Sie ein stärkeres Band benutzen.

DAS CORE-TRAINING AUF EINEN BLICK 217

PRÄHAB: Y'S UND T'S

STUFE 1 — Y'S & T'S AUF DEM BODEN

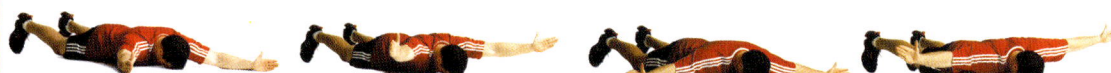

AUSFÜHRUNG: Sie liegen bäuchlings auf dem Boden. Rumpf und Arme bilden ein Y, die Daumen zeigen nach oben. Lassen Sie die Schulterblätter zur Wirbelsäule hin gleiten, und heben Sie die Arme hoch. Kehren Sie in die Ausgangsposition zurück, und wiederholen Sie die Übung so oft wie vorgeschrieben. Für das T ziehen Sie die Schulterblätter nach innen zur Wirbelsäule und strecken die Arme seitwärts, so dass sie mit dem Rumpf ein T bilden. **HINWEISE:** Der Bauch bleibt angespannt, die Daumen zeigen nach oben. Die Bewegung geht von den Schulterblättern aus, nicht von dem Armen. Während der ganzen Übung bleiben Schultern und Hände ausgestreckt. **HIER SOLLTEN SIE ES SPÜREN:** in den Schultern und im oberen Rücken.

STUFE 2 — Y'S UND T'S MIT GYMNASTIKBALL (ARME GEBEUGT)

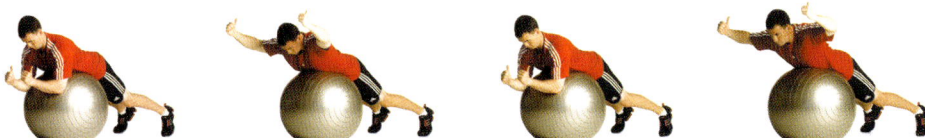

AUSFÜHRUNG: Machen Sie die gleiche Übung mit gebeugten Ellbogen auf einem Gymnastikball. Legen Sie sich bäuchlings so auf den Ball, dass der Rücken gerade ist und der Brustkorb in der Luft schwebt.

STUFE 3 — Y'S UND T'S MIT GYMNASTIKBALL (ARME GESTRECKT)

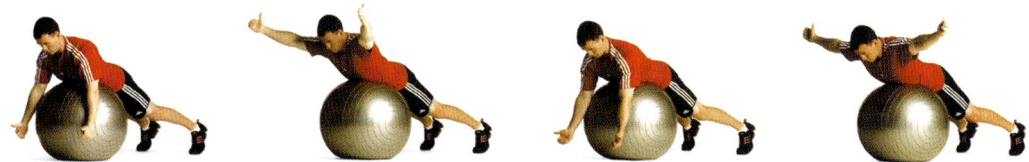

AUSFÜHRUNG: Machen Sie die gleiche Übung wie auf Stufe 2, aber mit vollständig gestreckten Armen.

STUFE 4 — Y'S UND T'S MIT GYMNASTIKBALL (UND GEWICHT)

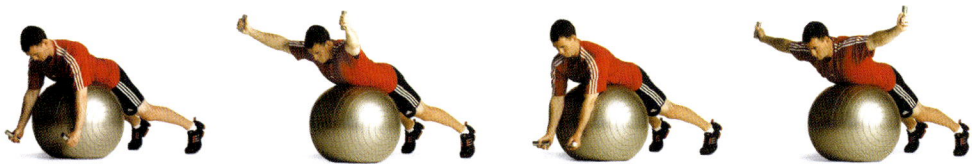

AUSFÜHRUNG: Halten Sie zwei leichte Gewichte (500 Gramm bis 1,5 Kilo) in den Händen.

PRÄHAB: SUMO SQUAT

SUMO SQUAT TO HAMSTRING STRETCH

STUFE 3

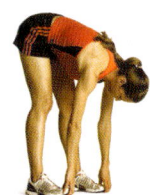 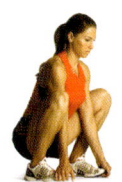 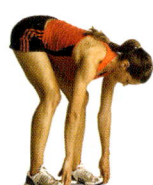

AUSFÜHRUNG: Diese Übung beginnt im Stand. Die Füße sind schulterbreit auseinander. Beugen Sie sich aus der Taille vor, und greifen Sie nach den Zehen. Senken Sie die Hüften zum Boden, heben Sie den Brustkorb hoch, und ziehen Sie dann die Hüften nach vorne, bis der Rumpf senkrecht steht. Schieben Sie die Hüften mit gestrecktem Rücken nach oben und hinten, bis Sie die Dehnung in der hinteren Oberschenkelmuskulatur spüren. Lassen Sie die Hüften wieder zum Boden sinken, und wiederholen Sie die Übung, bis Sie alle Wiederholungen geschafft haben. **HINWEISE:** Der Brustkorb bleibt oben, der Rücken gerade. Die Fersen bleiben auf dem Boden, die Ellbogen liegen innen an den Knien. Einfacher wird die Übung, wenn Sie einen ein bis fünf Zentimeter hohen Klotz unter die Fersen schieben. Wenn Sie beweglicher und stabiler werden, verwenden Sie nach und nach immer dünnere Klötze. **DAS SOLLTEN SIE SPÜREN:** eine Dehnung in den hinteren Oberschenkeln, in den Lenden, im Kreuz und in der vorderen Beinmuskulatur.

PRÄHAB: PLATE CRUNCH

STUFE 4

PHYSIOBALL PLATE CRUNCH

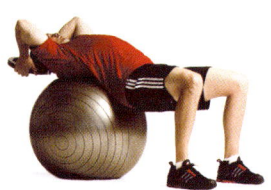 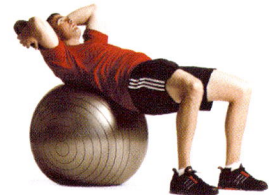

AUSFÜHRUNG: Halten Sie eine Hantelscheibe mit beiden Händen, legen Sie sich auf den Ball, und biegen Sie den Rumpf nach hinten. Versuchen Sie, mit den Schulterblättern, dem Rücken und dem Gesäß den Ball zu berühren, so dass der Bauch ganz gestreckt ist. Halten Sie die Scheibe hinter dem Kopf. Rollen Sie die Hüften und den Brustkorb gleichzeitig nach oben, während Sie den Nabel einziehen. Richten Sie sich vom oberen Teil des Rumpfes her auf, und lassen Sie dann die Hüften und den Brustkorb in die Ausgangsposition zurücksinken. **HINWEISE:** Biegen Sie den ganzen Rumpf nach hinten. **DAS SOLLTEN SIE SPÜREN:** eine Dehnung in den Bauchmuskeln und in Ihrem Kern.

KRAFT: LIEGESTÜTZE

LIEGESTÜTZE (KNIEND ODER KLASSISCH)

STUFE 2

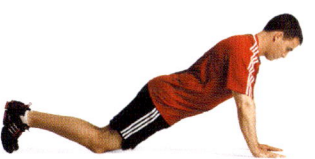 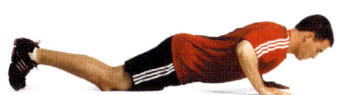

AUSFÜHRUNG: Nehmen Sie eine Liegestütz-Position ein. Hände und Knie sind auf dem Boden. Lassen Sie den Körper fast auf den Boden sinken, ohne dass der Rumpf den Boden berührt, und stemmen Sie sich dann wieder hoch. Der ganze Körper bildet eine Gerade. **HINWEISE:** Stemmen Sie den Brustkorb am Ende der Bewegung so hoch wie möglich. **HIER SOLLTEN SIE ES SPÜREN:** im Brustkorb, in den Armen und im Rumpf.

LIEGESTÜTZE

STUFE 2

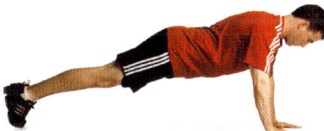 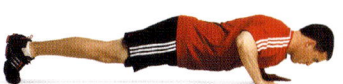

AUSFÜHRUNG: Wenn Sie schon trainiert sind und nicht knien müssen, machen Sie normale Liegestützen.

LIEGESTÜTZE (MIT GYMNASTIKBALL)

STUFE 3

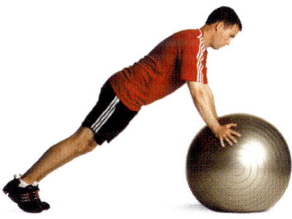 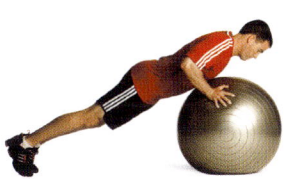

AUSFÜHRUNG: Nehmen Sie wieder eine Liegestütz-Position ein. Die Hände liegen jetzt allerdings auf einem Gymnastikball. Ziehen Sie den Nabel ein, und lassen Sie sich sinken, bis der Brustkorb den Ball ganz leicht berührt. Der Ball sollte sich nicht bewegen, während Sie sich wieder hochstemmen. Der Nabel bleibt eingezogen. Drücken Sie den Brustkorb so weit wie möglich vom Ball weg. Schieben Sie die Schulterblätter auseinander (so weit nach vorne wie möglich), wenn der Rumpf den höchsten Punkt erreicht. Die Finger zeigen an den Seiten des Balls nach unten.

KRAFT: SCHULTERBRÜCKE

SCHULTERBRÜCKE (MIT GYMNASTIKBALL)

STUFE 2

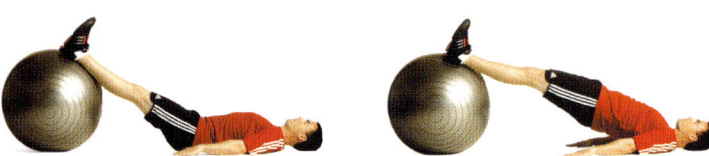

AUSFÜHRUNG: Sie liegen mit angespanntem Bauch rücklings auf dem Boden. Die Füße liegen auf dem Ball (oder auf einer Bank oder einem Sofa). Die Beine sollten gestreckt sein. Ziehen Sie die Zehen nach oben zu den Schienbeinen hin und die Schulterblätter nach hinten und unten. Kontrahieren Sie die Gesäßmuskeln, um die Hüften zu heben, bis der Körper von den Knöcheln bis zu den Schultern eine Gerade bildet, so dass nur Kopf, Schultern und Arme den Boden berühren. Bleiben Sie zwei bis drei Sekunden in dieser Position. **HINWEISE:** Die Bewegung beginnt mit der Kontraktion der Gesäßmuskeln, die auch am höchsten Punkt der Bewegung angespannt bleiben. Wenn es Ihnen schwer fällt, das Gleichgewicht zu halten, spreizen Sie die Arme seitlich. Um die Übung zu erschweren, verschränken Sie die Arme vor der Brust. **HIER SOLLTEN SIE ES SPÜREN:** im Gesäß, in der hinteren Oberschenkelmuskulatur und im Kreuz.

SCHULTERBRÜCKE (MIT BEINBEUGEN AUF DEM GYMNASTIKBALL)

STUFE 3

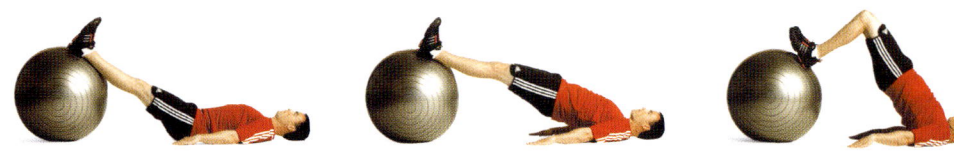

AUSFÜHRUNG: Kontrahieren Sie die Gesäßmuskeln, um die Hüften anzuheben. Ziehen Sie dann die Fersen zum Körper hin. Lassen Sie die Hüften nicht sinken, wenn der Ball auf Sie zurollt. Strecken Sie die Beine wieder, und wiederholen Sie das Beinbeugen so oft wie vorgeschrieben, ohne dass die Hüften den Boden berühren.

KRAFT: CRUNCH

CRUNCH AUF DEM BODEN

STUFE 2

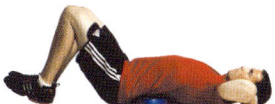 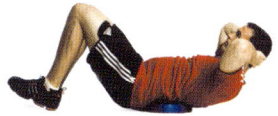

AUSFÜHRUNG: Sie liegen mit angezogenen Knien auf dem Rücken. Schieben Sie ein kleines Polster oder ein Handtuch unter das Kreuz, um die Bauchmuskeln leichter dehnen zu können. Die Hände stützen den Kopf im Nacken. Richten Sie den Rumpf auf, bis die Schulterblätter den Boden verlassen haben, und bewegen Sie gleichzeitig den Nabel zum Becken hin. Kehren Sie dann langsam in die Ausgangsstellung zurück. Wiederholen Sie die Übung so oft wie vorgeschrieben. **HINWEISE:** Ziehen Sie mit den Händen nicht am Kopf. Sie sollten spüren, wie jeder Abschnitt der Wirbelsäule sich biegt, während Sie sich aufrichten oder auf dem Polster dehnen. **HIER SOLLTEN SIE ES SPÜREN:** in den Bauchmuskeln.

GYMNASTIKBALL-CRUNCH

STUFE 3

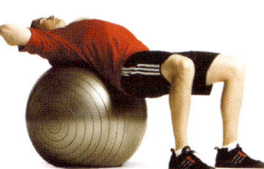 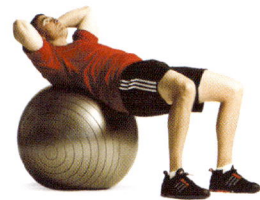

AUSFÜHRUNG: Legen Sie sich rücklings auf den Ball. Verschränken Sie die Hände im Nacken, um den Kopf zu stützen. Lassen Sie den Oberkörper sinken – Sie sollten eine leichte Dehnung in den Bauchmuskeln spüren. Nähern Sie den Rumpf nun dem Becken, und ziehen Sie dabei den Bauchnabel ein. Kehren Sie dann in die Ausgangsposition zurück, und wiederholen Sie die Übung so oft wie vorgeschrieben.

KRAFT: KNIEBEUGE

KNIEBEUGE (MIT MINI-BAND)

STUFE 2

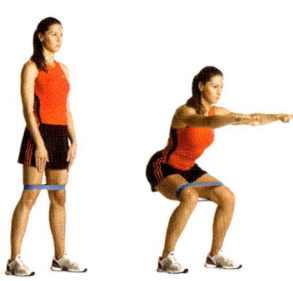

AUSFÜHRUNG: Sie stehen aufrecht mit den Armen an den Seiten. Die Füße sind schulterbreit auseinander und zeigen genau nach vorne. Ein Mini-Band ist über den Knien um die Beine gespannt. Behalten Sie eine perfekte Haltung bei, und bewegen Sie sich aus den Hüften. Strecken Sie die Arme weit nach vorne, und gehen Sie in die Kniebeuge. Schieben Sie die Hüften nach hinten und unten, bis die Oberschenkel parallel zum Boden sind. Schieben Sie den Rumpf dann aus den Hüften wieder nach oben bis in den aufrechten Stand; die Knie bleiben dabei auseinander. Wiederholen Sie die Übung so oft wie vorgeschrieben. **HINWEISE:** Während der ganzen Übung bleiben die Knie hinter den Zehen. Die Knie drücken ständig gegen das Band nach außen und berühren sich nie. Wenn Sie die Arme nach vorne strecken, können Sie leichter in die Hocke gehen. Der Brustkorb bleibt oben, der Rücken gestreckt. **HIER SOLLTEN SIE ES SPÜREN:** in den Gesäßmuskeln und Oberschenkeln.

KNIEBEUGE (AUF EINEM BEIN)

STUFE 3

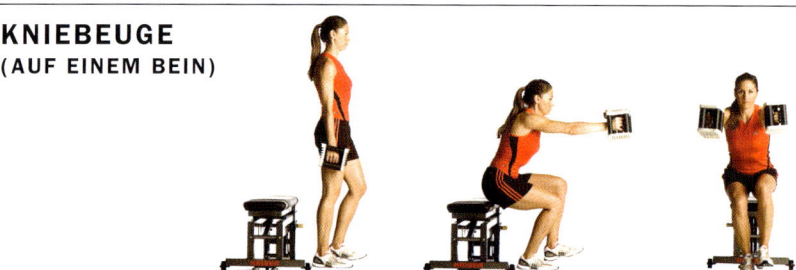

AUSFÜHRUNG: Sie stehen auf einem Fuß vor einer Bank oder einem Stuhl und halten Ein- bis Zwei-Kilo-Gewichte in den Händen. Bewegen Sie sich aus den Hüften, und sinken Sie auf einem Bein nach hinten und unten, bis das Gesäß die Bank berührt. Kehren Sie dann in den Stand zurück, und benutzen Sie dabei nur das Bein, auf dem Sie balancieren. Wiederholen Sie die Übung so oft wie vorgeschrieben, und wechseln Sie dann die Beine. Achten Sie darauf, dass Ihre Knie nicht nach innen ausbrechen.

KNIEBEUGE IM AUSFALLSCHRITT

STUFE 4

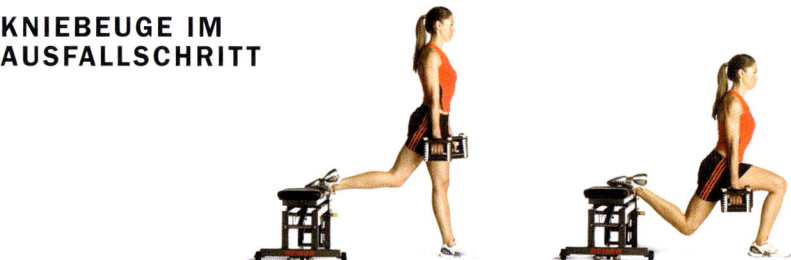

AUSFÜHRUNG: Lassen Sie die Arme an den Seiten herabhängen, und halten Sie Hanteln in den Händen. Legen Sie einen Fuß auf eine Kiste oder Bank, und machen Sie mit dem anderen Bein eine Kniebeuge, so dass die Hüften nach hinten und unten sinken. Das hintere Knie berührt den Boden nicht. Kehren Sie dann in die Ausgangsstellung zurück, indem Sie Ihr Gewicht mit dem vorderen Bein nach oben stemmen. Machen Sie die vorgeschriebenen Wiederholungen zunächst mit diesem Bein, dann mit dem anderen. **HINWEIS:** Das vordere Knie darf nicht über die Zehen hinausragen. Falls doch, setzen Sie den vorderen Fuß etwas weiter nach vorne und beginnen die Bewegung noch einmal. **HIER SOLLTEN SIE ES SPÜREN:** in den Hüften und an der Vorderseite der Beine.

KRAFT: ARMBEUGE MIT KURZHANTELN

STUFE 2

ARMBEUGE IN SCHRITTSTELLUNG

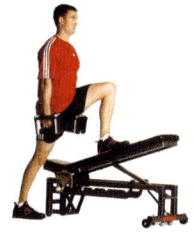 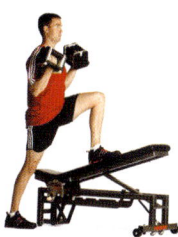

AUSFÜHRUNG: Halten Sie im Stehen Kurzhanteln an den Seiten, und stellen Sie einen Fuß auf einen stabilen Gegenstand, dessen Höhe etwa bis zur Mitte der Oberschenkel reicht. Verlagern Sie das Gewicht nach vorne auf das vordere Bein, so dass das hintere sich dehnt. Heben Sie die Hanteln nun bis zu den Schultern hoch, und drehen Sie dabei die Handflächen, bis sie zur Decke zeigen. Die Ellbogen bewegen sich nicht mit. Kehren Sie dann in die Ausgangsstellung zurück. Wechseln Sie die Beine in der Mitte der Serie. **HINWEISE:** Der Bauch und die Gesäßmuskeln des hinteren Beines bleiben während der ganzen Übung angespannt. Der Rücken bewegt sich nicht. Schwanken Sie nicht nach vorne oder zurück, und bewegen Sie nicht die Ellbogen. **HIER SOLLTEN SIE ES SPÜREN:** im Bizeps, in den Gesäßmuskeln und in den Hüftbeugern.

STUFE 3

ARMBEUGE IN SCHRITTSTELLUNG (MIT DRÜCKEN)

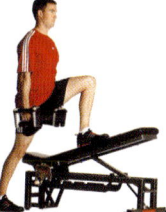 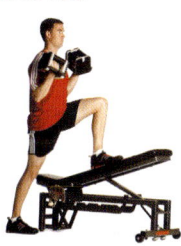 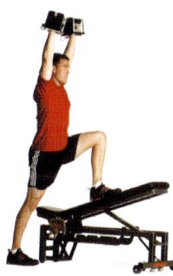

AUSFÜHRUNG: Nach dem Heben der Unterarme drücken Sie die Hanteln über den Kopf. Am Ende der Bewegung zeigen die Handflächen nach vorne. Wechseln Sie in der Mitte der Serie die Beine.

STUFE 4

ARMBEUGE IN SCHRITTSTELLUNG (MIT ABWECHSELNDEM DRÜCKEN)

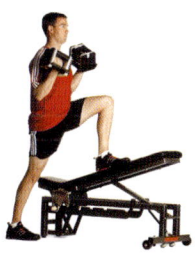 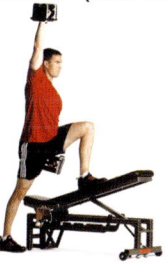 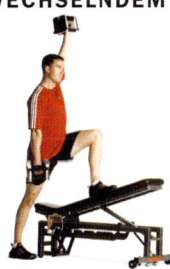

AUSFÜHRUNG: Halten Sie im Stehen zwei Kurzhanteln in den Händen. Stellen Sie einen Fuß auf eine Bank oder eine Treppenstufe, die etwa bis zur Mitte der Oberschenkel reicht. Verlagern Sie Ihr Gewicht leicht nach vorne. Spannen Sie dabei die Gesäßmuskeln des hinteren Beines an. Heben Sie nun die Hanteln mit den Unterarmen bis zum Brustkorb hoch. Lassen Sie dann die linke Hand an die Seite sinken, und drücken Sie die rechte nach oben, bis der Arm gestreckt ist. Wenn Sie die rechte Hand senken, drücken Sie die linke nach oben. Führen Sie beide Hanteln nah am Rumpf nach oben und unten. Machen Sie die vorgeschriebene Zahl von Wiederholungen, und wechseln Sie die Beine in der Mitte der Serie. Kontrahieren Sie die Gesäßmuskeln des hinteren Beines, damit Sie stabil stehen. **HINWEISE:** Behalten Sie eine perfekte Haltung bei. Ziehen Sie den Nabel ein und die Schulterblätter nach hinten und unten. Machen Sie beim Drücken der Hanteln keinen Hohlrücken. **HIER SOLLTEN SIE ES SPÜREN:** im Bizeps, in den Schultern und im ganzen Rumpf.

DAS CORE-TRAINING AUF EINEN BLICK 225

KRAFT: HEBEN IM STAND

STUFE 3

HEBEN IM STAND

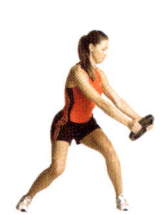 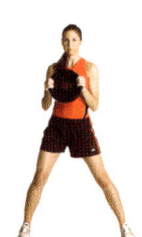 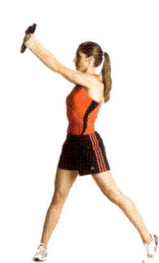

AUSFÜHRUNG: Gehen Sie in die Kniebeuge, und drehen Sie sich von rechts nach links. Halten Sie dabei eine Hantelscheibe in den Händen. Drehen Sie sich nun zurück nach rechts und richten Sie sich dabei wieder auf, bevor Sie die Drehung fortsetzen und die Scheibe über den Kopf heben. **HINWEISE:** Der Brustkorb bleibt oben, der Rücken gestreckt. miteinander. Das Senken des Körpers und des Gewichtes geschieht nach dem gleichen Muster wie das Heben.

STUFE 4

HEBEN IM STAND
(AUF EINEM BEIN)

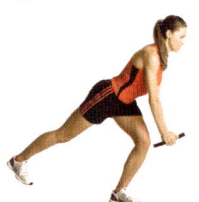 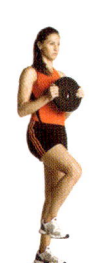 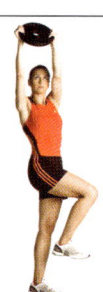

AUSFÜHRUNG: Halten Sie im Stand eine Hantelscheibe oder Kurzhantel in einer tiefen Position, die Hüften sind gebeugt, die Bauchmuskeln eingezogen. Balancieren Sie auf dem vorderen Fuß, und drehen Sie Schultern und Hüfte zum Bein, das Ihr Gewicht stützt. Der Brustkorb bleibt oben, der Bauch angespannt. Gehen Sie in die Kniebeuge, so dass das Gewicht sich vor diesem Bein befindet, und spannen Sie die Muskeln im Gesäß und im Rumpf an. Ziehen Sie das Gewicht an den Brustkorb, während das stützende Bein sich streckt. Drehen Sie den Rumpf vom stützenden Bein weg, während Sie die Hände nach oben drücken. Kehren Sie nun in die Ausgangsstellung zurück, und machen Sie die vorgeschriebene Zahl von Wiederholungen. Wechseln Sie dann die Beine. **HINWEISE:** Der Brustkorb bleibt oben, der Rücken gerade. Der Rumpf dreht sich vom Anfang bis zum Schluss. Diese Übung verbindet vertraute Bewegungen (Kniebeuge, Drehung, Rudern, schräges Drücken) miteinander. Das Senken des Körpers und des Gewichtes geschieht nach dem gleichen Muster wie das Heben. **HIER SOLLTEN SIE ES SPÜREN:** in den Hüften, in den Drehmuskeln des Rumpfes, im oberen Rücken, im Brustkorb und in den Schultern.

KRAFT: HANTELDRÜCKEN

STUFE 4

ABWECHSELNDES KURZHANTELDRÜCKEN

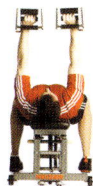 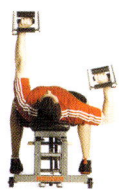 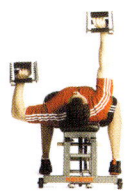 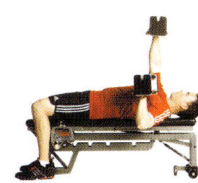

AUSFÜHRUNG: Sie liegen rücklings auf einer Bank und halten an den Außenseiten der Schultern Kurzhanteln in den Händen. Die Handflächen zeigen zu den Oberschenkeln. Stemmen Sie die Hanteln über dem Brustkorb hoch. Lassen Sie einen Arm gestreckt, senken Sie die andere Hantel, berühren Sie damit die Außenseite der Schulter, und stemmen Sie die Hantel erneut hoch. Wechseln Sie dann die Arme, bis Sie die vorgeschriebene Zahl von Wiederholungen erreicht haben. **HINWEISE:** Der nicht arbeitende Arm bleibt gestreckt. Die Füße bleiben auf dem Boden, Hüften und Schultern auf der Bank. Ziehen Sie den Bauch ein, um Ihren Kern zu stabilisieren. **HIER SOLLTEN SIE ES SPÜREN:** im Brustkorb, in den Schultern und im Trizeps.

KRAFT: RUMÄNISCHER TODESLIFT

STUFE 4

RUMÄNISCHER TODESLIFT (ZWEI ARME, EIN BEIN)

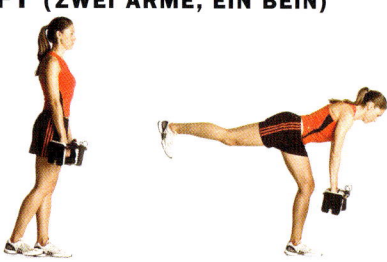

AUSFÜHRUNG: Sie stehen auf einem Bein und halten in jeder Hand eine Kurzhantel im Obergriff (Handflächen zeigen nach unten). Beugen Sie sich über die Taille nach vorne, und senken Sie dabei die Hanteln, während das nicht stützende Bein sich hinter dem Rumpf hebt. Kehren Sie dann in den Stand zurück, indem Sie die hintere Oberschenkelmuskulatur und die Gesäßmuskeln kontrahieren. Machen Sie die vorgeschriebene Zahl von Wiederholungen, und wechseln Sie dann die Beine. **HINWEISE:** Machen Sie kein Hohlkreuz. Rumpf und Bein sollten sich als Einheit bewegen. Kontrahieren Sie die Gesäßmuskeln des gestreckten Beines, damit es gerade bleibt. Die Schulterblätter bleiben während der ganzen Übung hinten und unten. Halten Sie die Hanteln nahe am Schienbein. **HIER SOLLTEN SIE ES SPÜREN:** in den Gesäßmuskeln, in der hinteren Oberschenkelmuskulatur und im Rücken.

KRAFT: RUDERN MIT KURZHANTEL

STUFE 4

RUDERN MIT KURZHANTEL (EIN ARM, EIN BEIN)

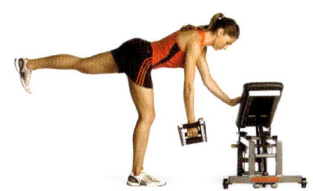 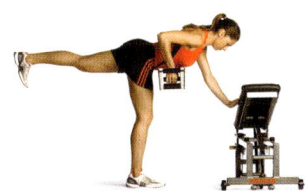

AUSFÜHRUNG: Sie stehen auf dem rechten Bein und beugen sich aus der Taille vor. In der rechten Hand halten Sie eine Kurzhantel, mit der linken halten Sie sich an einem stabilen, hüfthohen Gegenstand fest. Heben Sie das linke Bein, so dass der Körper ein T bildet. Schieben Sie das rechte Schulterblatt zur Wirbelsäule hin, und ziehen Sie dann die Hantel an den Brustkorb, indem Sie den Ellbogen heben. Kehren Sie in die Ausgangsposition zurück, machen Sie die vorgeschriebene Zahl von Wiederholungen, und wechseln Sie dann die Seiten. **HINWEISE:** Bewegen Sie sich mit der Schulter, nicht mit dem Arm, um die Ruderbewegung einzuleiten. Der Rücken bleibt gerade, die Schultern bleiben parallel zum Boden. Kontrahieren Sie die Gesäßmuskeln des gestreckten Beines, damit das Bein parallel zum Boden bleibt. Strecken Sie das linke Bein, wenn Sie in der rechten Hand die Hantel halten. **HIER SOLLTEN SIE ES SPÜREN:** im Rücken, in den Rückenmuskeln und Schultern.

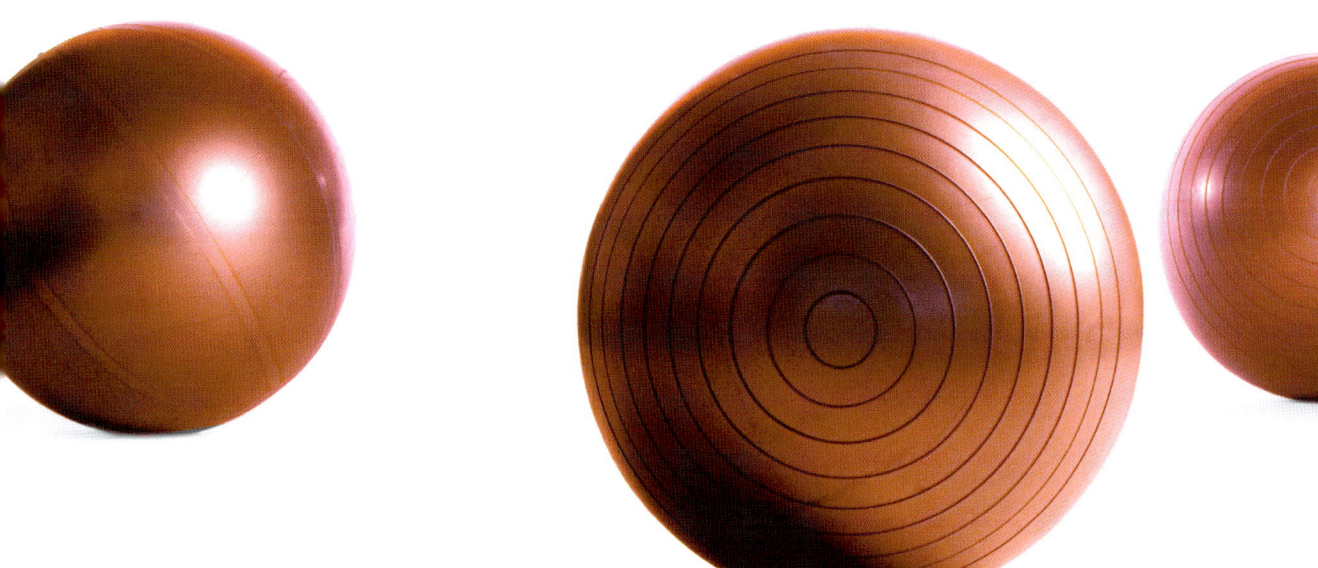

DANKSAGUNGEN

Wie das Spiel des Lebens ist auch dieses Buch eine Teamarbeit. Es wäre nie zustande gekommen, wenn nicht eine tolle Mannschaft dabei geholfen hätte. Alle haben ihre Rolle überaus gut gespielt.

Weil dieses Team den größten Umkleideraum füllen würde, kann ich hier nicht allen namentlich danken. Aber ich muss die Mitarbeiter, die Sportler und alle anderen bei *Athletes' Performance* herausgreifen und ihnen für ihre Anregungen und ihre Inspiration danken. Mein besonderer Dank gilt Amanda Carlson, Craig Friedman und Dan Burns, die die Botschaft dieses Programms mit formuliert haben. Dankbar bin ich auch für die Beiträge unserer Freunde von Tignum (www.tignum.com), Hans-Jürgen Rippel und Scott Peltin. Debbie Martell, die wundervolle Köchin bei Athletes' Performance, war mir bei den Rezepten in diesem Buch eine enorme Hilfe. Wie immer schulde ich meinen Mitverschwörern David Black und Pete Williams großen Dank. Das Gleiche gilt für Rodales Team mit Jeremy Katz, Pete Fornatale, Susan Eugster, Karen Neely, Susannah Hogendorn und Jennifer Giandomenico, die mir halfen, die Core-Botschaft an andere weiterzugeben. Zum Schluss danke ich meiner schönen Frau Amy, unserer Familie und unserem Team bei *Athletes' Performance*.

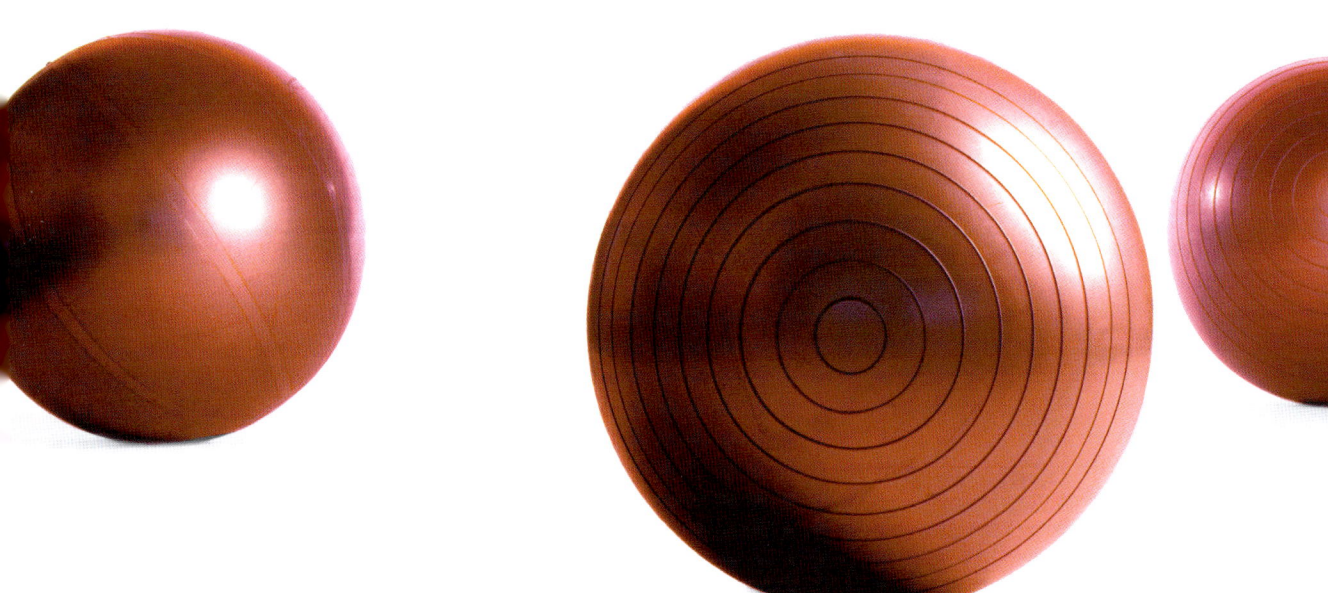

REGISTER

Fett gedruckte Ziffern beziehen sich auf Fotos und Abbildungen, <u>unterstrichene</u> auf Texte in Boxen.

90

90/90-Stretch
    Ausführung 126, **126**, 208, **208**
    Empfindungen dabei 126
    Füße oben 208, **208**
    gekreuzte Beine **120**, 127, **127**, 208, **208**
    Hinweise 126
    Stufe 1 **118**, 126, **126**, 208, **208**
    Stufe 2 **120**, 127, **127**, 208, **208**
    Stufe 3 208, **208**
    Stufe 4 208, **208**

A

Abendessen
    Garnelen mit Spargel 66
    gegrillter Lachs 64
    leckerer Lachslunch 63
    Nährwert 63–64, 66–67
    Spinatsalat 64
    Taco-Salat oder weiche Tacos 66–67
    Zusammenstellung <u>71</u>
Abwechselndes Kurzhanteldrücken auf der Bank
    Ausführung 176, **176**, 227, **227**
    Empfindungen dabei 176
    Hinweise 176
    Stufe 4 **124**, 176, **176**, 227, **227**
ACSM <u>88</u>
Alkohol 45, 184
Alterung
    und Bewegung 87
    und Gewichtszunahme 23
    vorzeitige 14, 16
    und Wasseraufnahme 44
American College of Sports Medicine (ACSM) <u>88</u>
Aminosäuren, kurzkettige 45
Amische und Bewegung <u>88</u>
Antioxidantien 68

Arbeit
    Essen am Arbeitsplatz <u>69</u>
    Leistungsfähigkeit 5
Arbeitsdichte 98, 111
Armbeuge mit abwechselndem Drücken
    Ausführung 173, **173**, 225, **225**
    Empfindungen dabei 173
    Hinweise 173
    Stufe 4 **125**, 173, **173**, 225, **225**
Armbeuge mit zwei Kurzhanteln
    Ausführung 171, **171**, 225, **225**
    Empfindungen dabei 171
    Hinweise 171
    Stufe 2 **121**, 171, **171**, 225, **225**
Armbeuge und Drücken mit zwei Kurzhanteln
    Ausführung 172, **172**, 225, **225**
    Stufe 3 **123**, 172, **172**, 225, **225**

Aufwärmen *siehe* Movement Prep
Ausfallschritt
  Ausführung 130, **130**, 209, **209**
  Empfindungen dabei 130
  gehend **122**, 124, **124**, 132, **132**, 209, **209**
  Hinweise 130
  rückwärts 131, **131**, 209, **209**
  Stufe 1 **118**, 130, **130**, 209, **209**
  Stufe 2 **120**, 131, **131**, 209, **209**
  Stufe 3 **122**, 132, **132**, 209, **209**
  Stufe 4 **124**, 132, **132**, 209, **209**
Ausrüstung fürs Training 98
Austrocknung (Dehydrierung) 45
auswärts essen 76–79

B

Backfett 42
Backwaren 53
Ballaststoffe 40
Beharrlichkeit 17
Beilagen zum Essen 55–56
Bewegung
  Bedeutung 18
  Beweglichkeit 99
  Bewegungsmuster 83–84
  Bewertung 85
  biomechanische Dysfunktion 83–84
  und Fitness 83
  funktionale 86
  Hüftstabilität 90, 92–93
  Kern-Stabilität 87–89
  und Pfeilerstärke 86–87
  und Regeneration 7
  richtige 6
  und Schulterstabilität 87–89
  bei Sportlern 84–86
  Überblick 6, 93
Bewertung des Essverhaltens 24
Bewertung des Trainingsprogramms 85

biomechanische Dysfunktion 83–84
Bodybuilding 85–86
Bohnen 71
Brot 36, 45

C

Cholesterin 27, 42–43
Core Essentials 3–7, **4**
  siehe auch Bewegung, Einstellung, Ernährung, Training
Core Store im Internet 202
Crunch auf dem Boden
  Ausführung 166, **166**, 223, **223**
  Empfindungen dabei 166
  Hinweise 166
  Stufe 1 **119**
  Stufe 2 **120**, 166, **166**, 223, **223**
Crunch auf dem Gymnastikball
  Ausführung 167, **167**, 223, **223**
  Stufe 3 **122**, 167, **167**, 223, **223**
Crunch auf Gymnastikball mit Scheibe
  Ausführung 161, **161**, 220, **220**
  Empfindungen dabei 161
  Hinweise 161
  Stufe 4 **124**, 161, **161**, 220, **220**
Y's und T's auf dem Gymnastikball
  gebeugte Arme **121**, 157, **157**, 218, **218**
  gestreckte Arme **123**, 158, **158**, 218, **218**
  mit Gewicht **125**, 159, **159**, 218, **218**
  Stufe 2 **121**, 157, **157**, 218, **218**
  Stufe 3 **123**, 158, **158**, 218, **218**
  Stufe 4 **125**, 159, **159**, 218, **218**

D

Dehnung mit Seil 190, **190**
Dehnung Quadrizeps/Hüftbeuger (kniend, hinterer Fuß oben) 191, **191**
Diäten 25, 37–40

E

EAS 37
Egoismus 13–14
Einkaufen 48–49, 50, **51**, 52
Einstellung
  und Erfolg 10–11, 10
  und Regeneration 7
  und Rollen im Leben 10–12, 11
  Überblick 4–5, 19
  und Veränderungen 9, 13
  und zentrale Werte 9, 12–14
  und Ziele 9–10
Eiweiß 40–42, 70–71
Eiweiß-Shakes 34, 36–37
Erfolg messen 10–11, 10, 184
Erfolgsgeschichten
  Binkley, Pat 27
  Dixey, Mike 15
  Keener, Matthew 65
  Merrifield, Jaime 91
  Oja, Janet 195
  Orley, Soren 185
  Viner, Marshall 99
Erholung *siehe* Regeneration
Ernährung
  Abendessen 63–64, 66–67
  am Arbeitsplatz 69
  ausgewogene Mahlzeiten 35–43
  auswärts essen 76–79
  Backwaren 53
  Ballaststoffe 40
  Beilagen 55–56
  Bewertung 24
  Bohnen 71
  Brot 36, 53
  Einkaufen 48–49, 50, **51**, 52
  Feinkost 52–53
  Fastfood 24–25, 76–79
  Fett 42–43, 53, 70–71

234 REGISTER

fettarme Lebensmittel 42
Fisch 40–41, 43, 55
Fischöl 42–43
Fleisch 40–42, 52–53, 55
Frühstück 36, 54–55, 61–62
Geflügel 40–41
Gemüse 35–36, 42, 52, 70–71
Getränke 44–45, 56–57
Getreide 36, 54–55
Gewürze 53–54
glykämische Last 38–39, 56
glykämischer Index 38–39, 56
häufige Mahlzeiten 31–32
Huhn 40–41
Hülsenfrüchte 41, 71
Hummus 53–54
Hüttenkäse 41
Irrtümer über Ernährung 26–28
kleine Mahlzeiten 26
Kohlenhydrate 35–40, 70–71
Konfitüren 53–54
Kuskus 56
und Lebensweise 23–24
Leinöl 43
Maissirup 38–40, 49
Meeresfrüchte 41
Milchprodukte 41, 52
Mittagessen 63–64, 66–67
Molke 36–37
Nahrungsergänzungsmittel 68–69
Nudeln 55–56
Nüsse 42–43
Obst 35–36, 52, 71
Öl 42–43
Olivenöl 42–43
Planung 24–26, 32–35, 47, 48, 59–61
Portionen 34, 70
und Regeneration 7
auf Reisen 73–79
Samenkerne 42–43
Schweinefleisch 41–42
Snacks 31–32, 56, 67–68
an Sonntagen 60
Tofu 41
nach dem Training 36–37
vor dem Training 36–37
Transfette 43
Trinken 44–45
Überblick 6, 29, 45, 57, 69, 79
und Umwelt 24–25
Vorräte 47–48
Zusammenstellung der Mahlzeiten 70–71

F

Fastfood 24–25, 76–79
Feinkost 52–53
Fett im Essen 42–43, 55, 70–71
fettarme Lebensmittel 42
Fettleibigkeit 60
Fisch 40–41, 43, 55
Fischöl 42–43
Fitness 83
Fleisch 40–42, 52–53, 55
Flexibilität
    90/90–Stretch 191, **191**
    Gesäßmuskeldehnung (rücklings) 191, **191**
    Dehnung mit Seil hintere Oberschenkelmuskulatur 190, **190**
    hintere Beinmuskulatur 190, **191**
    Dehnung Quadrizeps/Hüftbeuger 191, **191**
freie Radikale 68
Fruchtsäfte 57, 61
Frühstück
    Eine heiße Sache 62
    Frühstücksgulasch 62
    Bagel 62
    und Nährwert 36, 54–55, 61–62
    Zusammenstellung 70
funktionale Bewegung 86
Fußsohlen-Massage mit Tennisball 190, **190**

G

Geflügel 40–41
Gehen auf Händen
    Ausführung 138, **138**, 139, **139**, 212, **212**
    Empfindungen dabei 138
    Hinweise 138
    Stufe 2 **120**, 138, **138**, 212, **212**
    Stufe 3 **122**, 139, **139**, 212, **212**
    Stufe 4 **124**, 139, **139**, 212, **212**
    umgekehrt **120**, 138, **138**, 212, **212**
Gemüse 35–36, 42, 52, 70–71
Gesäßmuskeldehnung (rücklings) 191, **191**
Gesundheit 15, 16–17
Gesundheitsministerium, amerikanisches 109
Getränke 44–45, 56–57
Getreideprodukte 36, 54–55
Gewichtsabnahme 65
Gewichtszunahme 23
Gewürze, Würze 53–54
glykämische Last 56
glykämischer Index 38–39, 56

H

Härtung von Fetten 43
HDL 42
Heben im Stand
    Ausführung 174, **174**, 226, **226**
    ein Bein **125**, 175, **175**, 226, **226**
    Empfindungen dabei 174–175
    Hinweise 174–175
    Stufe 3 **123**, 174, **174**, 226, **226**
    Stufe 4 **125**, 175, **175**, 226, **226**
Hüftschwung
    Ausführung 128, **128**, 208, **208**
    Empfindungen dabei 128
    Füße oben **124**, 129, **129**, 208, **208**

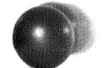

Hinweise 128
Stufe 3 **122**, 128, **128**, 208, **208**
Stufe 4 **124**, 129, **129**, 208, **208**
Hüftstabilität 90, 92–93
Huhn 40–41
Hummus 53–54
Hüttenkäse 41

I
Internetgemeinschaft 201
Intervalltraining 104, 104

K
Kaffee 44, 56–57
Kaizen 97
Kalender und Jahresplanung 198–199
Kardiotraining
   Stufe 1 118
   Stufe 2 120
   Stufe 3 122
   Stufe 4 124
   Überblick 103–107
   als Übungskategorie 85
Kern (Core) 3, 12–14, 85
Kernwerte 9, 14
Kern-Ziele 9–10
kleine Mahlzeiten 26
Kniebeuge mit Ausfallschritt
   Ausführung 170, **170**
   Empfindungen dabei 170
   Hinweise 170
   Stufe 4 **125**, 170, **170**, 224, **224**
Kniebeuge
   mit Ausfallschritt **125**, 170, **170**, 224, **224**
   Ausführung 168, **168**, 169, **169**, 170, **170**, 224, **224**
   mit einem Bein und Gewichten **123**, 169, **169**, 224, **224**
   Empfindungen dabei 168
   Hinweise 168

   mit Miniband **121**, 168, **168**, 224, **224**
   Stufe 2 **121**, 168, **168**
   Stufe 3 **123**, 169, **169**, 224, **224**
   Stufe 4 **125**, 170, **170**, 224, **224**
kohlenhydratarme Diäten 37–40
Kohlenhydrate 35–40, 70–71
Konfitüren 53–54
Körperfett 32
Krafttraining
   abwechselndes Kurzhanteldrücken **124**, 176, **176**, 226, **226**
   Crunch auf dem Boden **120**, 166, **166**, 223, **223**
   Crunch auf dem Gymnastikball **122**, 167, **167**
   Armbeugen und abwechselndes Drücken mit zwei Kurzhanteln **125**, 173, **173**, 225, **225**
   Armbeugen mit zwei Kurzhanteln **121**, 171, **171**, 225, **225**
   Armbeugen und Drücken mit zwei Kurzhanteln **123**, 172, **172**, 225, **225**
   Heben im Stand 123, 174, **174**, 226, **226**
   Heben im Stand (ein Bein) **125**, 175, **175**, 226, **226**
   Kniebeuge mit Ausfallschritt **125**, 170, **170**, 224, **224**
   Kniebeuge (mit einem Bein und Gewichten) **123**, 169, **169**, 224, **224**
   Kniebeuge (mit Miniband) **123**, 168, **168**, 224, **224**
   Liegestütze mit Gymnastikball **122**, 163, **163**, 221, **221**
   Liegestütze (kniend oder normal) **120**, 162, **162**, 221, **221**
   Schulterbrücke (mit Beinbeugen auf dem Gymnastikball) **122**, 165, **165**, 222, **222**

   Schulterbrücke (mit Gymnastikball) **120**, 164, **164**, 222, **222**
   Rudern mit Kurzhantel (ein Arm, ein Bein) **124**, 178, **178**, 229, **229**
   Rumänischer Todeslift (zwei Arme, ein Bein) **124**, 177, **177**, 228, **228**
   Überblick 101–103
Kuskus 56

L
LDL 42–43
Lebensweise
   aktive 185
   und Ernährung 23–24
   und Regeneration 183–184
   auf Reisen 74
Leinöl 43
Leptin 186
Liegestütze
   Ausführung 162, **162**, 221, **221**
   Empfindungen dabei 162
   mit Gymnastikball **122**, 163, **163**, 221, **221**
   Hinweise 162, **162**
   kniend **120**, 162, **162**, 221, **221**
   Stufe 2 **120**, 162, **162**, 221, **221**
   Stufe 3 **122**, 163, **163**, 221, **221**
Limonaden 44, 57

M
Mahlzeiten
   ausgewogene 35–43
   Planung 32–35
   Zusammenstellung 70–71
Maissirup 38–40, 49
McDonald's (Fastfood) 78
Meeresfrüchte 40
Milch 41
Milchprodukte 41, 52
Mittagessen
   Garnelen mit Spargel 66

gegrillter Lachs 64
leckerer Lachslunch 63
Nährwert 63–64, 66–67
Spinatsalat 64
Taco-Salat oder weiche Tacos
Zusammenstellung 71
Molke 36–37
Motivation zum Training 96–97
Movement Preparation
90/90-Stretch **118**, 126, **126**, 208, **208**
90/90-Stretch (gekreuzte Beine) **120**, 127, **127**, 208, **208**
Gehen auf Händen (Stufen 3 und 4) **122**, **124**, 139, **139**, 212, **212**
Gehen auf Händen (umgekehrt) **120**, 138, **138**, 212, **212**
Hüftschwung **122**, 128, **128**, 208, **208**
Hüftschwung (Füße oben) **124**, 129, **129**, 208, **208**
Schritt in die Kniebeuge **123**, **125**, 140, **140**, 213, **213**
Seitwärtsschritt **119**, 135, **135**, 211, **211**
Seitwärtsschritt (in Bewegung) **123**, **125**, 137, **137**, 211, **211**
Seitwärtsschritt (Schritt und zurück) **121**, 136, **136**, 211, **211**
Ausfallschritt **118**, 130, **130**, 209, **209**
Ausfallschritt (gehend) **122**, **124**, 132, **132**, 209, **209**
Ausfallschritt (rückwärts) **120**, 131, **131**, 209, **209**
als Trainingskategorie 85
Überblick 98–100
Standwaage (ohne Schritt) **119**, **121**, 133, **133**, 210, **210**
Standwaage (rückwärts) **123**, **125**, 134, **134**, 210, **210**
Myoplex 97

N
Nahrungsergänzungsmittel 68–69
Nudeln 55–56
Nüsse 42–43

O
Obst 35–36, 52, 71
Öle 42–43
Olivenöl 43
Omega-3- und Omega-6-Fettsäuren 43, 55

P
Pfeilerstärke 86–87
Pillar Bridge Front
Ausführung 142, **142**, 214, **214**
Empfindungen dabei 141
Füße breit **122**, 143, **143**, 214, **214**
Füße eng **124**, 144, **144**, 214, **214**
Hinweise 141–142
kniend **118**, 141, **141**, 214, **214**
Stufe 1 **118**, 141, **141**, 214, **214**
Stufe 2 **120**, 142, **142**, 214, **214**
Stufe 3 **124**, 143, **143**, 214, **214**
Stufe 4 **124**, 144, **144**, 214, **214**
Pillar Bridge Lateral
Ausführung 146, **146**, 215, **215**
Empfindungen dabei 145
Füße aufeinander **122**, 147, **147**, 215, **215**
Hinweise 145
Hampelmann **124**, 148, **148**, 215, **215**
kniend **118**, 145, **145**, 215, **215**
Stufe 1 **118**, 145, **145**, 215, **215**
Stufe 2 **120**, 146, **146**, 215, **215**
Stufe 3 **122**, 147, **147**, 215, **215**
Stufe 4 **124**, 148, **148**, 215, **215**
Pizzerias 77
Portionen 34, 70
Prähab
Crunch auf Gymnastikball mit Hantelscheibe **124**, 161, **161**, 220, **220**
Gehen mit Miniband **123**, 154, **154**, 217, **217**
Gehen mit Miniband (mehr Widerstand) **125**, 155, **155**, 217, **217**
Pillar Bridge Lateral **118**, **120**, 146, **146**, 215, **215**
Pillar Bridge Lateral (Füße aufeinander) **122**, 147, **147**, 215, **215**
Pillar Bridge Lateral (Hampelmann) **124**, 148, **148**, 215, **215**
Pillar Bridge Lateral (kniend) 145, **145**, 215, **215**
Pillar Bridge Front **118**, **120**, 142, **142**, 214, **214**
Pillar Bridge Front (Füße eng) **124**, 144, **144**, 214, **214**
Pillar Bridge Front (Füße breit) **122**, 143, **143**, 214, **214**
Pillar Bridge Front (kniend) 141, **141**, 214, **214**
Schulterbrücke (Knie beugen) **125**, 152, **152**, 216, **216**
Schulterbrücke (marschierend) **123**, 151, **151**, 216, **216**
Schulterbrücke (mit Miniband) **119**, 149, **149**, 216, **216**
Schulterbrücke (mit Polster) **120**, 150, **150**, 216, **216**
Stehen mit Miniband **121**, 153, **153**, 217, **217**
Sumo Squat to Hamstring Stretch **122**, 160, **160**, 219, **219**

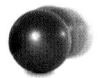

als Trainingskategorie 85
Überblick 100–101
Y's & T's auf dem Boden **119**, 156, **156**, 218, **218**
Y's und T's auf dem Gymnastikball (Arme gebeugt) **121**, 157, **157**, 218, **218**
Y's und T's auf dem Gymnastikball (Arme gestreckt) **123**, 158, **158**, 218, **218**
Y's und T's auf dem Gymnastikball (mit Gewicht) **125**, 159, **159**, 218, **218**
Protein 40–42, 70–71

R

Rapsöl **43**
Regeneration
   aktive Ruhe 183
   und Alkohol 184
   Bedeutung 184
   und Bewegung 7
   und Einstellung 7
   und Erfolg 184
   und Ernährung 7
   Flexibilität
   90/90–Stretch 191, **191**
   Gesäßmuskeldehnung (rücklings) 191, **191**
   Dehnung Quadrizeps/Hüftbeuger (kniend, hinterer Fuß oben) 191, **191**
   Dehnung mit Seil – Gestrecktes Bein 190, **190**
   und Lebensweise 183–184
   und Selbstmassage
   Fußsohlenmassage mit Tennisball 190, **190**
   Schaumrolle hintere Oberschenkel 188, **188**
   Schaumrolle Kreuz 189, **189**
   Schaumrolle Maissiat–Band 188, **188**
   Schaumrolle oberer Rücken 189, **189**
   Schaumrolle Quadrizeps/Hüftbeuger 188, **188**
   Schaumrolle Rückenmuskeln 189, **189**
   und Schlaf 184, 186
   Überblick 6–7, 187
Reisen und Ernährung 73–79
REM-Schlaf 186
Restaurants 76–79
Rollen im Leben 10–12, 11
Rudern mit Kurzhantel (ein Arm, ein Bein)
   Ausführung 178, **178**, 229, **229**
   Empfindungen dabei 178
   Hinweise 178
   Stufe 4 **124**, 178, **178**, 229, **229**
Ruhe 7, 183
Rumänischer Todeslift (zwei Arme, ein Bein)
   Ausführung 177, **177**, 228, **228**
   Empfindungen dabei 177
   Hinweise 177
   Stufe 4 **124**, 177, **177**, 228, **228**

S

Samenkerne 42–43
Schlaf 184, 186
Schmerzen 91
Schritt in die Kniebeuge
   Ausführung 140, **140**, 213, **213**
   Empfindungen dabei 140
   Hinweise 140
   Stufe 3 **123**, 140, **140**, 213, **213**
   Stufe 4 **125**, 140, **140**, 213, **213**
Schulterbrücke
   Ausführung 149, **149**, 164, **164**, 216, **216**, 222, **222**
   mit Beinbeugen auf Gymnastikball **122**, 165, **165**, 222, **222**
   Empfindungen dabei 149, 164
   gebeugte Knie **125**, 152, **152**, 216, **216**
   mit Gymnastikball **120**, 164, **164**, 222, **222**
   Hinweise 149, 164
   marschierend **123**, 151, **151**, 216, **216**
   mit Miniband **119**, 149, **149**, 216, **216**
   mit Polster **120**, 150, **150**, 216, **216**
   Stufe 1 **119**, 149, **149**, 216, **216**
   Stufe 2 **120**, 150, **150**, 164, **164**, 216, **216**
   Stufe 3 **122**, 151, **151**, 165, **165**, 216, **216**
   Stufe 4 **125**, 152, **152**, 216, **216**
Schulterstabilität 87–89
Schweinefleisch 41–42
Seitwärtsschritt
   Ausführung 135, **135**, 211, **211**
   in Bewegung **123**, **125**, 137, **137**, 211, **211**
   Empfindungen dabei 135
   Hinweise 135
   Schritt und zurück 136, **136**, 211, **211**
   Stufe 1 **119**, 135, **135**, 211, **211**
   Stufe 2 **121**, 136, **136**, 211, **211**
   Stufe 3 **123**, 137, **137**, 211, **211**
   Stufe 4 **125**, 137, **137**, 211, **211**
Selbstmassage
   Fußsohlenmassage mit Tennisball 190, **190**
   Schaumrolle hintere Oberschenkel 188, **188**
   Schaumrolle Kreuz 189, **189**
   Schaumrolle Maissiat-Band 188, **188**

Schaumrolle oberer Rücken 189, **189**
Schaumrolle Quadrizeps/Hüftbeuger 188, **188**
Schaumrolle Rückenmuskeln 189, **189**
Snacks 31–32, 65, 67–68
Splenda 57
Sportler
    und Antioxidantien 68
    und Beharrlichkeit 17
    Bewegungsmuster 84–86
    und Erholung 7
    Lohn 17
    und Teamwork 17–18
    Wooden, John 5
Stabilität des Kerns 87–89
Standwaage
    Ausführung 133, **133**, 134, **134**, 210, **210**
    Empfindungen dabei 133
    Hinweise 133
    ohne Schritt **119**, **121**, 133, **133**, 210, **210**
    rückwärts **123**, **125**, 134, **134**, 210, **210**
    Stufe 1 **119**, 133, **133**, 210, **210**
    Stufe 2 **121**, 133, **133**, 210, **210**
    Stufe 3 **123**, 134, **134**, 210, **210**
    Stufe 4 125, 134, **134**, 210, **210**
Stehen mit Miniband
    Ausführung 154, **154**, 217, **217**
    Empfindungen dabei 153
    Hinweise 153
    Stufe 2 **121**, 153, **153**, 217, **217**
Stress 68
Stufe 1 (rote Zone)
    90/90-Stretch **118**, 126, **126**, 208, **208**
    Kardiotraining 118

Pillar Bridge Lateral (kniend) **118**, 145, **145**, 215, **215**
Pillar Bridge Front (kniend) **118**, 141, **141**, 214, **214**
Schulterbrücke (mit Miniband) **119**, 149, **149**, 216, **216**
Seitwärtsschritt **119**, 135, **135**, 211, **211**
Ausfallschritt **118**, 135, **135**, 211, **211**
Überblick 106, 112–113, 115
Standwaage (ohne Schritt) **119**, 133, **133**, 210, **210**
Y's & T's auf dem Boden **119**, 156, **156**, 218, **218**
Zeiteinteilung 114
Stufe 2 (gelbe Zone)
    90/90-Stretch (gekreuzte Beine) **120**, 127, **127**, 208, **208**
    Crunch auf dem Boden **120**, 166, **166**, 223, **223**
    Armbeuge mit zwei Kurzhanteln **121**, 171, **171**, 225, **225**
    Gehen auf Händen (umgekehrt) **120**, 138, **138**, 212, **212**
    Kardiotraining 120
    Kniebeuge (mit Miniband) **121**, 168, **168**, 224, **224**
    Liegestütze (kniend oder normal) **120**, 162, **162**, 221, **221**
    Pillar Bridge Lateral **120**, 146, **146**, 215, **215**
    Pillar Bridge Front **120**, 142, **142**, 214, **214**
    Schulterbrücke (mit Gymnastikball) **120**, 164, **164**, 222, **222**
    Schulterbrücke (mit Polster) **120**, 150, **150**, 216, **216**
    Seitwärtsschritt (Schritt und zurück) **121**, 136, **136**, 211, **211**
    Stehen mit Miniband **121**, 153, **153**, 217, **217**
    Überblick 106–107, 113, 115–116

Standwaage (ohne Schritt) **121**, 133, **133**, 210, **210**
Y's und T's auf dem Gymnastikball (Arme gebeugt) **121**, 157, **157**, 218, **218**
Zeiteinteilung 114
Stufe 3 (grüne Zone)
    Crunch auf dem Gymnastikball **122**, 167, **167**, 223, **223**
    Armbeuge und Drücken mit zwei Kurzhanteln **123**, 172, **172**, 225, **225**
    Gehen auf Händen **122**, 139, **139**, 212, **212**
    Gehen mit Miniband **123**, 154, **154**, 217, **217**
    Heben im Stand **123**, 174, **174**, 226, **226**
    Hüftschwung **122**, 128, **128**, 208, **208**
    Kardiotraining 122
    Liegestütze auf dem Gymnastikball **122**, 163, **163**, 221, **221**
    Pillar Bridge Lateral (Füße aufeinander) **122**, 147, **147**, 215, **215**
    Pillar Bridge Front (Füße breit) **122**, 143, **143**, 214, **214**
    Schulterbrücke (mit Beinbeugen auf dem Gymnastikball) **122**, 165, **165**, 222, **222**
    Schulterbrücke (marschierend) **123**, 151, **151**, 216, **216**
    Schritt in die Kniebeuge **123**, 140, **140**, 213, **213**
    Seitwärtsschritt (in Bewegung) **123**, 137, **137**, 211, **211**
    Ausfallschritte (gehend) **122**, 132, **132**, 209, **209**
    Sumo Squat to Hamstring Stretch **122**, 160, **160**, 219, **219**
    Überblick 107, 113–117
    Standwaage (rückwärts) **123**, 134, **134**, 210, **210**

Y's und T's auf dem Gymnastikball (Arme gestreckt)
123, 158, **158**, 218, **218**
Zeiteinteilung 114

Stufe 4 (grüne Zone)
Abwechselndes Kurzhantel-
drücken auf der Bank **124**, 176,
176, 227, **227**
Crunch auf Gymnastikball mit
Hantelscheibe **124**, 161, **161**,
220, **220**
Armbeugen und abwechselndes
Drücken mit zwei Kurzhanteln
125, 173, **173**, 225, **225**
Gehen auf Händen **124**, 139,
139, 212, **212**
Gehen mit Miniband (mehr
Widerstand) **125**, 155, **155**,
217, **217**
Heben im Stand (auf einem Bein)
125, 175, **175**, 226, **226**
Hüftschwung (Füße oben) **124**,
129, **129**, 208, **208**
Kardiotraining 124
Kniebeuge mit Ausfallschritt
125, 170, **170**, 224, **224**
Pillar Bridge Lateral (Hampel-
mann) **124**, 148, **148**, 215,
215
Pillar Bridge Front (Füße eng)
124, 144, **144**, 214, **214**
Schulterbrücke (Knie gebeugt)
125, 152, **152**, 216, **216**
Rudern mit Kurzhantel
(ein Arm, ein Bein) **124**, 178,
178, 229, **229**
Rumänischer Todeslift (zwei
Arme, ein Bein) **124**, 177, **177**,
228, **228**
Schritt in die Kniebeuge **125**,
140, **140**, 213, **213**
Ausfallschritte (gehend) **124**,
132, **132**, 209, **209**
Überblick 107, 113–115, 117
Standwaage (rückwärts) **125**,
137, **137**, 211, **211**

Y's und T's auf dem Gymnastik-
ball (mit Gewicht) **125**, 159,
159, 218, **218**
Zeiteinteilung 114
Sumo Squat to Hamstring Stretch
Ausführung 160, **160**, 219,
219
Hinweise 160
Stufe 3 **122**, 160, **160**, 219,
219
Superball 4, 6–7
Supermärkte 51
Süßstoffe 38–40, 44, 57

T
Teamwork 17–18
Tee 44, 57
Thunfisch 40, 43
Tofu 41
Training *siehe auch* Bewegung
Amische 88
Bodybuilding 85–86
Empfehlungen 109
und Ernährung 36–37
Intervalltraining 104, 105
Kategorien 85
Motivation 96–97
traditionelles 85–86
Zeit dafür 109–110
Trainingprogramme
Arbeitsdichte 98, 111
auf einen Blick 207–209
Ausrüstung 98
Effizienz 111
Intervalltraining 104, 104
Kaizen 97
Kardiotraining 103–107
Krafttraining 101–103
Fehler 18
maßgeschneiderte 98
Motivation 96–97
Movement Prep 98–100
Prehab 100–101
Stufen 111–112
nach Stufen geordnet 118–125
Überblick 95–96, 107

nach Übungen geordnet
126–178
Zeitplanung 110
Transfettsäuren 43

U
U–Bahn (Fastfood) 78
Umwelt und Ernährung 24–25

V
Veränderungen 9, 13
Vitrin 68–69
Vorräte 47–48

W
Wassertrinken 44–45, 56–57
Wein 45, 184
Würze, Gewürze 53–54

Y
Y's & T's auf dem Boden
Ausführung 156, **156**, 218, **218**
Empfindungen dabei 156
Hinweise 156
Stufe 1 **119**, 156, **156**, 218,
218

Z
Zeit
als Illusion 193
fürs Training 109–110
Umgang damit 193–194,
196–197

ÜBER DIE AUTOREN

Mark Verstegen gilt als einer der innovativsten Experten für sportliche Höchstleistungen. Als Eigentümer der Firma Athletes' Performance, die modernste Trainingszentren in Tempe, Arizona, und Carson, Kalifornien unterhält, leitet er Teams von Fitness-Spezialisten und Ernährungswissenschaftlern, die einige der bekanntesten Sportler unserer Zeit trainieren und beraten.

Mark empfiehlt eine ganzheitliche Lebensweise und ein Trainingsprogramm, das Kraft, Schnelligkeit, Flexibilität, die Stabilität der Gelenke und des »Kerns« sowie seelische Ausdauer verbindet. Er hilft Sportlern, nicht nur schneller und stärker zu werden, sondern auch dynamischer, flexibler und widerstandsfähiger gegen Verletzungen und langwierige Rücken-, Hüft- und sonstige Gelenkbeschwerden.

Dank seiner modernen Methoden und seines stets aktuellen Wissens über sportliche Höchstleistungen ist Mark ein gefragter Berater. Unter anderem berät er zahlreiche Sportclubs, die Spielervereinigung der NFL, Adidas, EAS, Amino Vital und einer Reihe anderer internationale Unternehmen, die sich mit Sport und Fitness beschäftigen.

Als dynamischer Redner reist Mark durch die Welt, um an Institutionen wie dem American College of Sports Medicine, der National Strength and Conditioning Association und bei vielen Unternehmen zu sprechen.

Mark und seine Trainingsmethoden werden in Dutzenden von Zeitschriften besprochen. Er schreibt regelmäßig für *Men's Health* und produziert Fitnessprogramme für Sportskool, Amerikas erstes Kabelnetz für wissenschaftlich fundierte Sport- und Fitnessberatung, das Videos auf Bestellung liefert. Marks erstes Buch, *Core Performance: The Revolutionary Workout Programme to Transform Your Body and Your Life*, erschien 2004 bei Rodale und stieg auf Amazons Bestsellerliste bis auf Platz 24.

Mark begann seine Trainerkarriere an seiner Alma Mater, der Washington State University, nachdem eine Verletzung seine Laufbahn als Footballspieler beendet hatte. Er war stellvertretender Leiter für Spielerförderung an der Georgia Tech und gründete 1994 das International Performance Institute auf dem Campus der IMG Sports Academy in Bradenton, Florida. 1999 zog er nach Phoenix und baute Athletes' Performance auf, das bald zum beliebtesten Trainingszentrum für Weltklassesportler wurde. Zusammen mit seiner Frau Amy lebt Mark in Scottsdale, Arizona.

Pete Williams ist ein erfahrener Journalist, der für zahlreiche Publikationen, darunter *USA Today*, die *Washington Post* und Street & Smith's *SportsBusiness Journal* über Sport, Fitness und Wirtschaft schreibt. Er ist Autor von zwei Büchern über das Geschäft mit Fan-Artikeln – *Card Sharks* und *Sports Memorabilia for Dummies* – und Koautor von zwei früheren Rodale-Büchern: *Core Performance* (mit Mark Verstegen) und *Fun Is Good* (mit Mike Veeck). Er hat ein Diplom der University of Virginia und lebt mit seiner Frau Suzy und seinen Söhnen Luke und Lance in Florida.

Weitere Informationen über Mark Verstegens Core-Trainingsprogramme sowie interaktive Workouts und Ernährungspläne finden Sie auf der Website *www.coreperformance.com*. Dort werden auch sportspezifische DVD-Programme für Tennis, Golf, Football und andere Sportarten sowie Ausrüstungen für das Core-Training und Informationen über Seminare und persönliche Trainingswochen bei Athletes' Performance in Tempe, Arizona, und Carson, Kalifornien, angeboten.

Mehr über Pete Williams erfahren Sie auf seiner Website *www.petewilliams.net*.